JN105939

自然治癒力を高める

身近な「薬用植物」養生

家庭でできる

明治薬科大学薬用植物園園長

馬場正樹
Baba Masaki

クスリにできる野草100種

PHP

はじめに

私が園長を務めている明治薬科大学の薬用植物園には、国が認めた医薬品に用いられる生薬の基になっている植物、民間で薬草、薬用植物として用いられている山野草類、樹木類など多種多様な植物が集められています。

なかには希少な種類もありますが、皆さんが野原や道端、公園、自宅の庭などでよく見かける植物も「薬草」として顔を並べていますので、訪れたらきっと「え!? こんな草も!?」と驚かれるかもしれません。

そう、じつは〝ジャマな雑草〟や〝そこに生えている野草〟としか思っていなかったものの中には、意外にも薬効をもつものがたくさんあります。

たとえばハコベやオオバコ、ツユクサ、スギナ、そしてドクダミ……。庭で見かけたら、雑草扱いですぐさま引き抜きたくなるような草たちも、びっくりするような薬用パワーをもっているのです。

日本では昔から、医食同源の養生思想からも、さまざまな野草が食用として、あるいは薬用として利用されてきました。

わざわざお金を出して健康茶を買わなくとも、身近にある植物を活用すれば、簡単に手作りすることができますし、入浴剤や外用薬、化粧水も作ることができます。

しかも多くは食べることができますので、自然の力を使いながら、おいしく楽しく自然治癒力を高め、健康を保つことができるでしょう。


本書では身近な野草や樹木を中心に、さらに一部の野菜・食材なども加えて、〝クスリになるもの・できるもの〟を紹介しています。

煎じ方や用いる際の注意なども記してありますので、それらを参考に、ぜひ身の回りにある薬用植物を暮らしの中にとりいれた養生生活を実践してみてください。


明治薬科大学臨床漢方研究室准教授　薬用植物園園長　馬場正樹

自然治癒力を高める 家庭でできる 身近な「薬用植物」養生　目次

PART 1

もっと知りたい！ 身近な薬用植物

PART 2

薬用植物を使った 自分でできる手当て

［参考文献］
『改訂新版 ふみさんの 自分で治す草と野菜の常備薬』一条ふみ（自然食通信社）
『【新版】おいしく食べる 山菜・野草』（世界文化社）
『自然治癒力を引き出す「野草と野菜」のクスリ箱』東城百合子（三笠書房）

装　幀◉朝田春未
写　真◉馬場正樹・PIXTA
本文イラスト◉よしのぶもとこ
本文組版◉朝日メディアインターナショナル株式会社
編集協力◉八木沢由香

解熱、利尿、あせも、喉の腫れ

ツユクサ

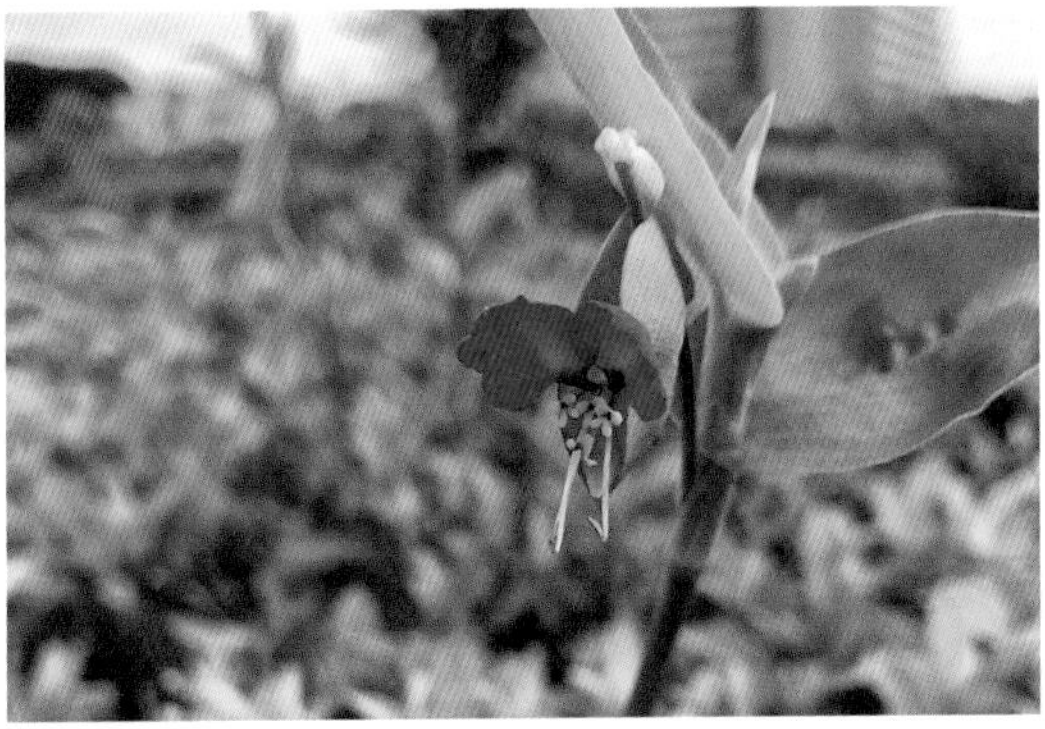

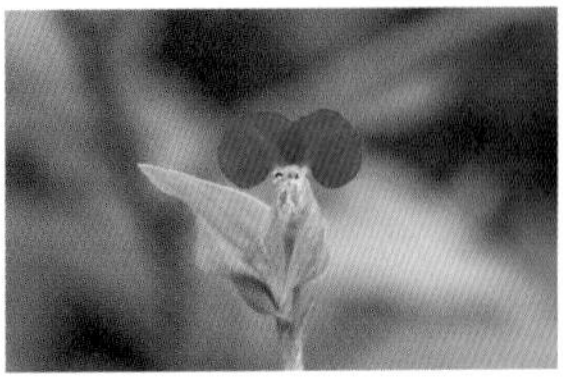

➡煎じ方は18ページ

ツユクサ科

薬用部位　全草

季節　春～秋

天日乾燥して、1日5～10gを600㎖の水で煎じて飲む。

※妊婦や冷え性の人の服用は禁忌。

基本情報

市街地の空き地、農耕地、土手、庭などに群生している一年草です。5月ごろから芽を出し始め、6～9月にかけて、小さな青い蝶のような花を次々とつけます。茎先の若芽は、摘み取って、茹でて水にさらしてから食用にもできます。

開花期に全草を採取し、水洗い後に天日干ししたものは、生薬の「鴨跖草《おうせきそう》」です。体を冷やす作用があり、解熱、利尿、解毒などに用いられます。

ほかにもある活用法

うがい薬・入浴剤にする

煎じ液でうがいをすると喉の痛みによく、二握りほどを布袋に入れ入浴剤にすると湿疹やあせもに効果的です。

煎じて飲むとよい身近な薬用植物❷

打撲、生理痛、排尿困難

イノコヅチ

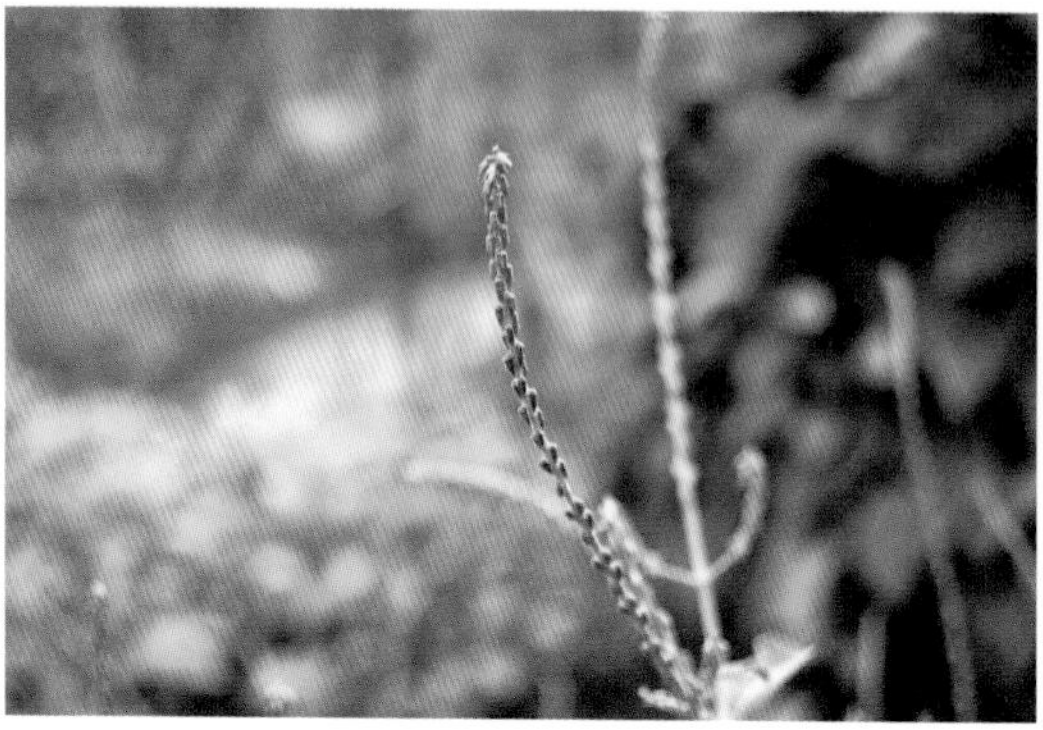

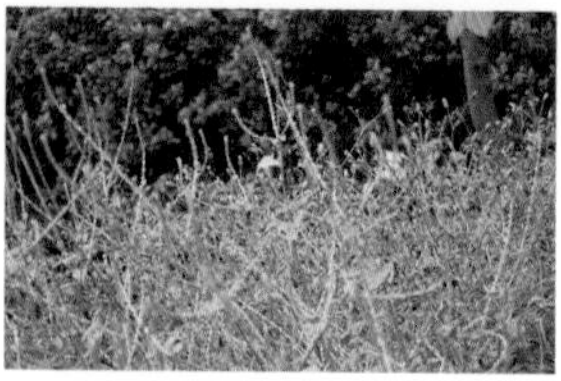

➡煎じ方は18ページ

ヒユ科

薬用部位　**根**

季節　**秋〜冬**

天日乾燥して、1日5gを400㎖の水で煎じて飲む。

※妊婦や胃弱の人の服用は禁忌。

基本情報

低山や林の中などの半日陰の場所に自生している多年草です。大きくなると1mぐらいにまで成長します。若い葉や若芽は食用にもできます。

薬効があるのは根の部分で、地上部が枯れたころに掘り出し、水洗いして天日乾燥させたものは、生薬の「牛《ご》膝《しっ》」になります。鎮痛作用、利尿作用があり、腰痛や関節痛、生理痛、リウマチ、打撲、排尿困難などによいとされています。

ほかにもある活用法

調理して食べる

若芽や若い葉を摘み取り、天ぷら、おひたし、胡麻和え、辛し和え、バター炒めなどにして食べます。

煎じて飲むとよい身近な薬用植物❸

便秘、むくみ、できもの、副鼻腔炎

ドクダミ

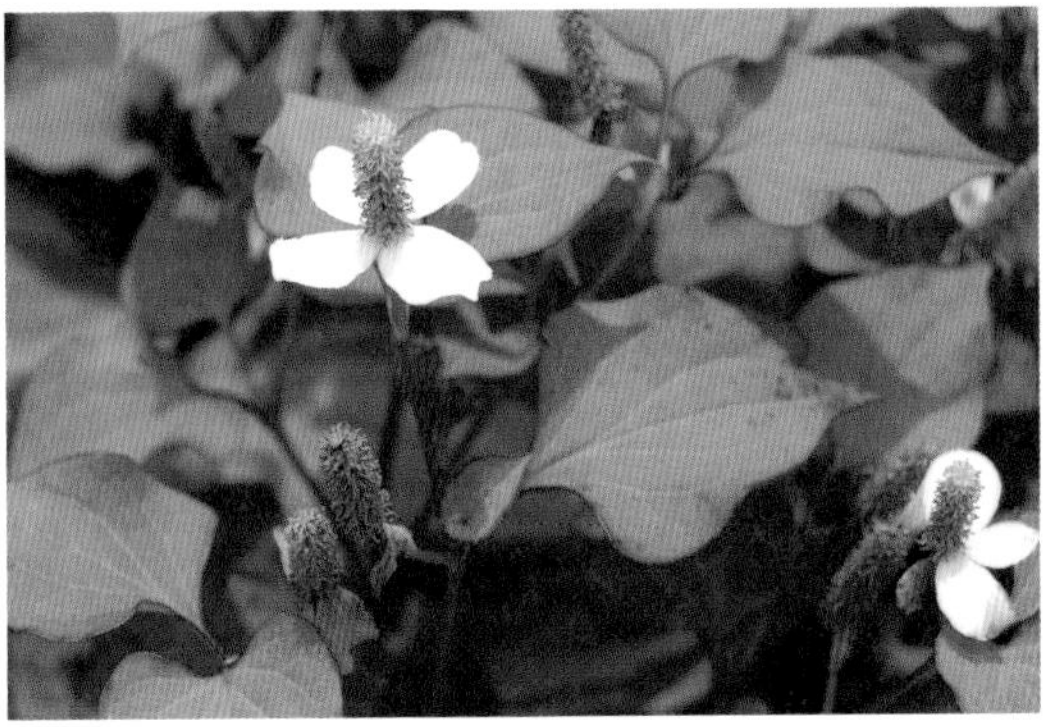

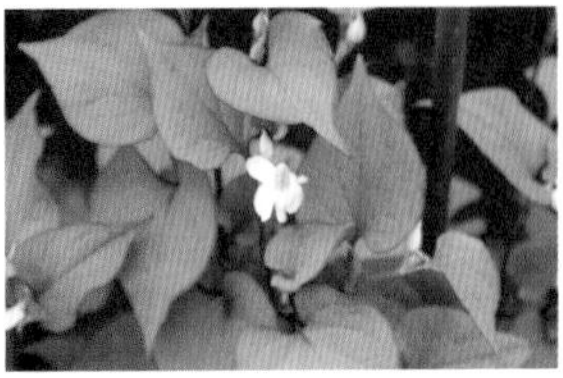

➡煎じ方は18ページ

ドクダミ科

薬用部位 全草

季節 5〜7月

天日乾燥して、1日5〜15gを600mLの水で煎じて飲む。

※妊婦や体が冷えているときの服用は禁忌。

基本情報

山地の日陰、湿った庭などに自生しています。旺盛な繁殖力と独特の香りで、困った雑草として扱われますが、芽吹いた若芽や若葉、根茎は食用にもできるほか、開花期の全草は薬効が高く、日本の三大民間薬のひとつにもなっています。

開花期に天日干しして乾燥させた全草は、生薬の「十薬《じゅうやく》」です。降圧作用、利尿作用に優れ、煎じて飲むと便秘やむくみ取り、副鼻腔炎に効果的です。

ほかにもある活用法

外用薬として使う

生薬には解毒・抗菌作用があり、絞り汁をにきびや湿疹に塗ったり、水虫の箇所に塗ったりして使います。

腹痛、冷え、生理痛、止血

ヨモギ

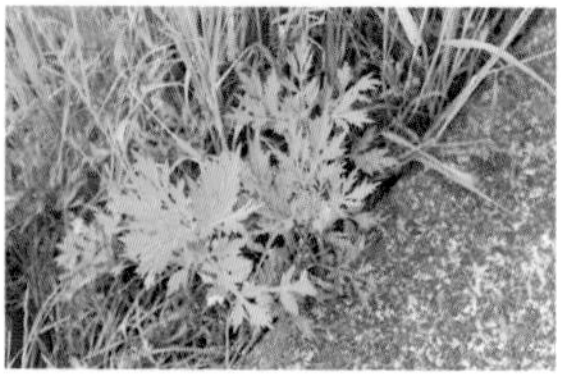

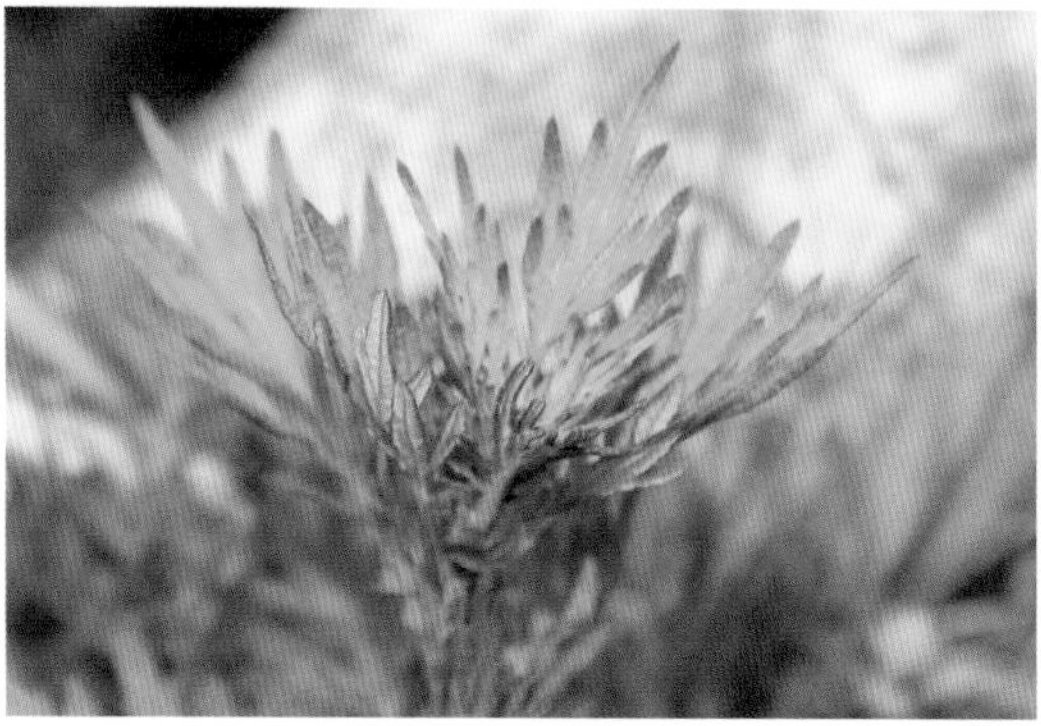

➡煎じ方は18ページ

キク科

薬用部位　葉

季節　6〜9月

天日乾燥して、1日3〜5gを600mLの水で煎じて飲む。

※手足のほてりやのぼせがある人の服用は禁忌。

基本情報

空き地や河原、山野、道端などに自生しています。昔から食用としても、薬用としても用いられてきました。

ヨモギにはカルシウム、ビタミン類が豊富で、胃腸や肝臓の働きを強くし、造血作用や解毒作用も高めてくれます。葉を採取して乾燥させたものは体を温め、煎じて飲むと、冷えによる腹痛、生理痛、止血、下痢止めなどに効果があるとされています。

ほかにもある活用法

外用・入浴剤で使う

ヨモギオイル（124ページ）や入浴剤（127ページ）にして、髪のケア、血行促進、美肌、むくみ解消などに用います。

乳腺炎、解熱、健胃、むくみ

タンポポ

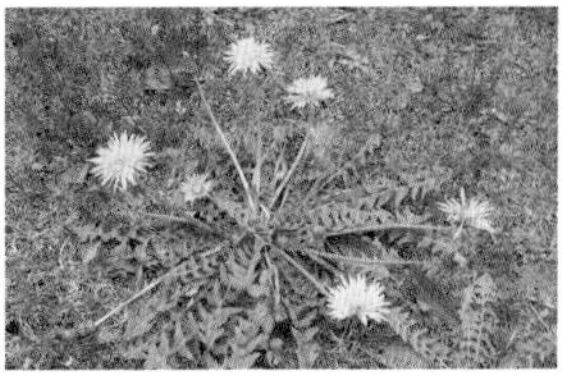

➡煎じ方は18ページ

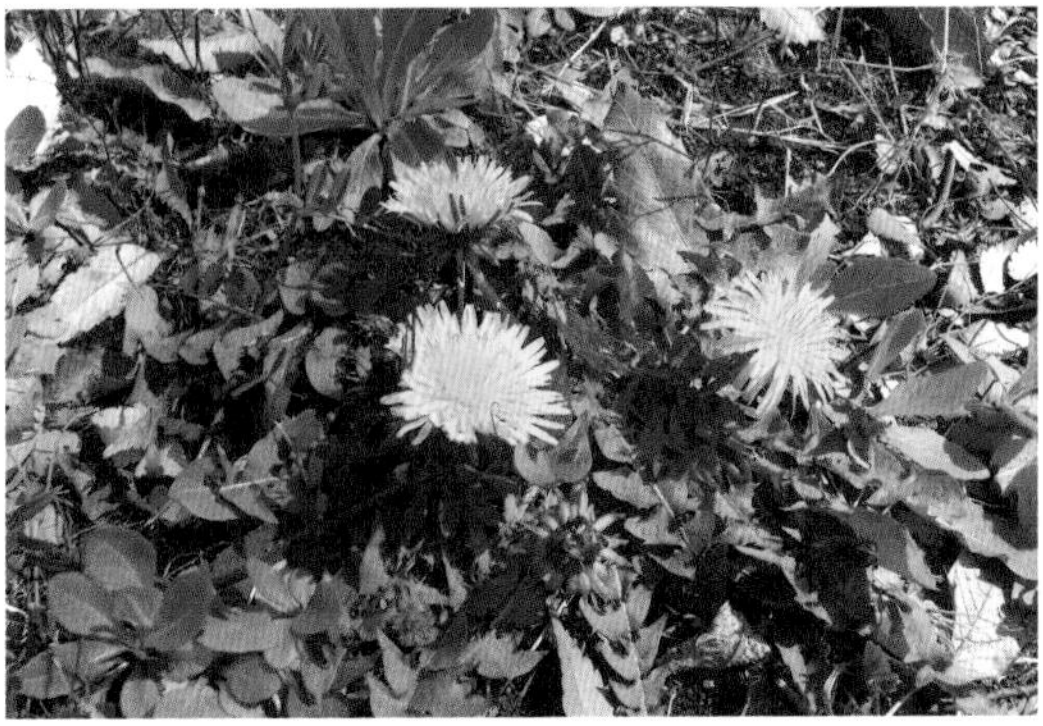

キク科

薬用部位 根を含む全草

季節 秋～早春

天日乾燥して、１日５～10gを600mLの水で煎じて飲む。

※冷え性の人は多用しない。

基本情報

野原や土手、道端などの日当たりのよい場所で自生している多年草です。黄色く可憐な花のあと、丸い綿毛をつける様子から広く親しまれている野草ですが、根から葉、蕾、花まですべて食べることができます。

薬効も高く、ビタミンやミネラルを多く含みます。開花前の全草を天日干ししたものが生薬の「蒲《ほ》公英《こうえい》」。西洋でも古くから健胃薬として使われ、母乳の出をよくする、熱やむくみを取ることなどにも効果的です。

ほかにもある活用法

調理して食べる

葉や蕾は軽く茹でて水にさらして和え物に。根はゴマ油と炒めてキンピラに。乾燥根はタンポポコーヒーに。

煎じて飲むとよい身近な薬用植物❻

咳止め、止血、むくみ、排尿困難

オオバコ

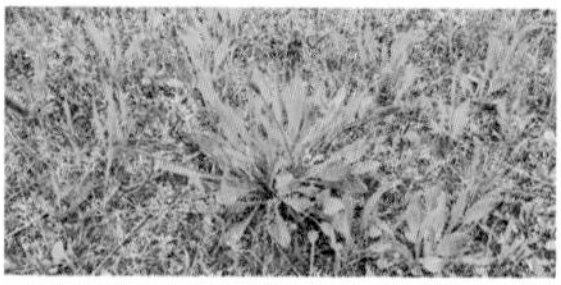

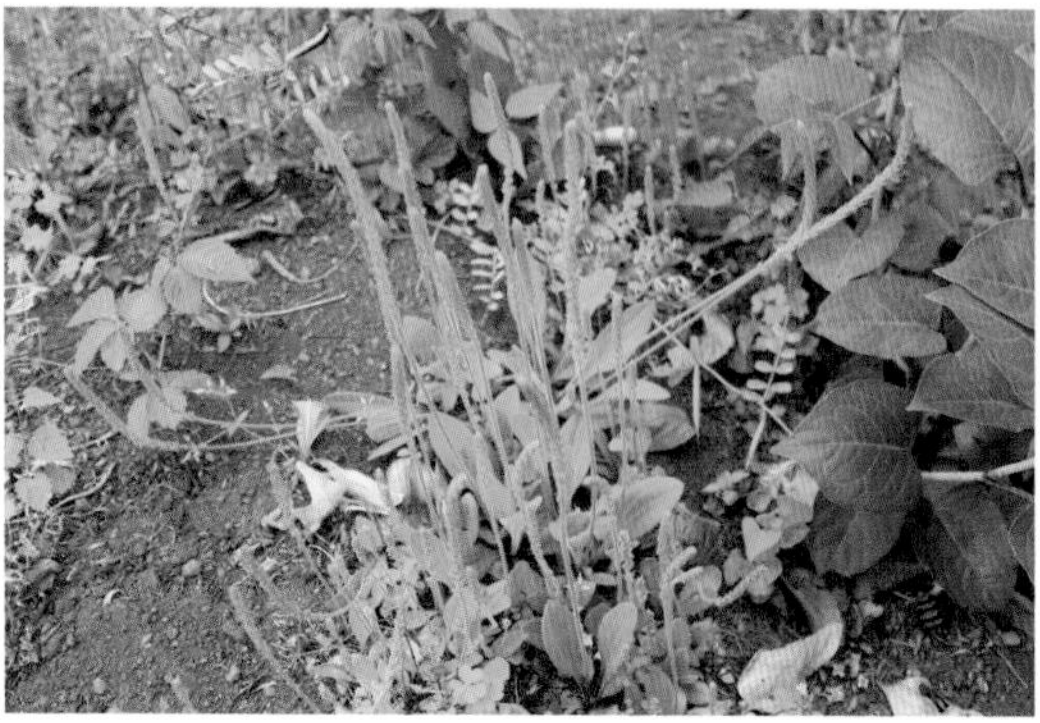

➡煎じ方は18ページ

オオバコ科

薬用部位 全草、種子

季節 7～10月

天日乾燥して、全草は1日 5～10gを600mLの水で、種子は3～5gを400mLの水で煎じて飲む。

※妊婦の服用は禁忌。冷え性の人は多用しない。

基本情報

日当たりのよい道端や土手、野原など至るところに自生しています。4月ごろの若い葉は、しっかり茹でて和え物にする、生葉を天ぷらにするなどで食用にできます。開花期の7月ごろ全草を採取して乾燥させたものは「車前草《しゃぜんそう》」、秋ごろ実を採取して、乾燥させて取り出した種子は「車前子《しゃぜんし》」という生薬になります。咳止め、痰きり、止血、利尿、健胃、むくみ取りなどに効果があるとされています。

ほかにもある活用法

生葉を使う

生葉をすり潰して絞った汁を希釈して飲めば利尿や鎮痛に。腫れ物には生葉を火であぶって患部に貼ります。

煎じて飲むとよい身近な薬用植物❼

むくみ、排尿困難、咳止め

スギナ

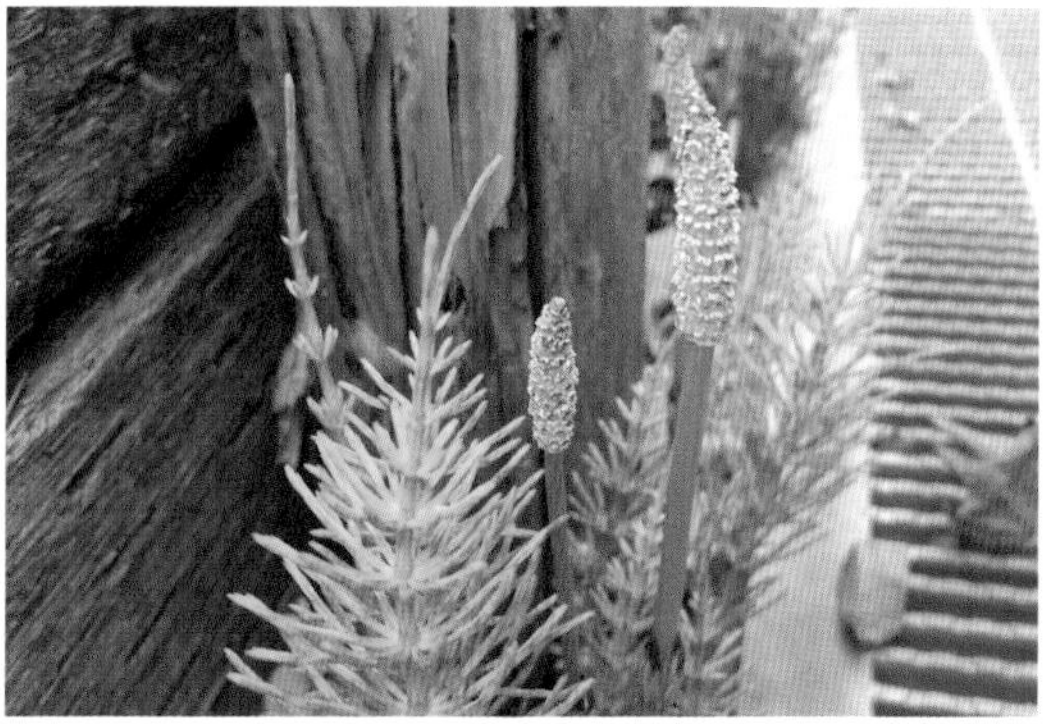

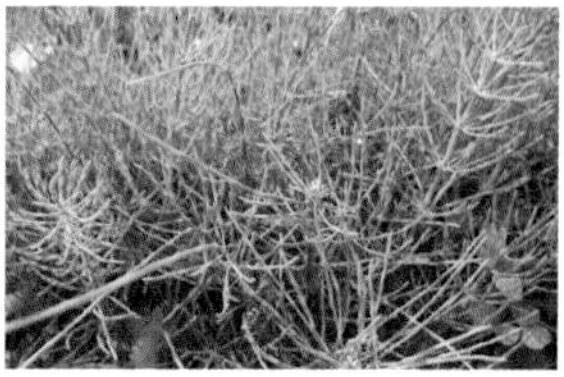

➡煎じ方は18ページ

トクサ科

薬用部位 全草

季節 4〜7月

天日乾燥して、1日3〜5gを600mLの水で煎じて飲む。

※妊婦、冷え症、腎不全、尿タンパクの多い人の服用は禁忌。

基本情報

繁殖力旺盛な多年草で、野原、土手、田畑、道端など至るところに自生。3月ごろに出てくるツクシはスギナの胞子茎で、若芽とともに食用にできます。

スギナには珪酸、ビタミン、カルシウム、サポニンが豊富に含まれ、強い利尿作用、解熱作用をもちます。利尿による解毒作用もあります。薬効の高い野草ですが除草剤が撒かれていることがあるので注意が必要です。

ほかにもある活用法

化粧水・入浴剤にする

ホワイトリカーに1カ月漬け、グリセリンを混ぜて化粧水にすると美肌効果が期待できます。入浴剤としても効果的（127ページ参照）。

頭痛、神経痛、顔のむくみ

ウド

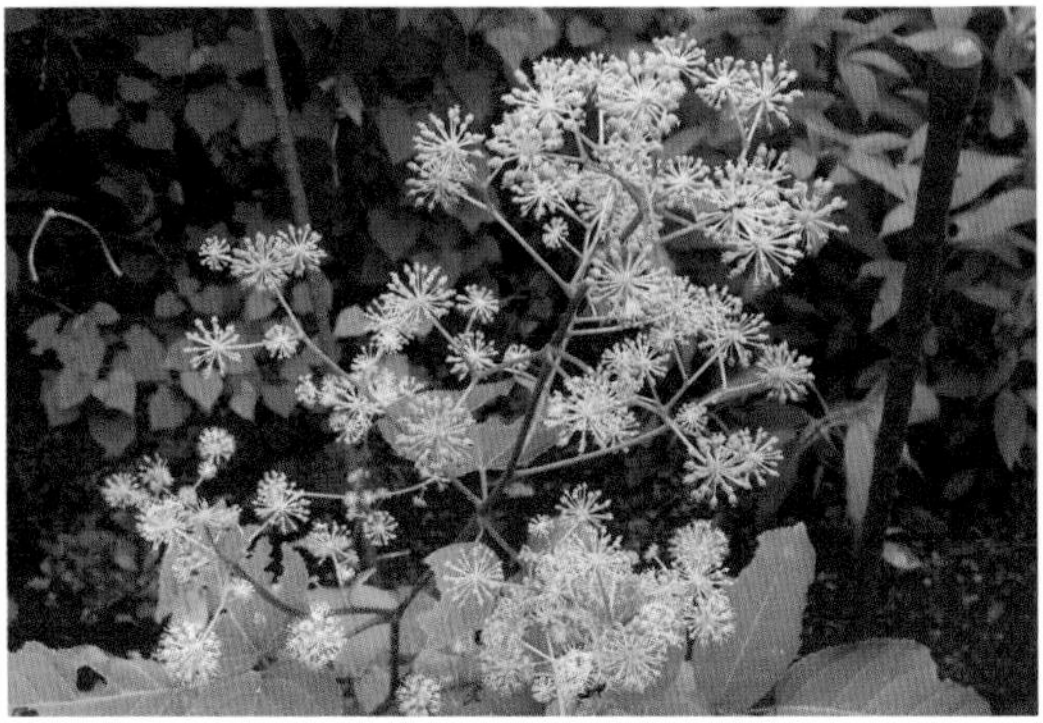

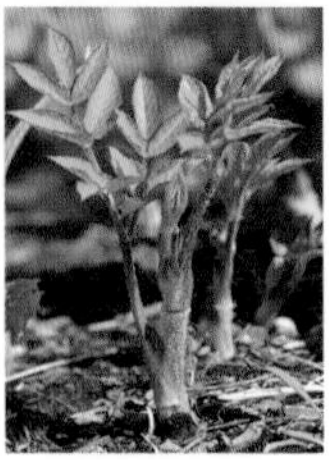

➡煎じ方は18ページ

ウコギ科

薬用部位 根

季節 秋

天日乾燥して、1日3～5gを400mLの水で煎じて飲む。

基本情報

山地、野原、谷間などの日当たりのよい場所に群生しています。栽培種もありますが、自生のものは香りと歯ごたえが強く、食用としても美味です。

薬用として用いるのは根の部分で、地上部が枯れ始める秋に掘り出し、乾燥させます。細かく刻んで煎じたものは発汗や解熱、鎮痛に効果があるとされています。体を温めるので、風邪の初期、冷えが原因の頭痛、神経痛、腰痛や関節痛などの痛みが緩和されます。

ほかにもある活用法

調理して食べる

4～5月ごろの葉が開き始めた若芽を採取して、生のまま、あるいは天ぷら、茹でて和え物などで食べます。

神経痛、慢性気管支炎、月経不順

イタドリ

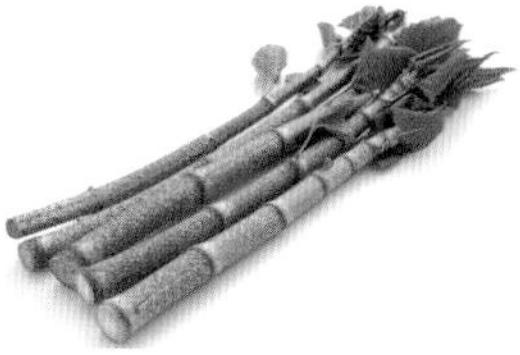

➡煎じ方は18ページ

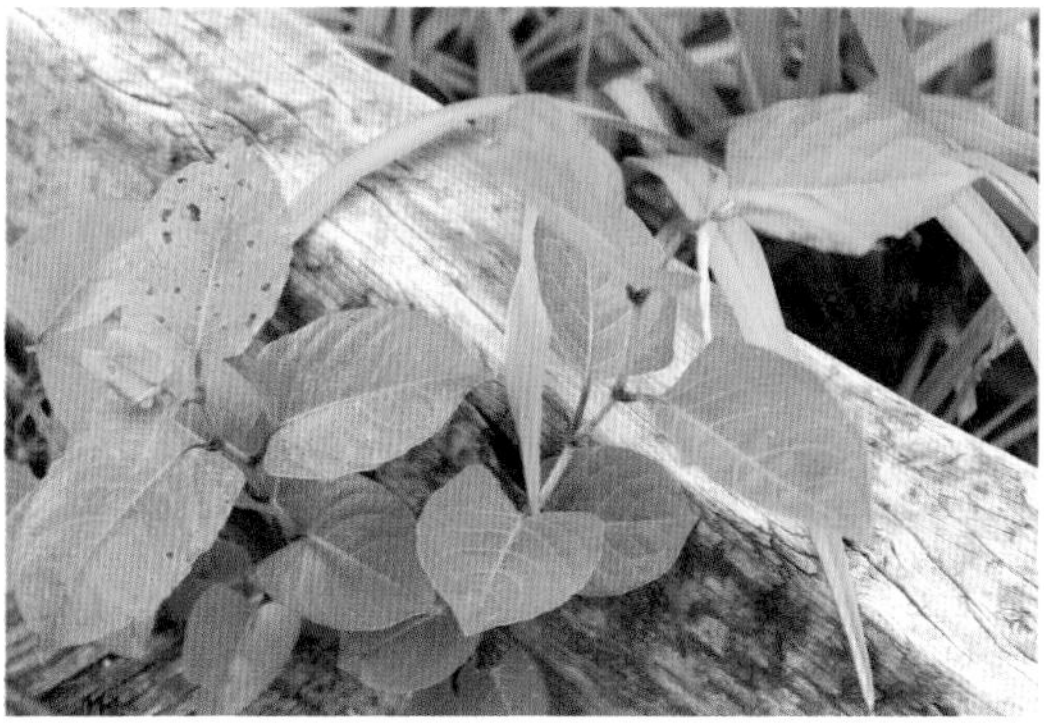

タデ科

薬用部位 根

季節 晩秋〜冬

天日乾燥して、１日５gを600mLの水で煎じて飲む。

※妊婦の服用は禁忌。

基本情報

荒れ地、河原、野山、路傍《ろぼう》などに自生している多年草で、茎は中空になっていて水分を多く含んでいます。「スカンポ」「スイバ」などの別名があります。酸味のある山菜としても楽しまれています。

秋に掘り出した根は、水洗い後に乾燥させると生薬の「虎杖根《こじょうこん》」になります。利尿、緩下《かんげ》、鎮痛作用があり、月経困難、黄色の痰が出るタイプの慢性気管支炎、熱感をもつ神経痛などにも効果的とされています。

ほかにもある活用法

調理して食べる

春に伸び出した若い茎葉の皮をむき、茹でて食用にします。シュウ酸が多いので食べ過ぎは避けましょう。

失敗しない薬用植物の煎じ方

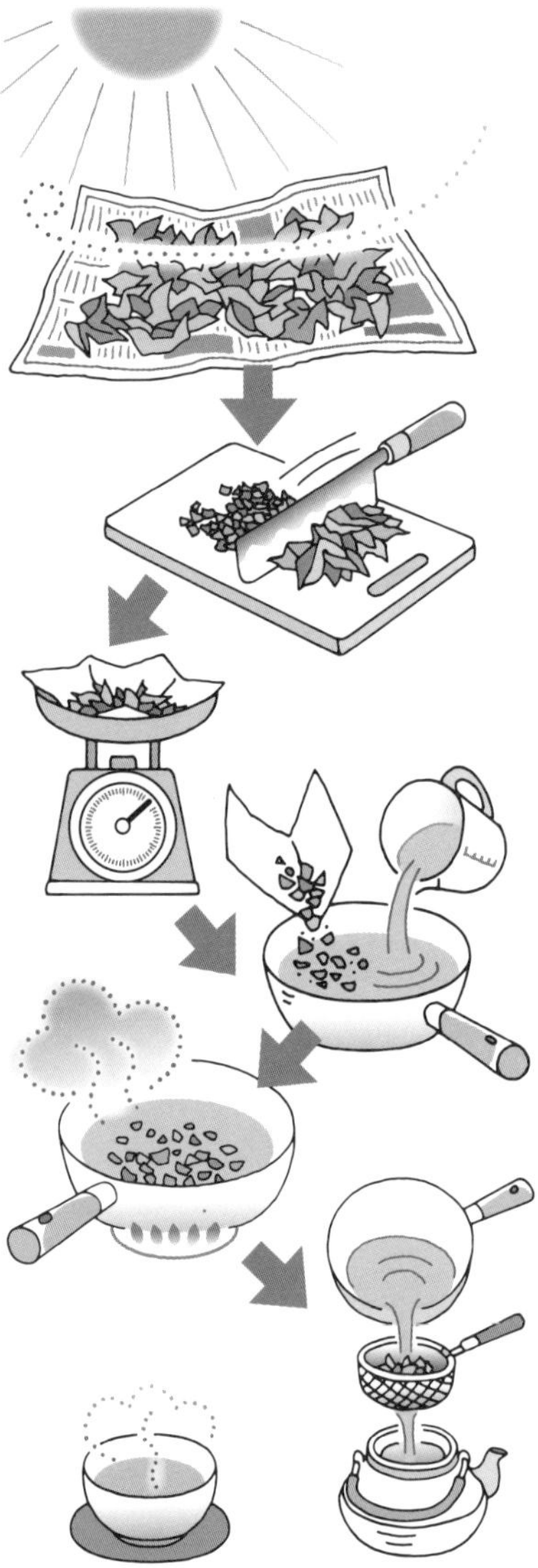

① 乾燥する

しっかり水洗いし、風通しのよい場所でザルや新聞紙に広げる、軒下に吊るすなどして、1～2日ほど天日で乾かします。

※太い根や枝、果実は刻んでから干すとよい。乾燥後の保存は冷蔵庫で。

② 火にかけて煮詰める

薬草を刻んで1日量を量り、所定量の水と薬草を入れて弱火にかけ、半量になるまでトロ火で煮詰めます。

※鉄製の鍋ややかんは、薬用植物（薬草）のタンニンが反応して効果が低下するのでできるだけ使わない。

③ 濾して飲む

煎じ終えたら、茶こしで濾して薬用植物（薬草）を取り除き、温かいうちに服用します。

※数回に分けて服用する際は1回分を湯飲みなどに入れて冷蔵庫などで保存。服用時、電子レンジで1分弱加熱する。

※煎液は1日分をつくるのが原則。作り置きはしない。

PART 1

もっと知りたい！身近な薬用植物

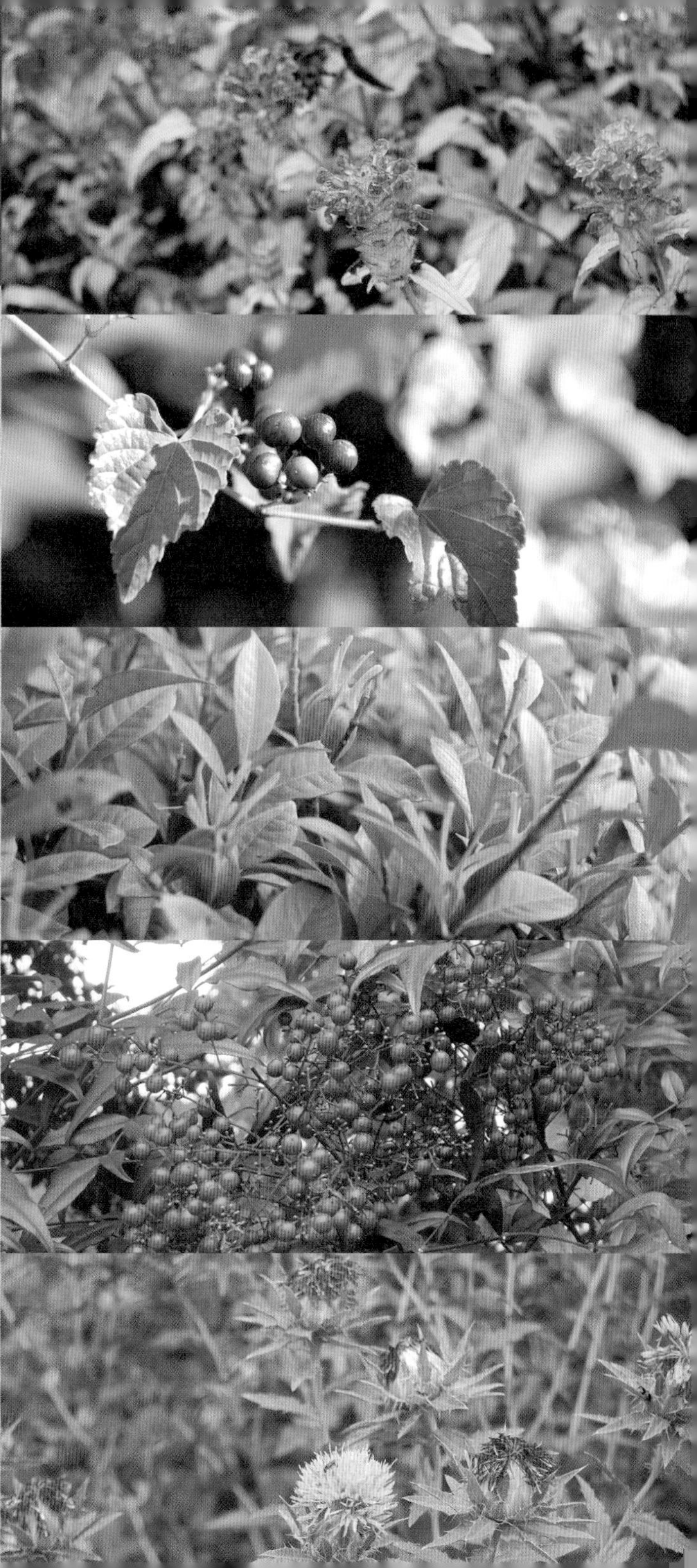

アカマツ

効能

滋養強壮、降圧、冷え性

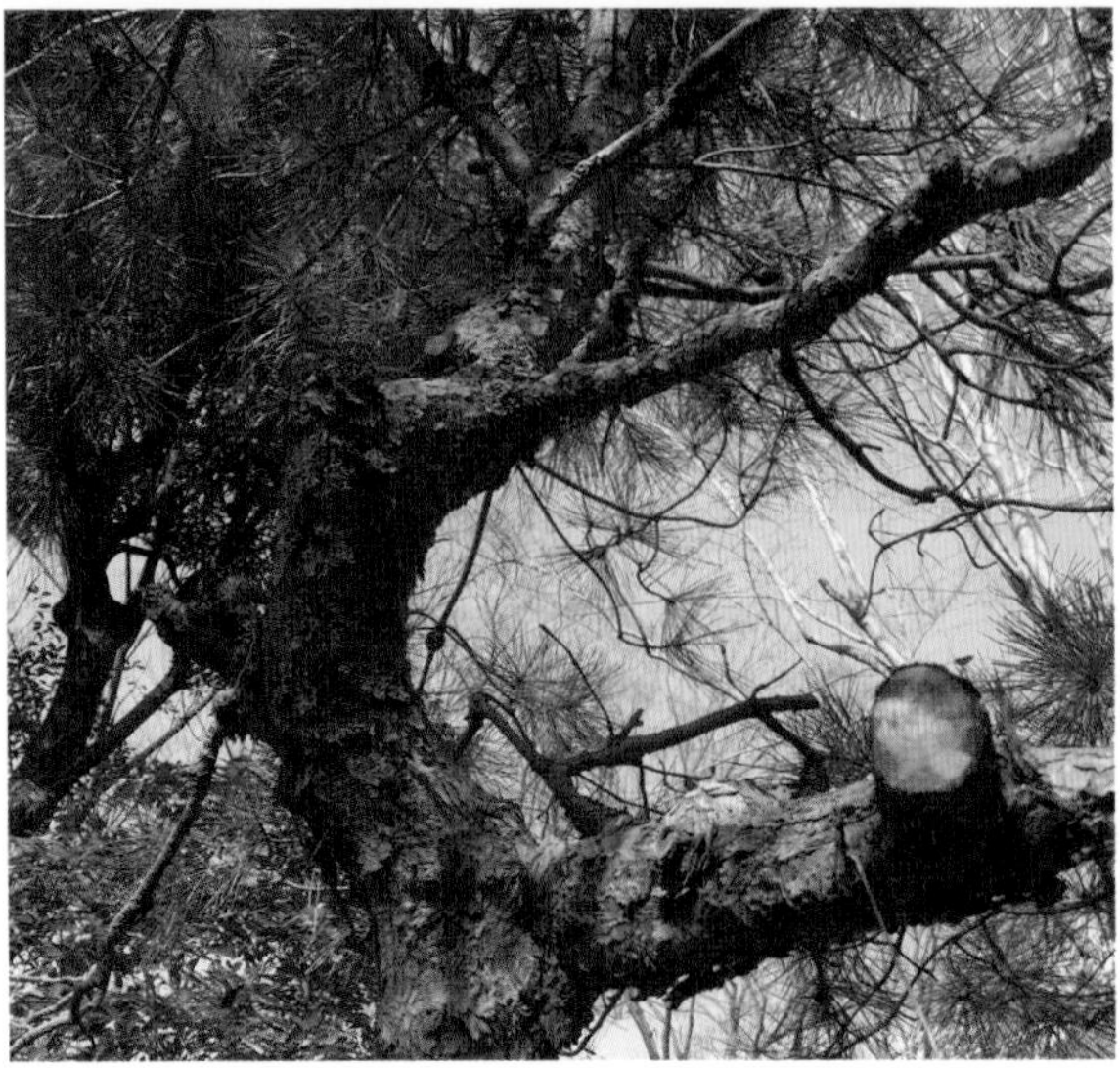

基本情報

マツにはクロマツ、ゴヨウマツなどの種類がありますが、樹皮が赤い色をしていて、べっ甲状の割れ目があるものがアカマツです。寒い時期でも枯れることなく青々としている松は、日本では古来より「長寿」「繁栄」のシンボルでした。また中国では、仙人が食べていた長寿食とされています。

マツに含まれている有効成分は、クロロフィル、ポリフェノールの一種であるケルセチン、ビタミンA・C・K、鉄分など。血中コレステロールを減らす作用、造血作用などがあり、高血圧、心疾患、喘息、肩こり、胃腸病などに効能があります。アカマツは葉がやわらかく、使いやすいのが特徴。乾燥した若葉を粉末にしてお茶として飲んだり、新芽や花、マツカサを薬用酒にしたりして取り入れてください。

クスリになる活用法

お茶にして飲む

先端のやわらかな葉を天日乾燥後、陰干しして細かく刻みます。急須に入れて熱湯を注ぎ、3分蒸らせばできあがり。マツにはビタミンKが含まれているので、ワーファリンを服用中の人は、飲用を避けてください。

薬用発泡飲料にして飲む

若葉を広口瓶（1〜1・5L）に入れ、砂糖100gを加えて、水を8分目くらいまで注ぎます。砂糖を溶かしたら、日光に1週間あてて発酵させ、その後は冷暗所に移して、さらに発酵させます。気泡が出てくるので布などで口を覆いましょう。1カ月ほどしたら飲みごろです。その後は松葉を取り除いて保存。冷え性などに効果的です。

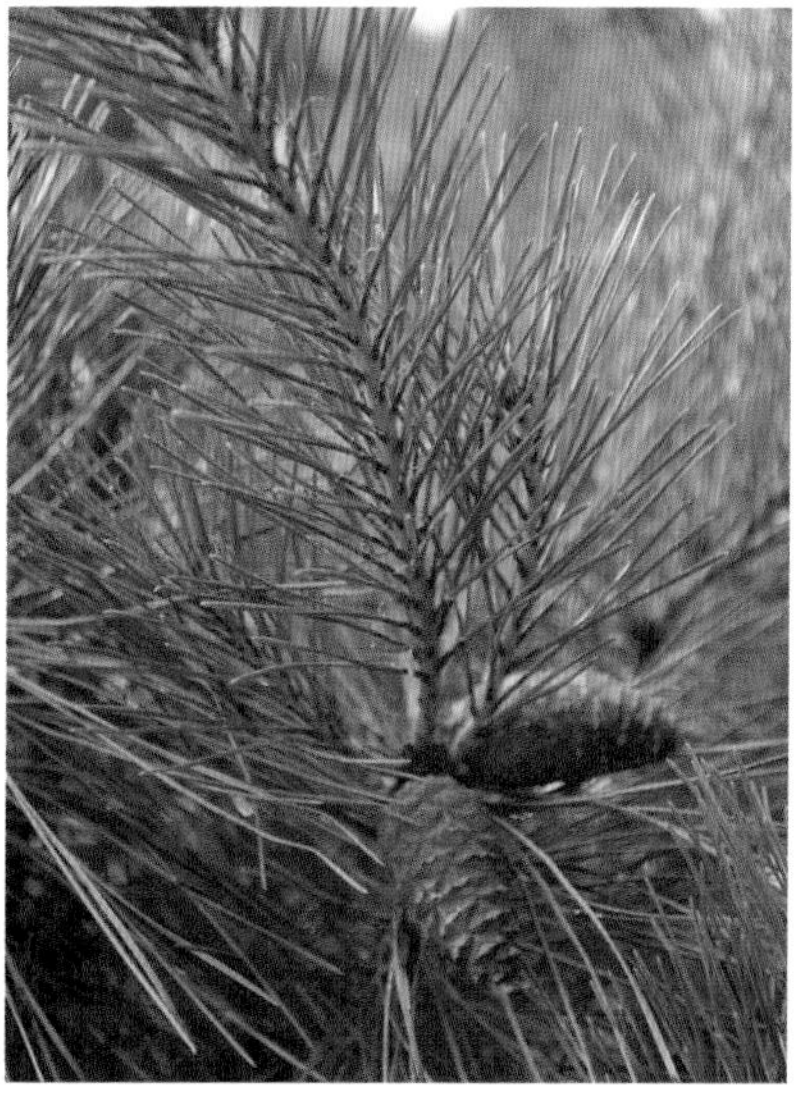

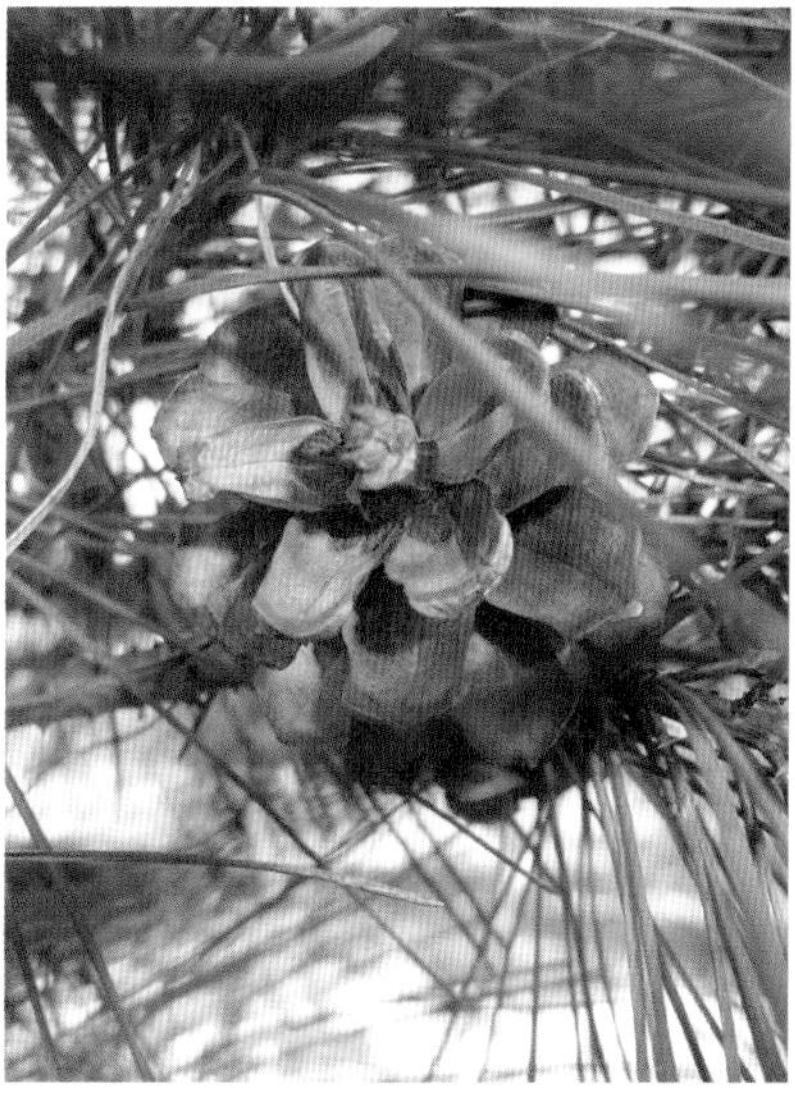

アカメガシワ

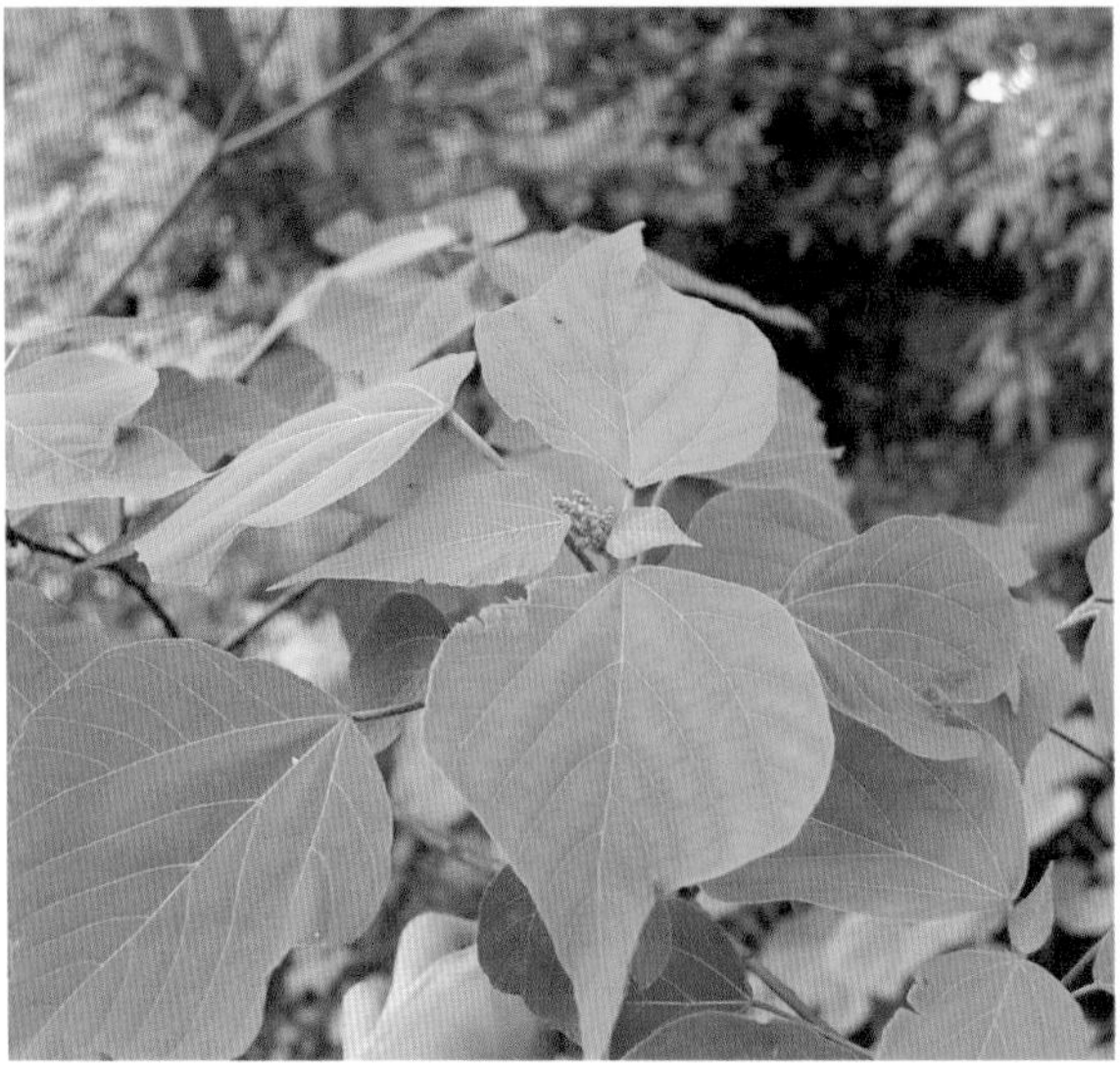

効能

痔、胃もたれ、胃酸過多、喉の痛み、口内炎

基本情報

アカメガシワは、トウダイグサ科の落葉高木で、成長すると5～10mほどにまでなります。4月ごろに出てくる新芽が赤く、葉がカシワの葉に似ていることからアカメガシワという名前がつきました。

薬用で利用できるのは葉と樹皮で、アカメガシワの樹皮は、古くから胃腸の薬として民間で使われてきました。中国でも、樹皮・根・葉が「野梧桐《やごとう》」の名で、胃腸病薬として利用されています。

大きめの葉や花は、天ぷらとして食べることができます。葉は裏側にだけ衣を薄くつけ、花は全体に薄く衣をまぶし、カラッと揚げてみてください。

葉を乾燥させたものは、入浴剤として使え、あせもなどによいとされています。そのほか生の葉や樹皮を煎じた液は腫れ物や痔《じ》によいとされています。

クスリになる活用法

葉と樹皮を煎じて飲む

葉と樹皮を水で洗い、細かく切ってから新聞紙などに広げて乾燥させます。さらに乾煎りして完全に水分を飛ばしたら、煎じて健胃整腸にお茶として飲みます。

煎じた液に患部を浸す

3Lの水に、葉と樹皮（各100g）を生のまま加えて、弱火で40分ほど煮出します。煮出した液は痔の治療に使うことができます。煎じ液が冷めたら、葉と樹皮も一緒に洗面器などに移し、お尻をつけて20～30分患部を浸します。その後、拭き取らずに自然乾燥させます。

すぐに使わない場合は、清潔な容器に移して冷蔵庫に入れておけば1週間ほど保存できます。

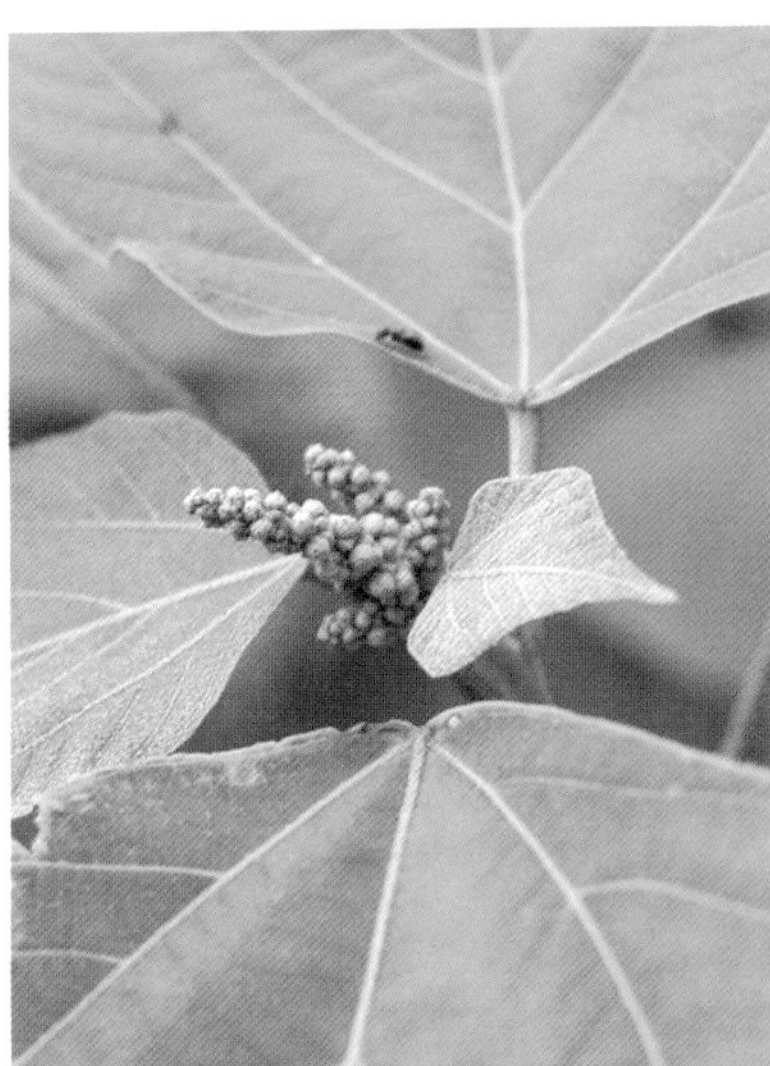

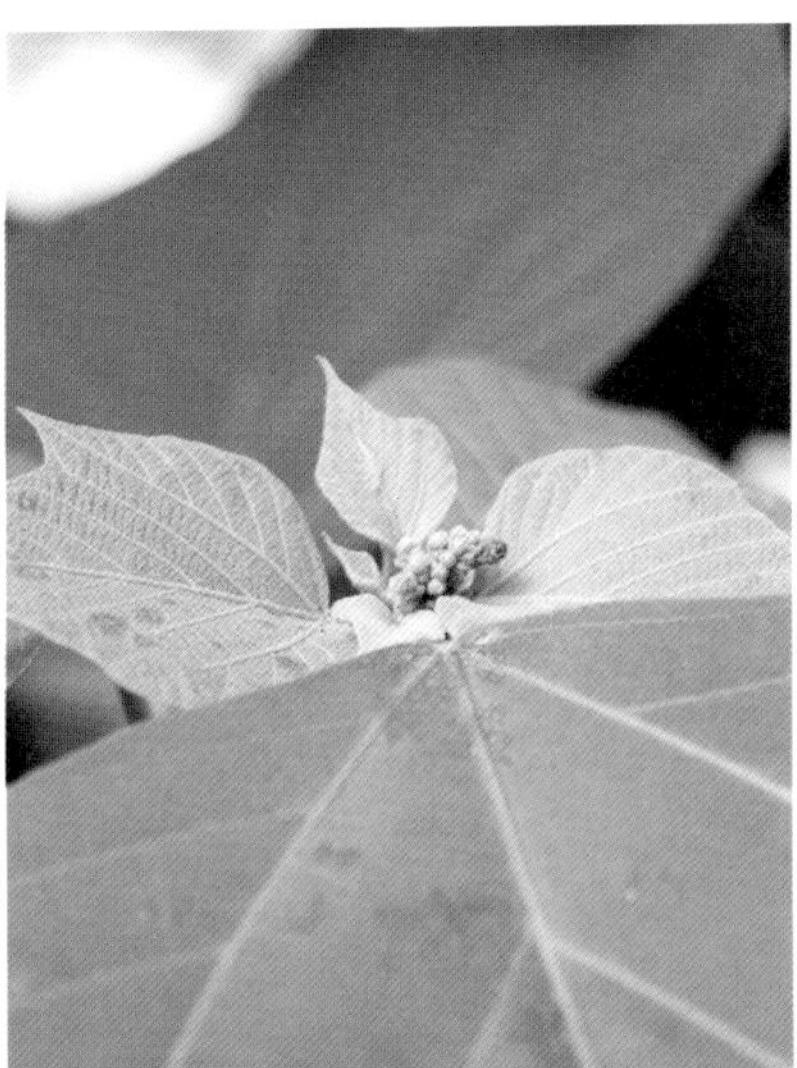

アケビ

効能

腎炎、脚気、膀胱炎によるむくみ取り

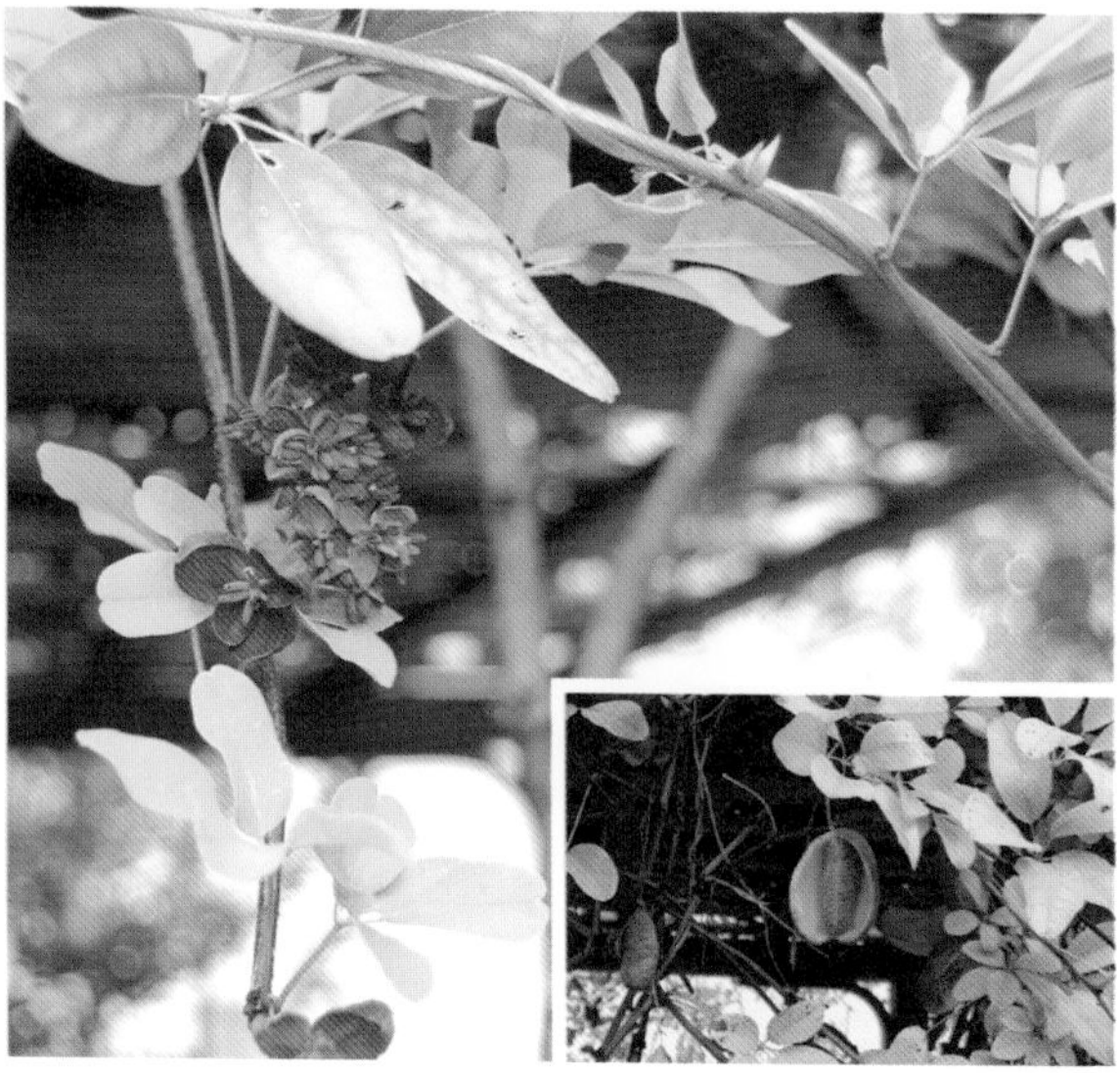

基本情報

つる性の落葉低木で、山や野原、雑木林の日当たりのよい場所に自生しています。アケビの実にはビタミンC、葉酸、カリウムなどが豊富で、透明な果肉部をそのまま食べるほか、茹でてアク抜きをした果皮を油炒めや味噌漬けにして食べることができます。実を焼酎に漬けて薬酒にすることもできます。

また3～6月に出てくる若芽や若葉は、軽く茹でて冷水にさらし、おひたしにして食べることもできます。

クスリになる活用法

茎を煎じて飲む

茎は生薬の「木通《もくつう》」。乾燥させた茎を1日に3～6g煎じて飲みます。利尿効果、消炎効果が期待できます。

アサツキ

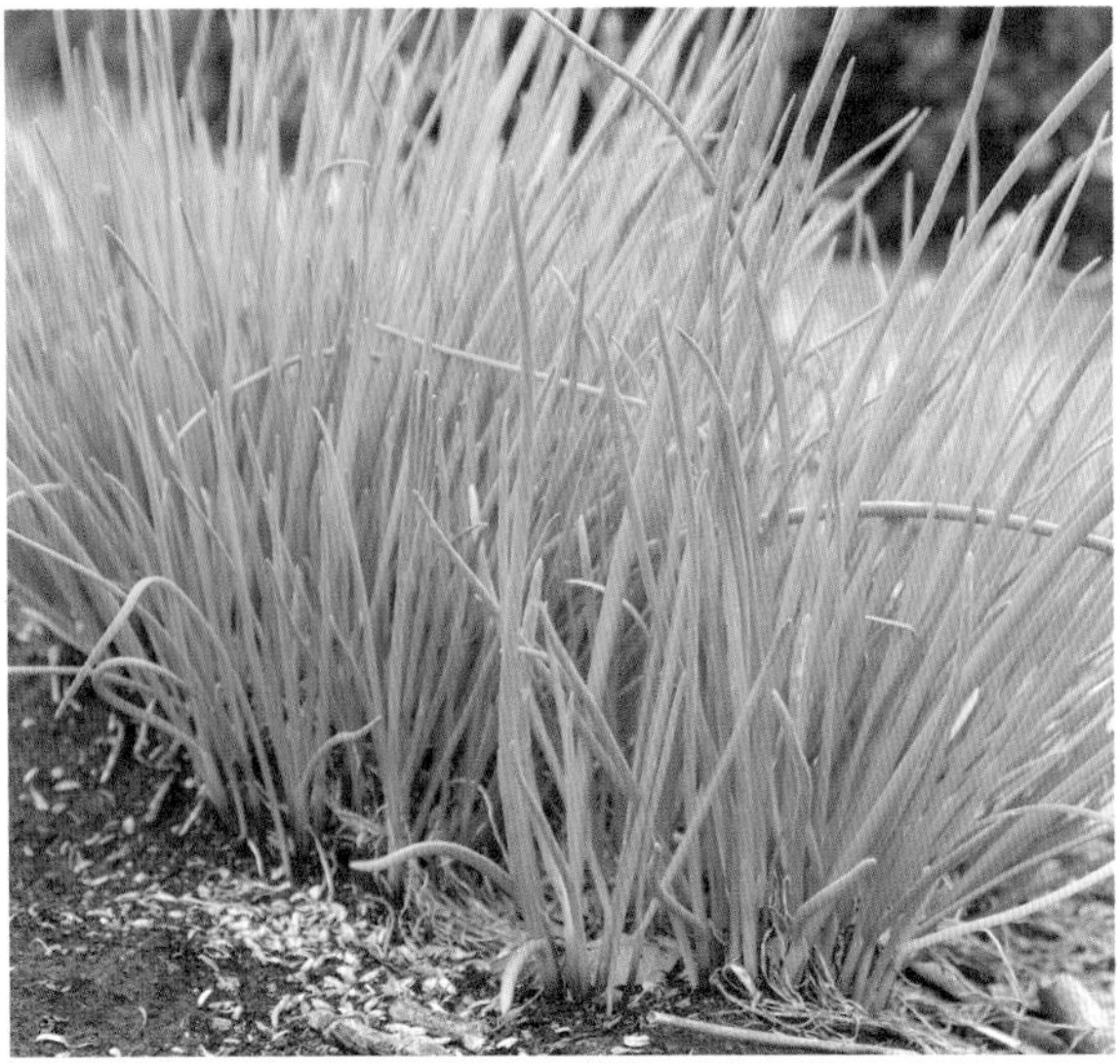

効能

滋養強壮、疲労回復

基本情報

アサツキは漢字で「浅葱」と書くように、直径約2〜3㎜の細いネギです。「イトネギ」とも呼ばれます。人家のあるところに自生していることも多く、葉だけでなく、地中のラッキョウに似た鱗茎《りんけい》も食べます。

カリウムなどのミネラル成分、ビタミンB群、ビタミンK、β−カロテンがたくさん含まれ、ニンニクの成分で知られる硫化アリルも豊富です。疲労回復、滋養強壮、血行促進、健胃整腸などの効能があります。

クスリになる活用法

調理して食べる

鱗茎は酢味噌などをつけて生食できますが、多食は胃が荒れるので注意。葉は薬味や軽く茹でて和え物にも。

アザミ

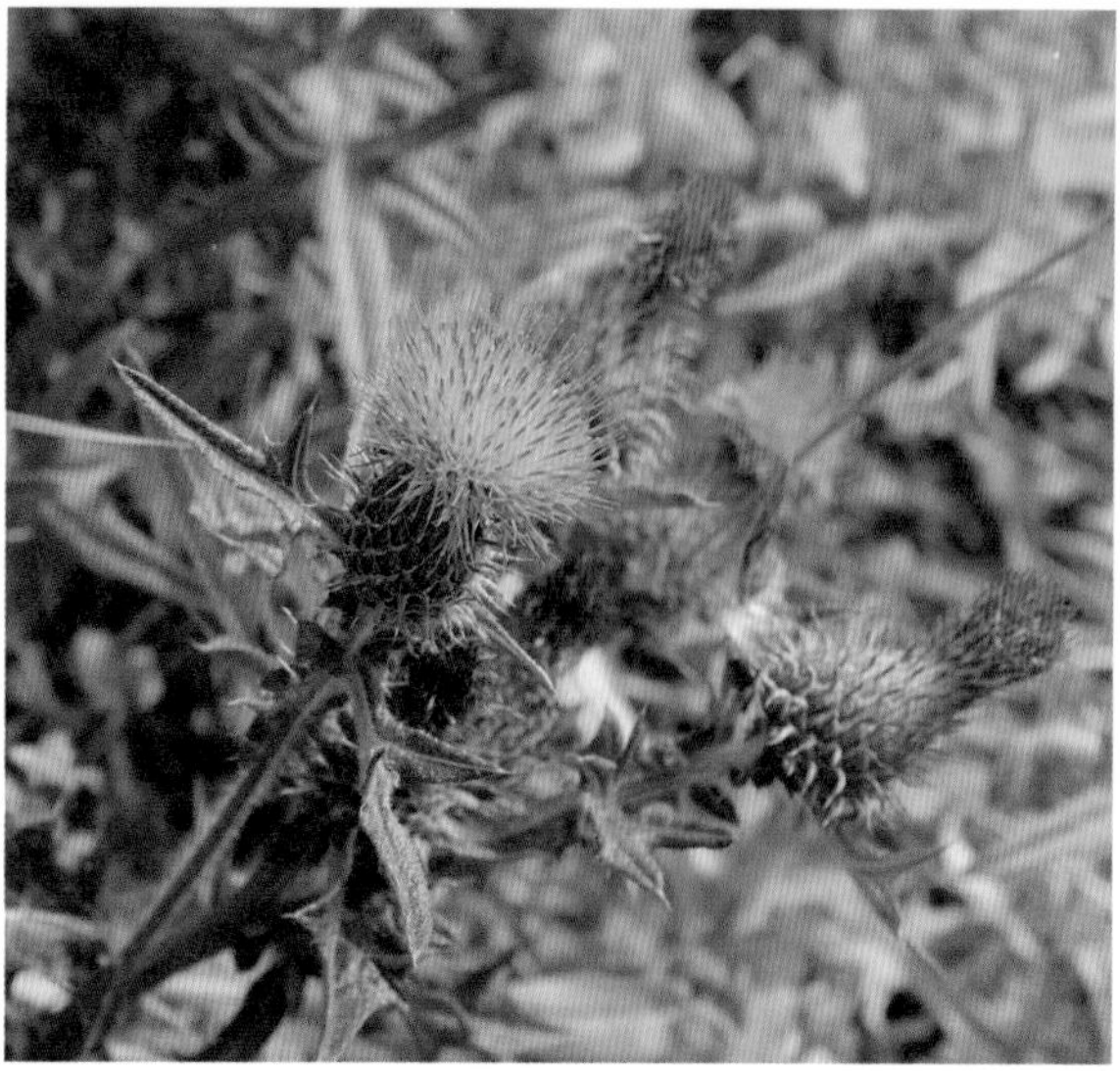

効能

利尿作用、血圧降下作用

基本情報

アザミは日本に約60種が自生しています。その中で、よく見られるのがノアザミです。アザミ類の根っこは、生薬で「薊《けい》」と呼ばれ、止血作用、利尿作用、血圧降下作用、強壮作用などがあるとされています。

アザミの新芽や茎の部分は山菜として食べられ、健胃作用、消炎作用などの薬効があるとされています。新芽は茹でて食べ、大きめの茎は茹でてアク抜きをしたあと、皮をむいて油炒めや天ぷらで食べられます。

クスリになる活用法

干した根を煎じて飲む

水洗いした根を日干しにし、1日10gをコップ3杯の水で半量になるまで煮出して、3回に分けて飲みます。

アシタバ

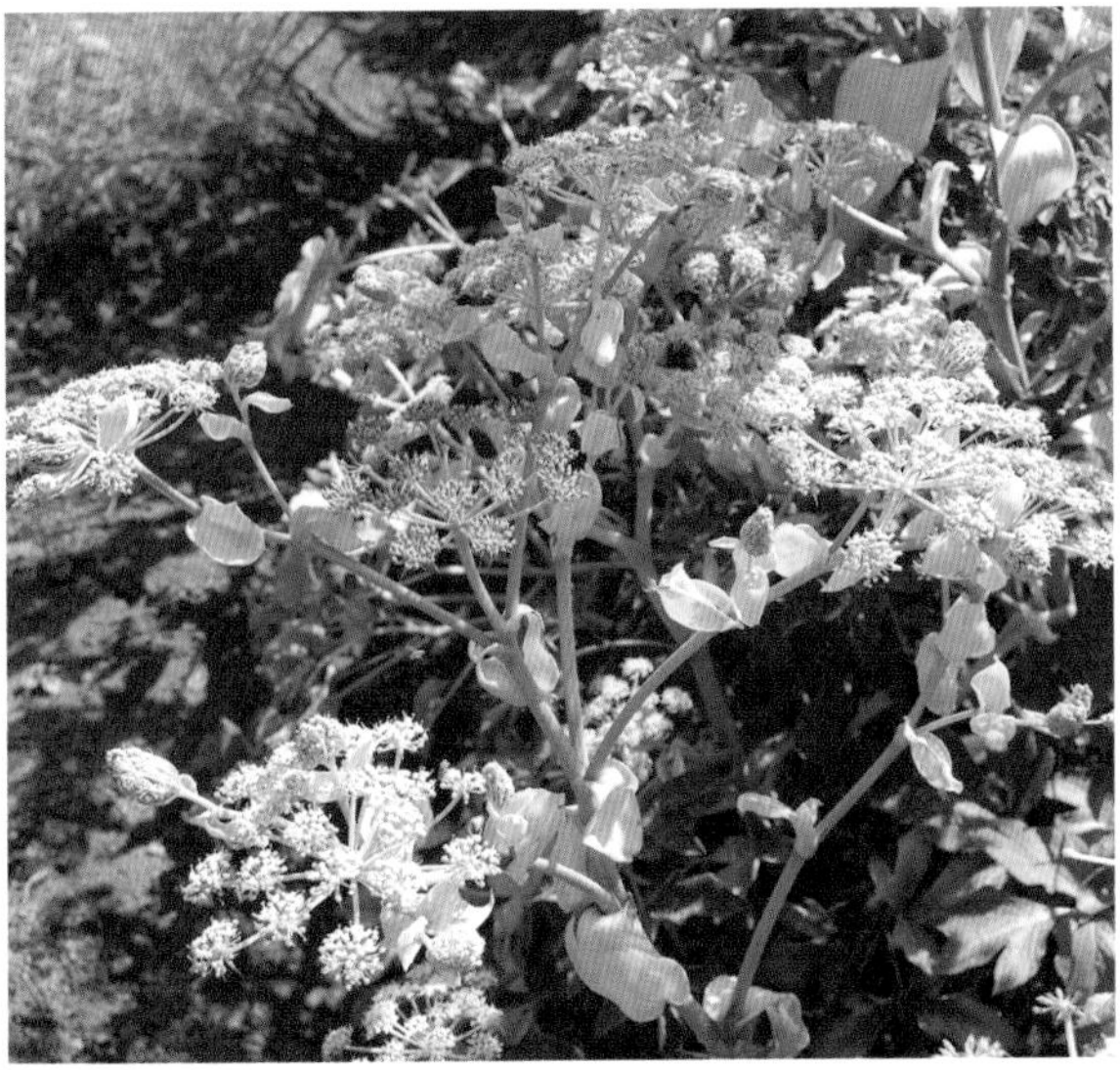

効能

新陳代謝活性、滋養強壮、便秘

基本情報

今日摘んでも明日には新しい葉が伸びているという意味で名付けられた、生育力旺盛なセリ科の多年草。ビタミンA・B_1・B_2・C・K、カルシウム、葉酸、鉄分などが豊富で、強壮作用のほか、毛細血管を丈夫にする、新陳代謝を活発にする、便通をよくする、抗酸化作用にすぐれるといった、さまざまな効能があります。食材としても美味で、おひたしや天ぷら、油炒めなどがおすすめです。

クスリになる活用法

煎じてお茶として飲む

葉を乾燥させて刻み、1日分として20～30gを煎じてアシタバ茶として飲みます。

アズキ

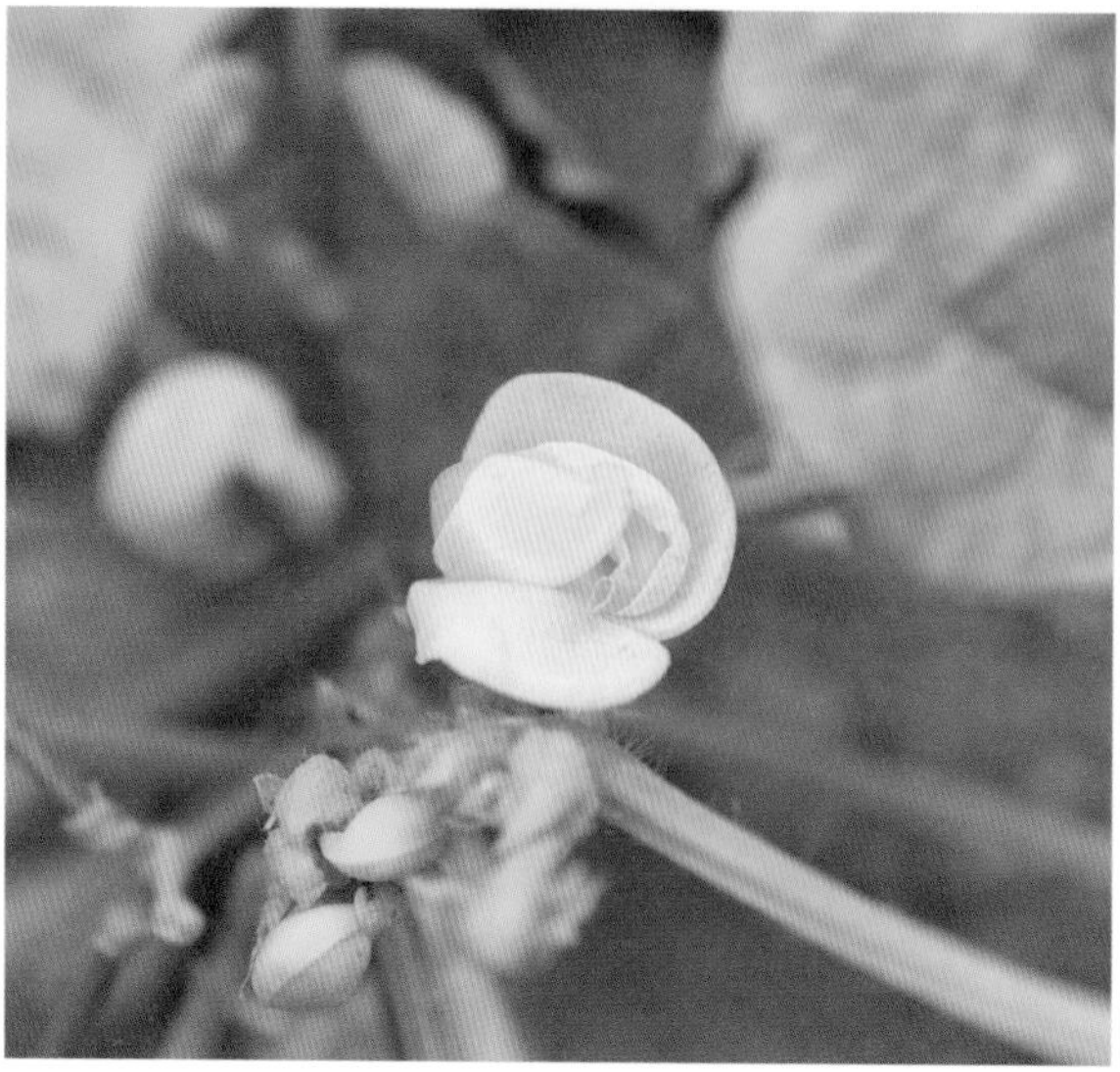

効能

解毒、便秘解消、疲労回復

基本情報

祝い事に欠かせないアズキは、疲労回復、食欲増進、強心、便秘解消、解毒などに効果があるとされています。ビタミンB_1、ポリフェノール、カルシウム、鉄分、食物繊維などが豊富で、サポニンと呼ばれる成分も含まれています。

効能を活かすには、皮つきのまま食すのが最適。茹でアズキにする場合、白砂糖で甘みをつけるとアズキの効用が低下するので、黒砂糖やハチミツを使いましょう。

クスリになる活用法

塩茹でにして食べる

アズキを土鍋に入れ、茹でこぼさないようにゆっくり煮て、塩で味をつけます。お椀一杯で疲れがとれます。

アマチャヅル

効能

滋養強壮、ストレス緩和

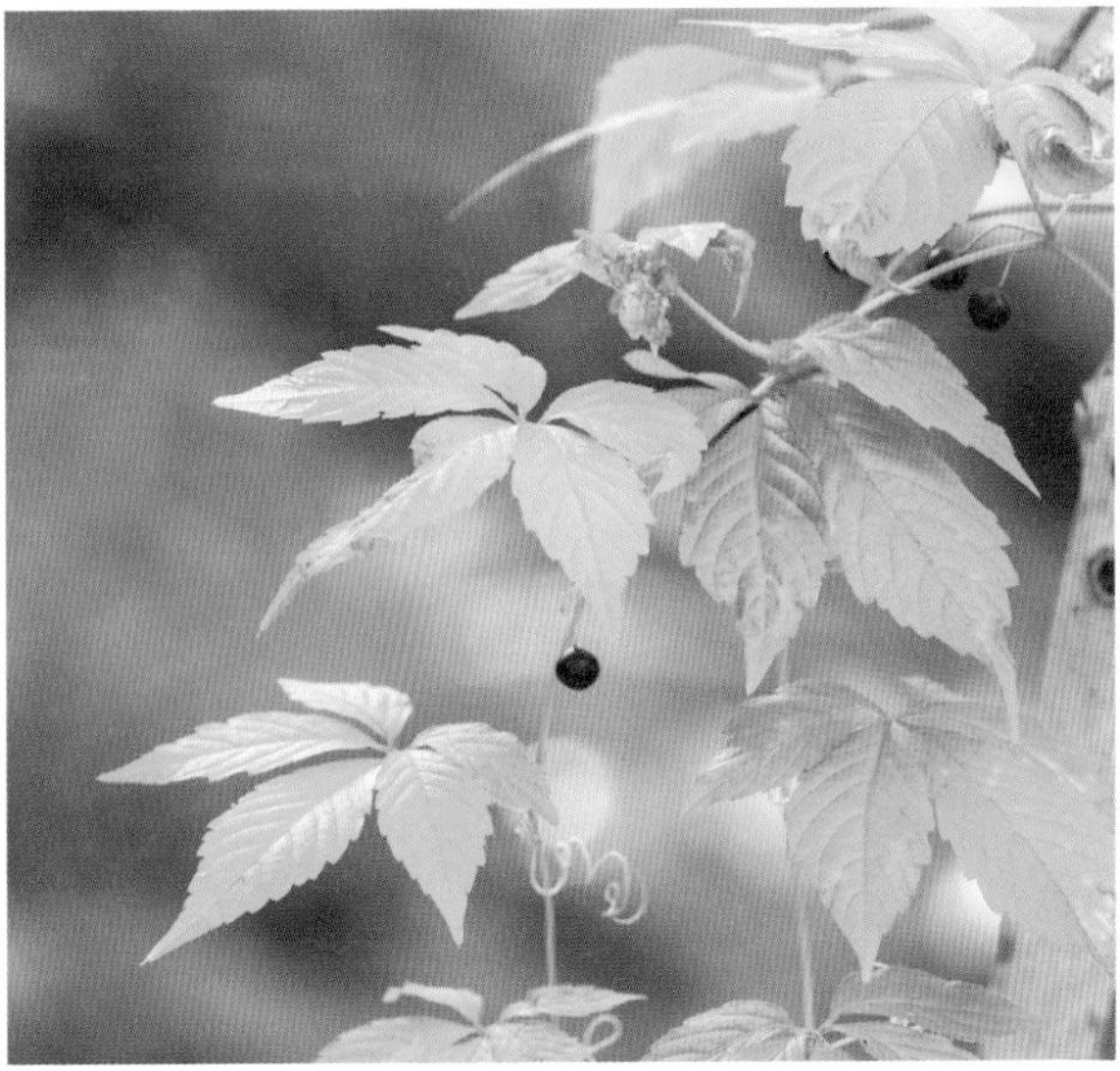

基本情報

ウリ科のつる性多年草で、藪の縁、山野の木陰、道端など、至るところに自生しています。1970年代に、薬用朝鮮人参と同様のサポニンが70種類以上含まれていることがわかり、その健康効果で注目を浴びました。

滋養強壮のほか、利尿作用、ストレスの緩和、ストレスからくる胃痛などに有効とされています。8〜9月ごろに採取した茎葉を天日干しにして、アマチャヅル茶として飲用するのが一般的です。

クスリになる活用法

煎じてお茶として飲む

乾燥させた茎葉を刻み、1日分として15gをコップ3杯分の水で半量になるまで煎じて飲みます。

アマドコロ

効能

滋養強壮、打ち身、ねんざ、美白

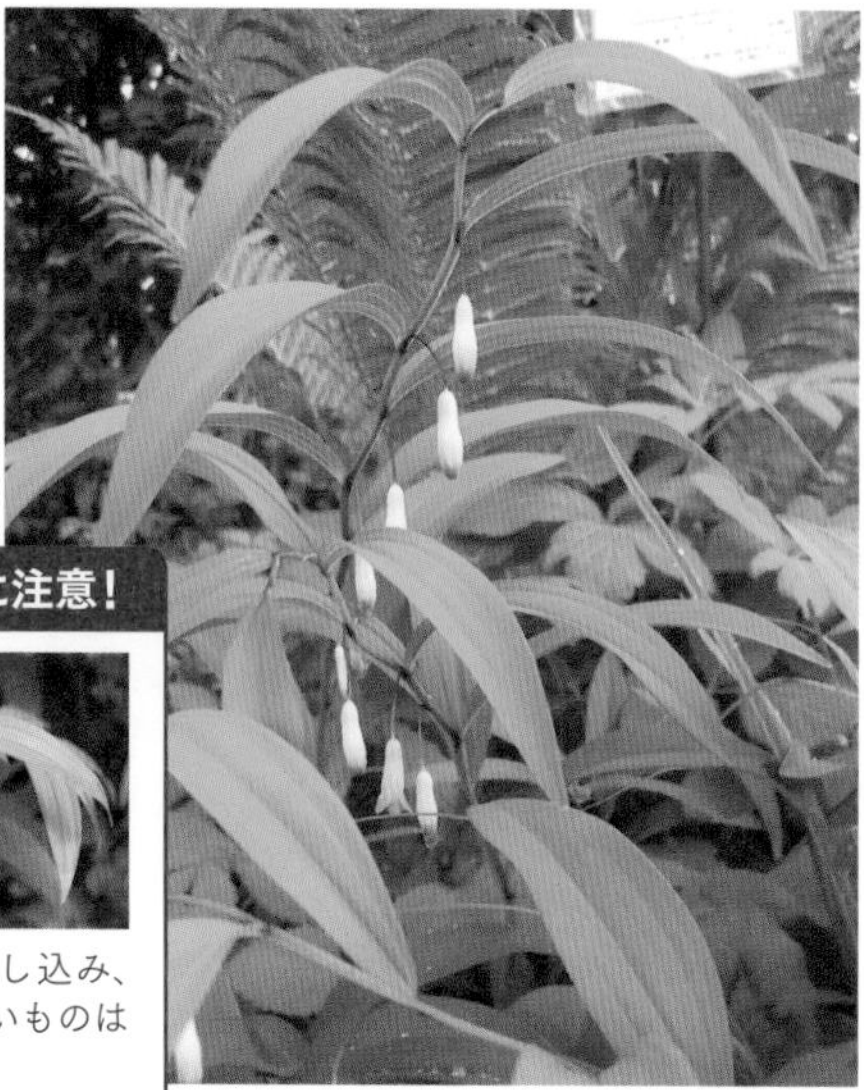

よく似た毒草に注意！

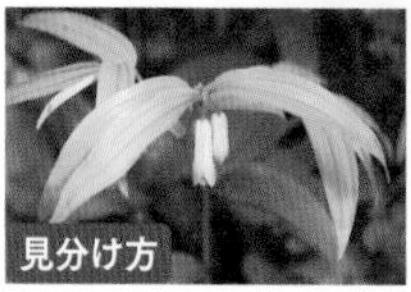

根の際に指を差し込み、太い地下茎がないものはホウチャクソウ。

基本情報

日当たりのよい草原や山野に群生している多年草です。根は横に這っていく太い地下茎で、細い根を取り除いて天日干しにしたものが生薬の「萎蕤《いずい》」です。これを漬けた薬酒は滋養強壮・美肌によいとされています。

春に芽吹いた若芽は、やわらかい部分を折り取って軽く茹で、おひたしなどでおいしく食べられます。ただし有毒のホウチャクソウとよく似ているので、採取には注意が必要です。

クスリになる活用法

湿布薬として使う

生の根茎をすり下ろし、少量の小麦粉と混ぜて打ち身・ねんざの湿布薬に。湿疹やシミ、そばかすにも。

アロエ

効能

便秘、神経性の胃痛

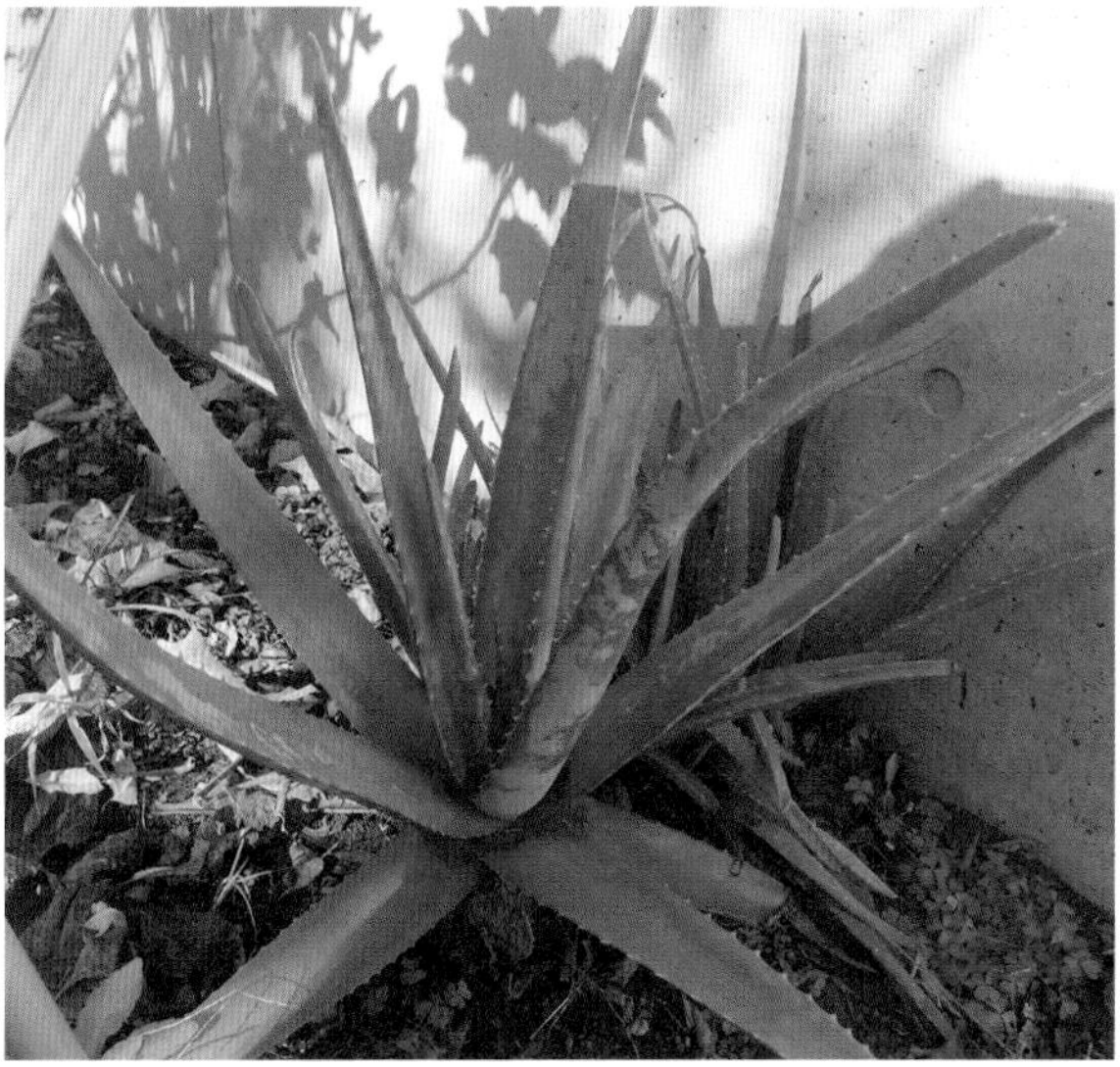

基本情報

ユリ科アロエ属の熱帯植物で、300種類以上あるとされています。通常、アロエと呼ばれているのはキダチアロエ。生葉のゼリー状の果肉や汁液は、切り傷や腫れ物、湿疹に塗って使われます。汁液を薄めたものを飲むと、胃の不調や便秘解消によいとされています。切り取った果肉部を焼酎に漬けてアロエ酒にもできます。

葉を切ったときに出てきた液を乾燥させたものは、「蘆薈《ろかい》」という生薬として用いられています。

クスリになる活用法

薬用酒にして飲む

生のアロエを4㎝幅に切って焼酎に漬けます。少量の飲用で滋養強壮、胃の不調や便秘解消に効果的です。

イカリソウ

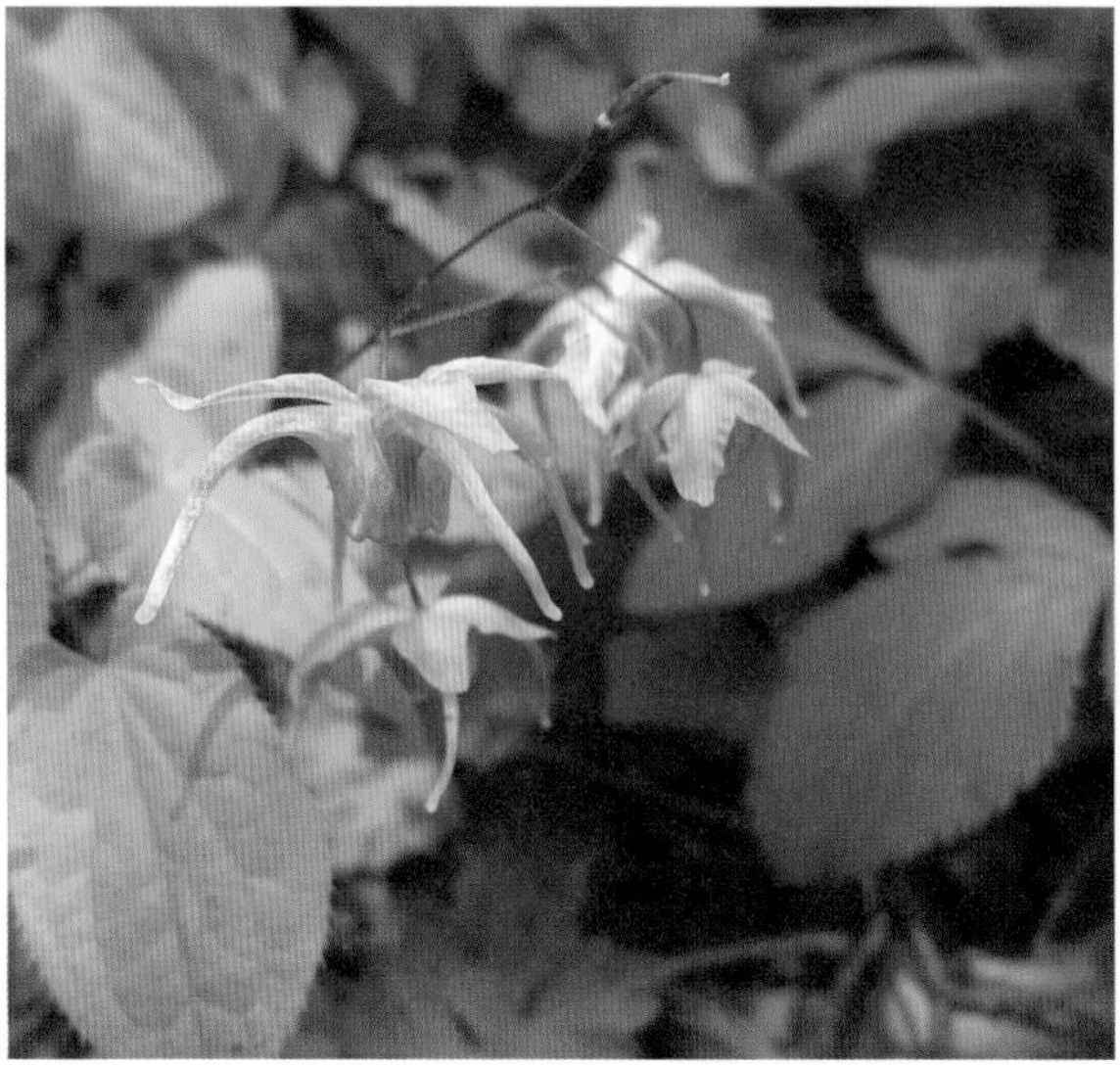

効能

強精強壮作用

基本情報

4～5月ごろに咲く花が、船の碇《いかり》に似ていることから名前が付けられた山野草です。日本では古くから、若い葉や花が食用とされてきました。若葉は、茹でて水にさらしてから辛子和えや天ぷらに、花はさっと茹でて酢のものにして食べられます。

地上部を陰干ししたのが、生薬の「淫羊藿《いんようかく》」で、加齢による衰え、不妊や性的不能の改善に用いられるなど、強精強壮効果で知られています。

クスリになる活用法

煎じて飲む

茎葉を乾燥させ、1日分8～10gを500mLの水で半量まで煮詰めます。3回に分けて食間に飲みます。

ウコギ

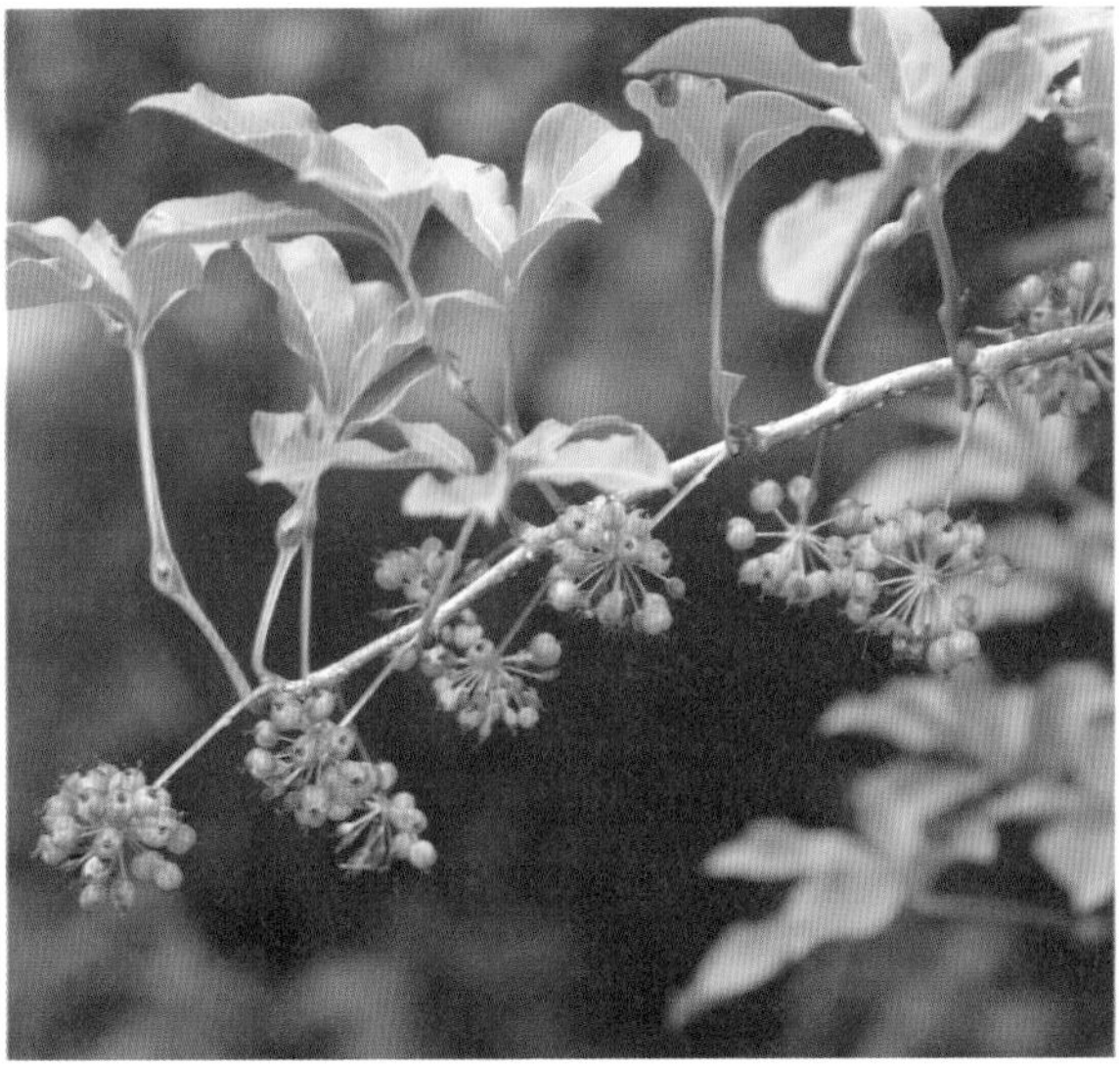

効能

滋養強壮、冷え性、不眠

基本情報

ウコギ科の落葉低木で、東北地方では茎葉が伝統野菜として売られています。山野にも自生しており、ウコギの葉には、ビタミンA・C、カルシウム、サポニン類が豊富に含まれていて、薬効作用のある山菜としても知られます。根の皮は「五加皮《ごかひ》」と呼ばれる生薬で、滋養強壮、鎮痛作用があります。食用としては、摘み取った若芽をさっと茹でておひたしにしたり、塩味でご飯と混ぜる「うこぎ飯」にしたりします。

クスリになる活用法

薬用酒にして飲む

干した根皮100gを1・8Lの焼酎に半年ほど漬け、盃1杯を就寝前に。冷えや不眠の解消に。

ウツボグサ

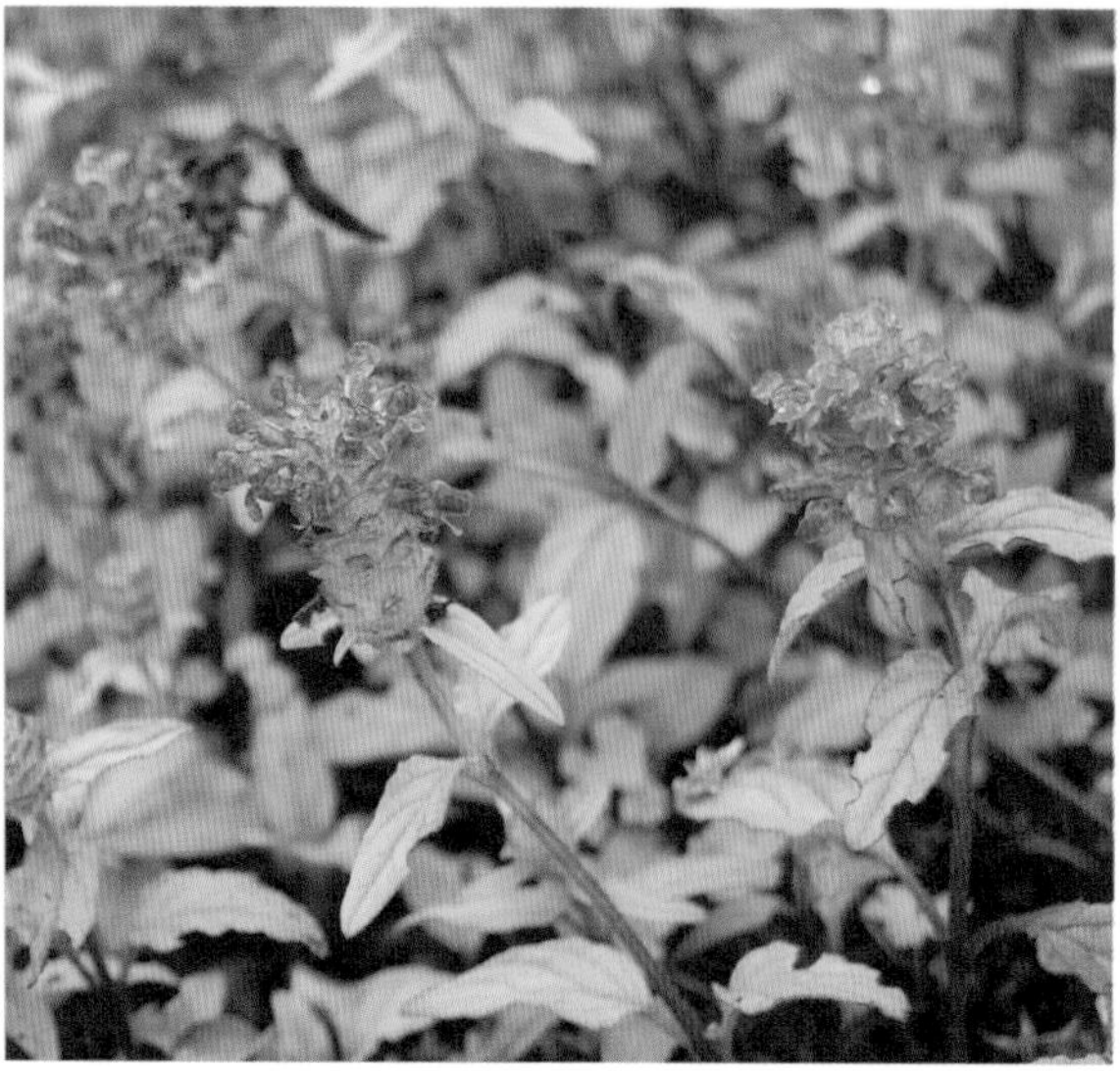

効能

膀胱炎、口内炎

基本情報

シソ科の多年草で、日本全土に分布しています。野原や道端、あぜ道などの日当たりのよいところに自生しています。薬草として有名で、8月ごろに褐色になり始めた花穂を採取して、日干しで乾燥させたものが生薬の「夏枯草《かごそう》」です。

「夏枯草」を煮出して煎じたものには、消炎性の利尿作用があり、膀胱炎の特効薬として知られています。また煎じ液でうがいをすると、口内炎によいとされています。

クスリになる活用法

煎じて使う

茎葉と花穂を乾燥させ、1日分10～15gを1Lの水で半量になるまで煮詰めて、飲用、うがい薬で使います。

ウマブドウ

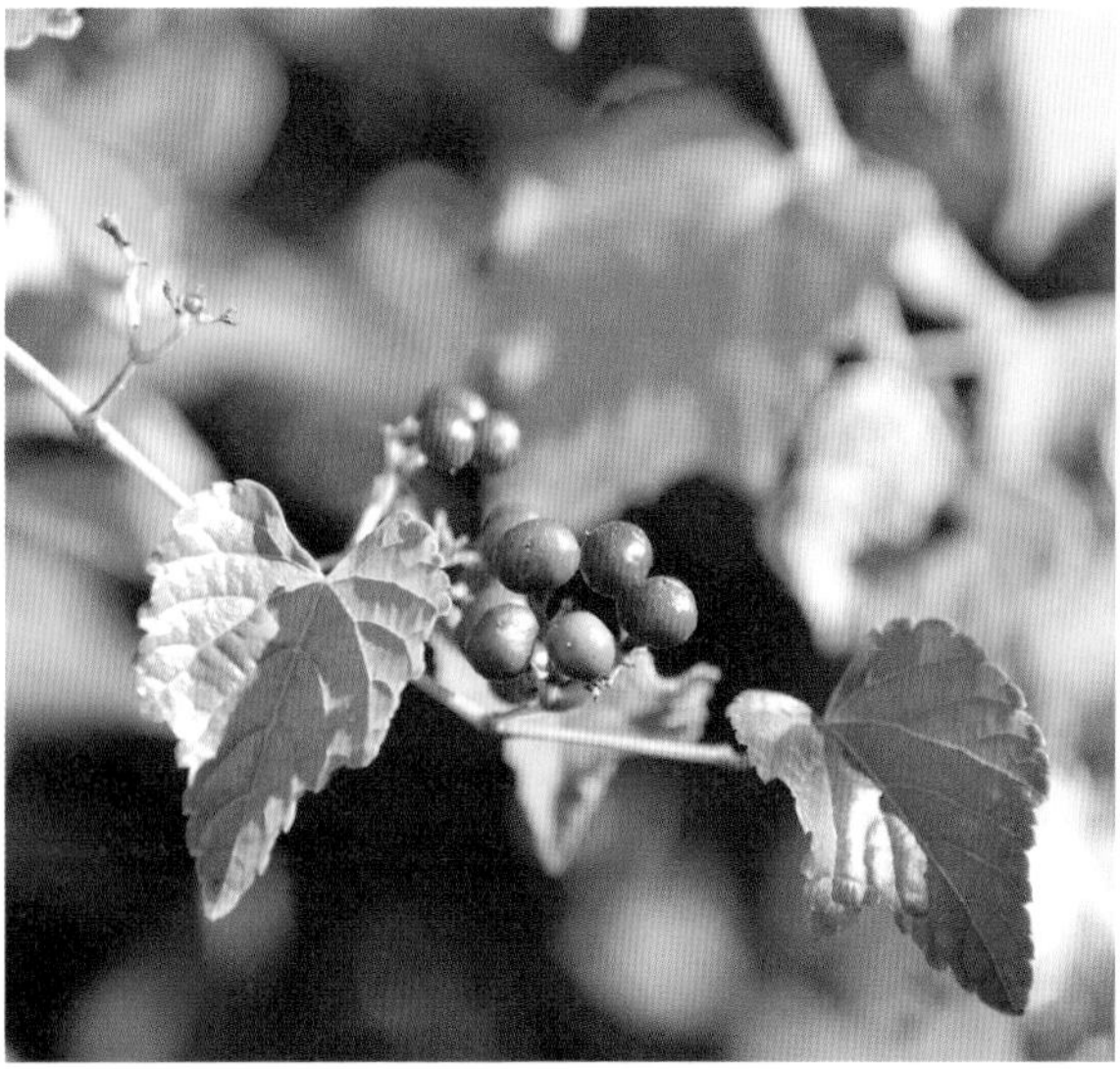

効能

痛み、腫れ

基本情報

つる性の落葉多年草で、日本各地の山野に自生しています。9~10月ごろに、直径7㎜ほどの球形の実をつけ、緑色から淡い紫、濃い紫へと熟します。ノブドウなども呼ばれますが、実は渋くて食べられません。

乾燥させた茎葉は「蛇葡萄《じゃほとう》」、根は「蛇葡萄根《じゃほとうこん》」という生薬になります。茎葉は肝臓病や腎臓病、根は関節痛などによいとされています。実は薬酒に、葉茎や根は乾燥させ、煎じて利用します。

クスリになる活用法

薬用酒にして使う

緑の若い実200~300gを1・8Lの焼酎に漬け、半年以上おきます。飲用、痛む患部に塗ります。

ウメ

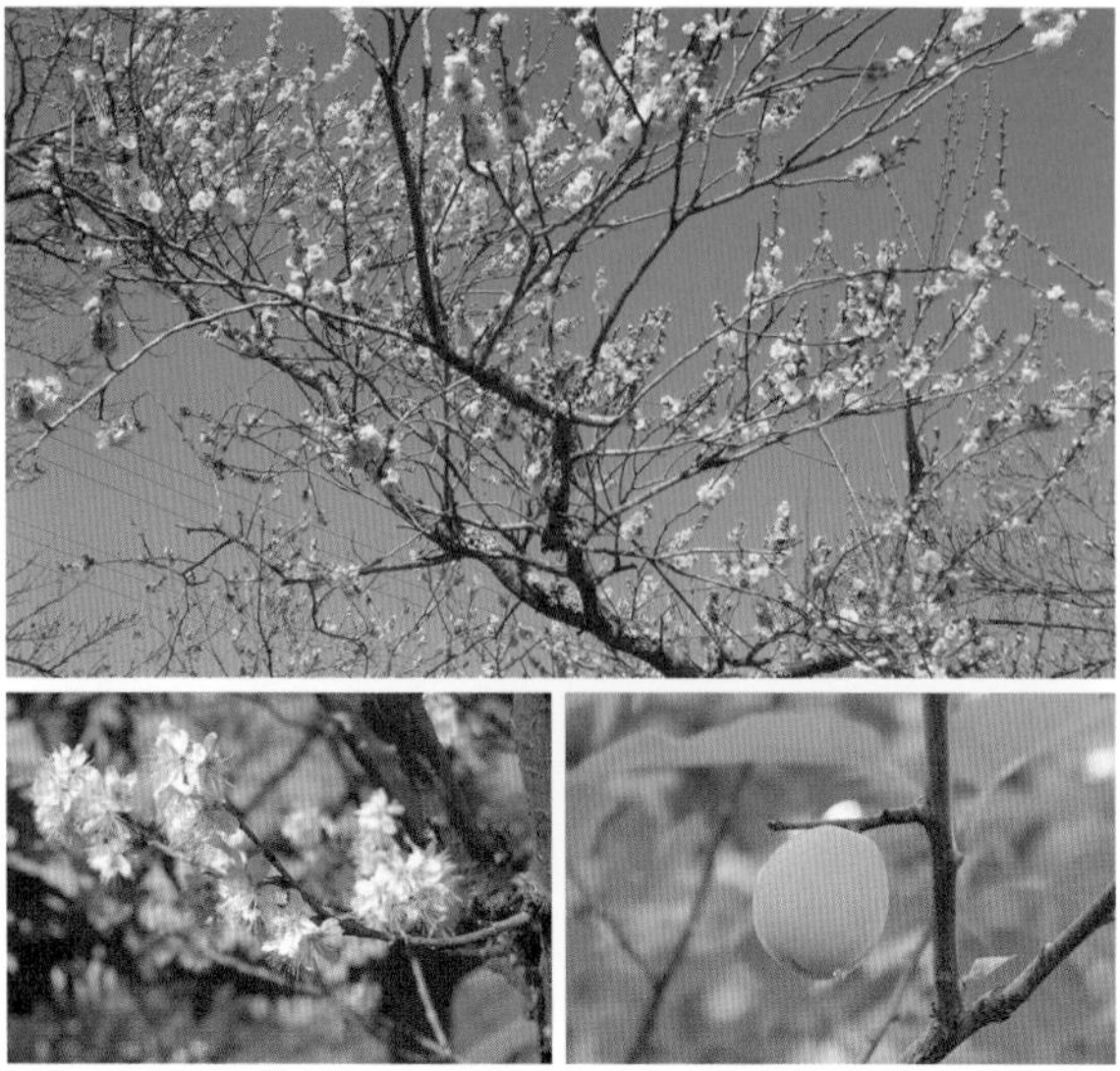

効能

殺菌、整腸、健胃作用

基本情報

バラ科サクラ属の落葉樹。梅の実は、熟す前の青梅の段階から、さまざまな健康効果をもたらします。

熟した梅でつくる梅干しは殺菌作用、整腸作用、健胃作用にすぐれ、風邪の初期症状や食中毒予防、熱中症予防、疲労回復などに効果があるとされています。

藁《わら》を燃やして青梅を燻製《くんせい》にしたものは、生薬で「烏《う》梅《ばい》」と呼ばれ、鎮痛や解毒、下痢止め、風邪薬、止血、胃腸薬などとして広く用いられています。

クスリになる活用法

干す、焼く、漬ける

青梅を使った梅酒、梅肉エキス、梅干しや黒焼きなど活用はさまざまあります（114～120ページ参照）。

エビスグサ

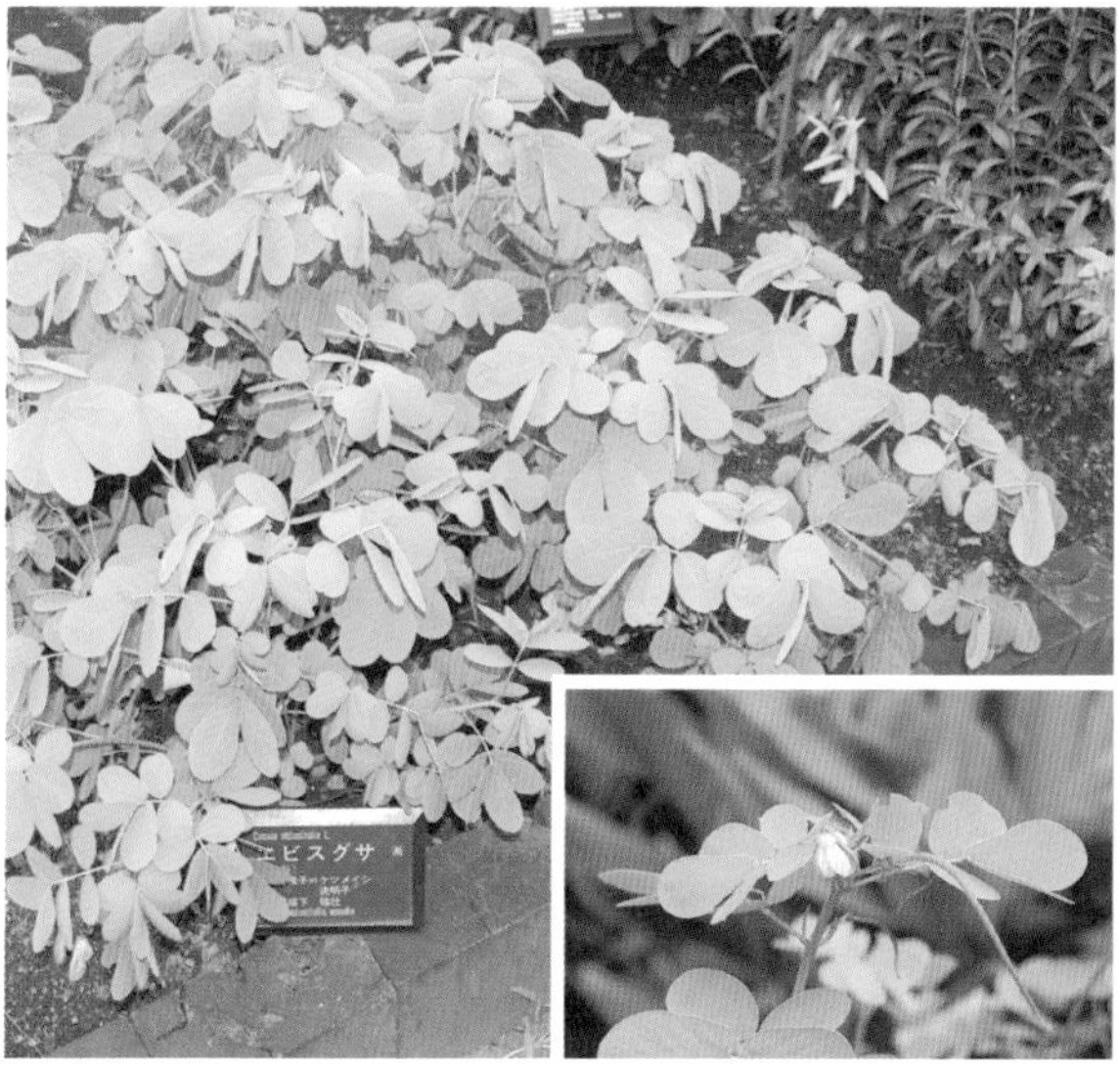

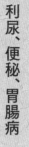

効能

利尿、便秘、胃腸病

基本情報

北アメリカ原産の一年草です。草丈は1mほどまで育ち、6~8月ごろに黄色い5弁の花をつけます。

薬用として使われるのは種子の部分で、花後に鞘《さや》ができ、中に30~35粒の種子が並んでいます。

種子を天日で乾燥させたものは「決明子《けつめいし》」という生薬として、便秘、慢性胃腸病、消化不良、口内炎、神経痛、眼病などに用いられます。また、「ハブ茶」の名前で健康茶として古くから利用されています。

クスリになる活用法

お茶として飲む

種子を弱火でじっくり香ばしく煎り、小さじ2杯と熱湯をカップに入れ、5分蒸らして飲みます。

エンジュ

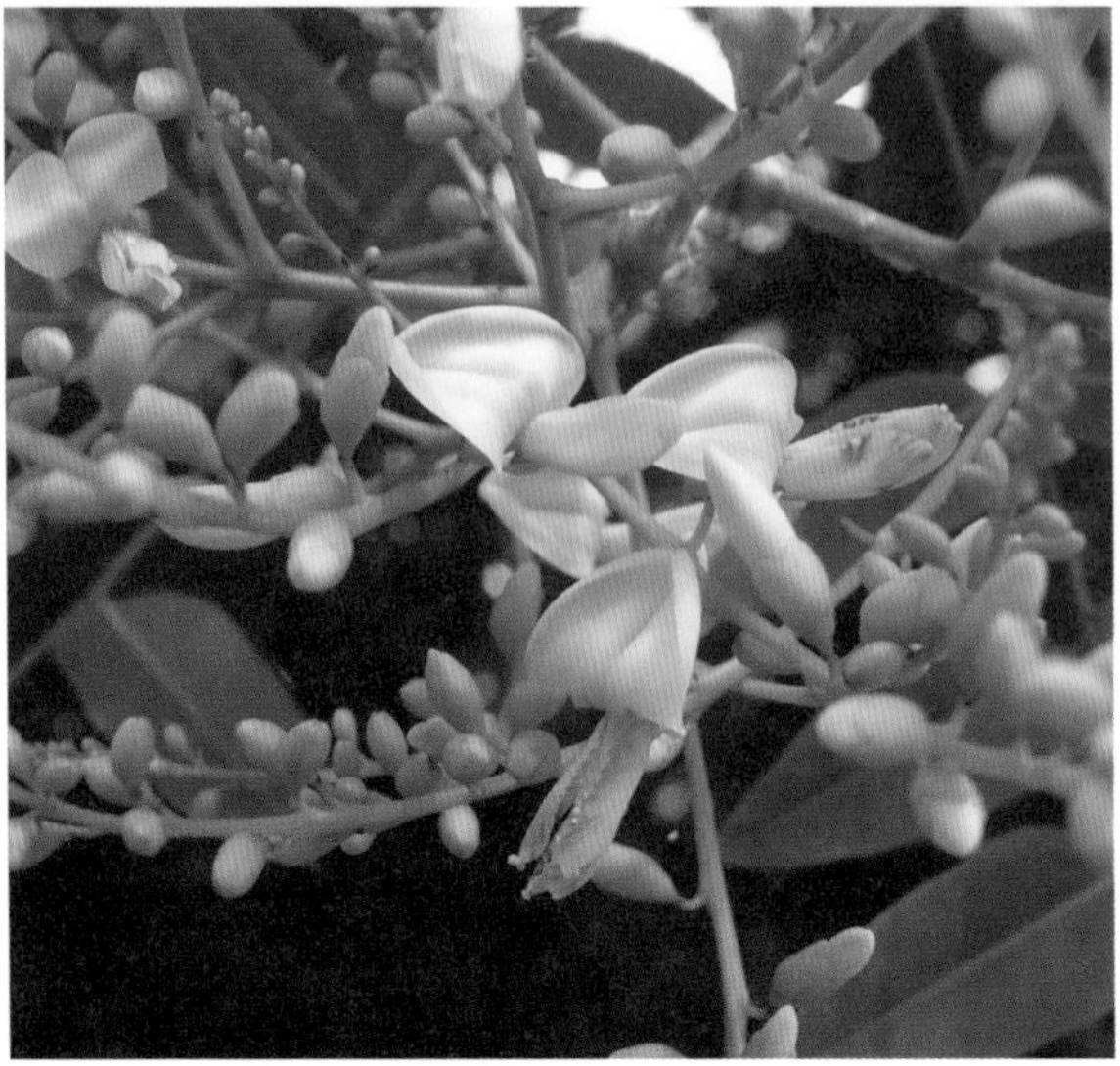

効能

収斂止血、高血圧、脳卒中予防

基本情報

マメ科の落葉高木で、街路樹などにも用いられています。蕾、花、実、樹皮など、すべてが薬用となりますが、フラボノイドの一種であるルチンを多く含む蕾や花は、生薬の「槐花《かいか》」としてよく用いられています。

薬効では止血作用があり、鼻血や痔、血尿などに使われています。高血圧や動脈硬化、脳卒中予防にもよいとされています。似た樹木にイヌエンジュがありますが、エンジュの実鞘はくびれた数珠状です。

クスリになる活用法

煎じて飲む

蕾を採取して天日干しし、1回量5～10gを200mLの水で煎じ、半量まで煮詰めて空腹時に服用します。

オケラ

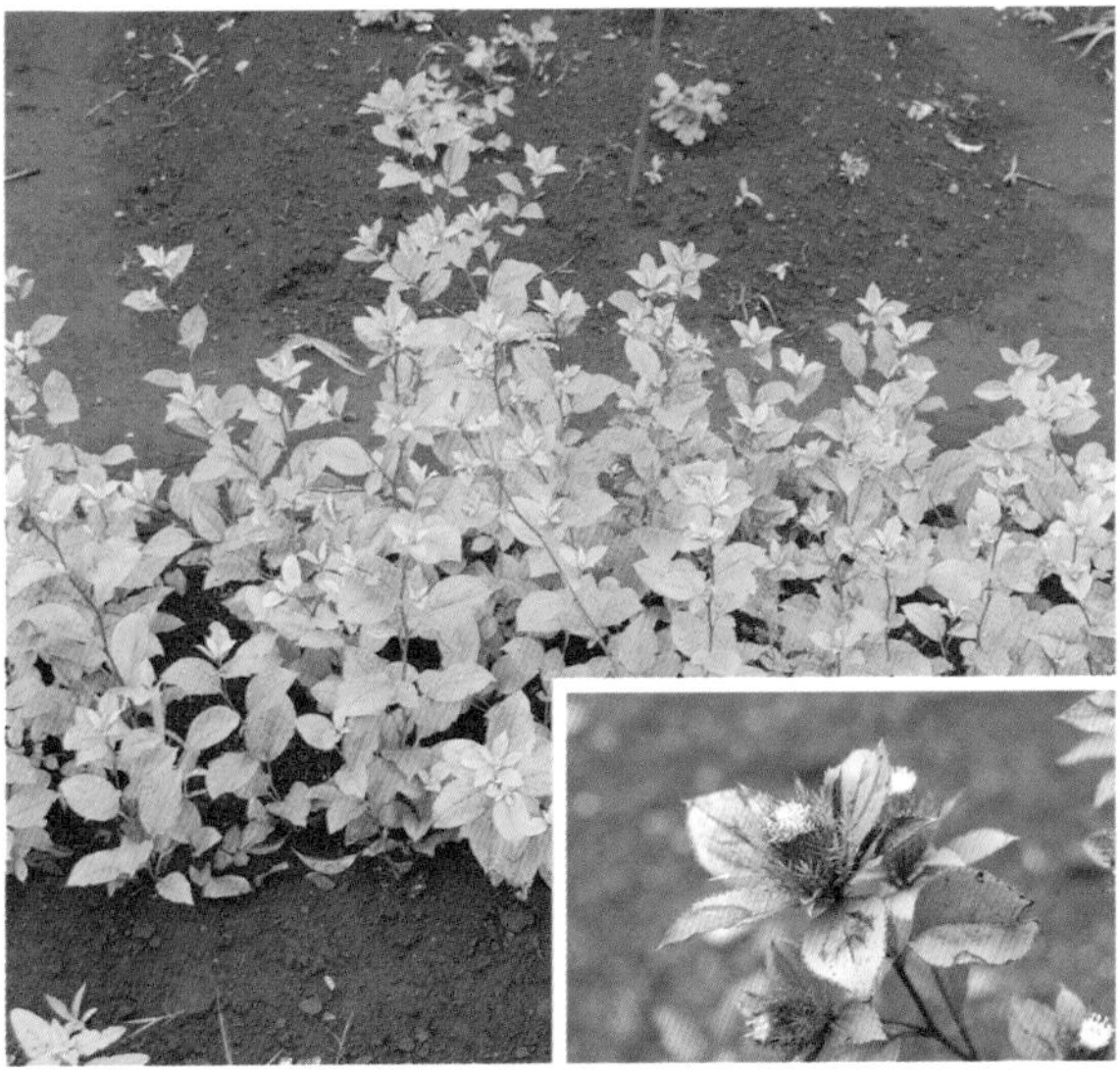

効能

整腸健胃、利尿、むくみ

基本情報

本州、四国、九州などに分布している多年草で、日当たりのよい平地や野原などに自生しています。1mぐらいまで育ちますが、春に生えてくる若芽は、あくやくせのない山菜として親しまれており、軽く茹でて水にさらしたあと、胡麻和えなどで食べられています。

根茎を掘り出して乾かしたものが、生薬の「白朮《びゃくじゅつ》」です。健胃整腸作用、水分代謝を調整する作用があり、食欲不振や腹部膨満、むくみに用いられます。

クスリになる活用法

煎じて飲む

根茎を陰干しし、1日量5gをコップ2杯の水で半量まで煮詰め、3回に分けて食前に服用します。

オランダガラシ

効能

消化促進、血行促進、痛みの緩和

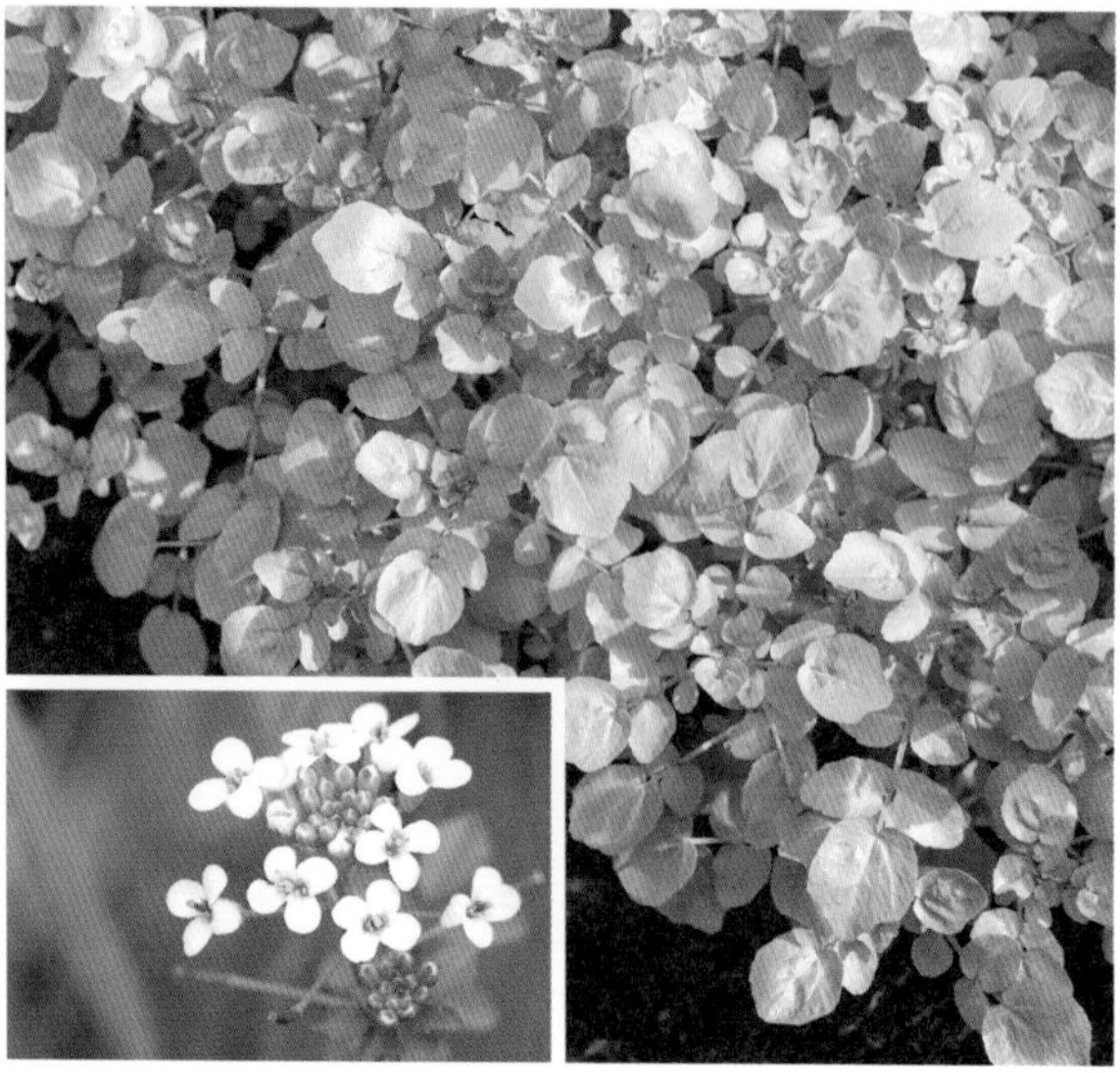

基本情報

和名はオランダガラシですが、一般的にはクレソンとして広く知られている多年草です。水を好み、湧水池、小川など、きれいな水が流れる水辺に群生します。葉にはβカロテン、カリウム、カルシウム、食物繊維が多く含まれます。

またシニグリンと呼ばれるピリッとした辛味成分も含まれているので、抗菌、血行促進、食欲増進のほか、胃液の分泌を促して消化を促進させてくれます。

クスリになる活用法

湿布として使う

生の茎葉をすり潰し、ガーゼなどの布に包んで冷湿布として使います。歯痛や筋肉痛、神経痛を和らげます。

カキ

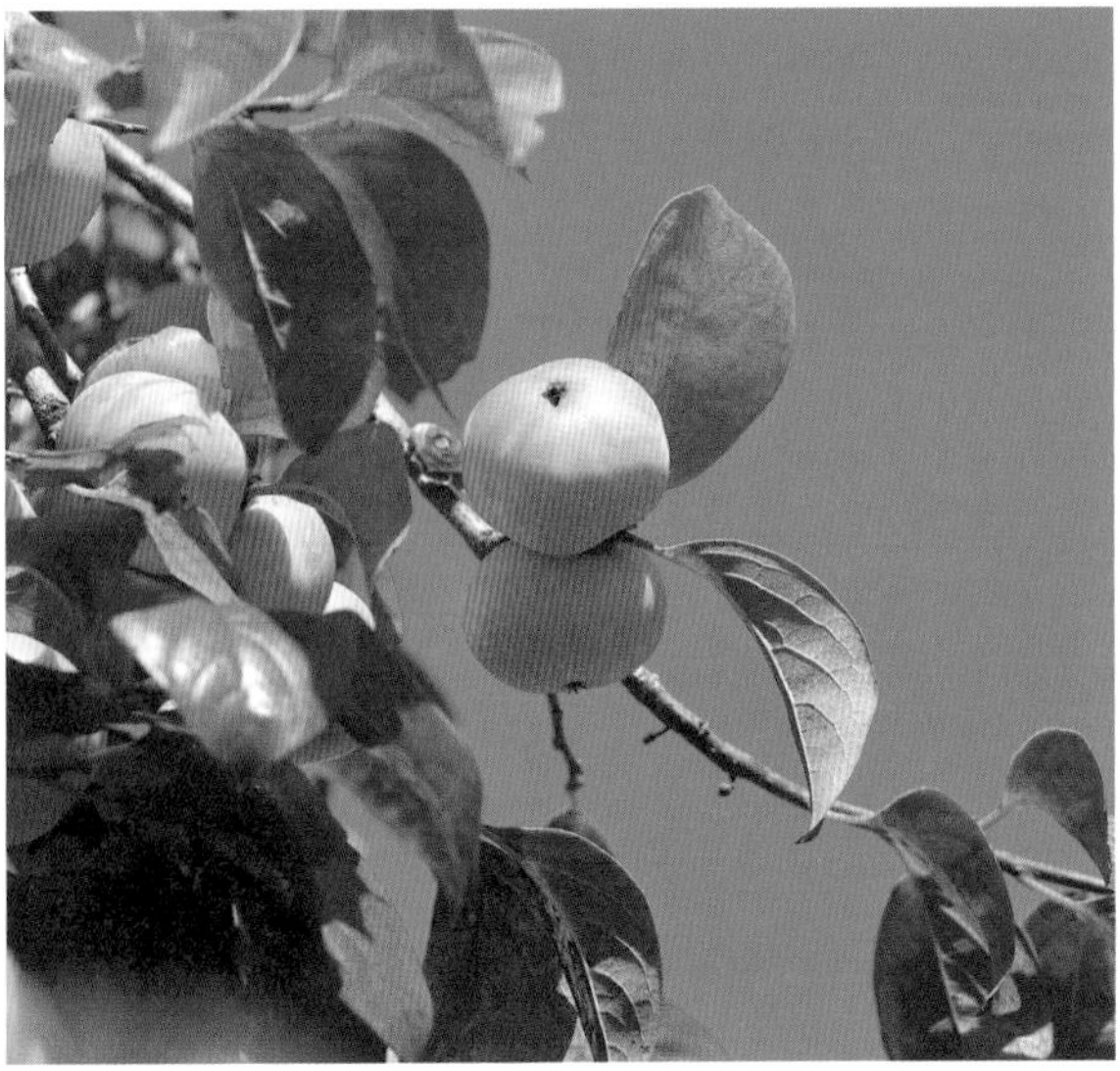

効能

高血圧予防、しゃっくり止め（ヘタの部分）

基本情報

カキの実はビタミンAとC、食物繊維などが豊富です。また二日酔いなどの酒毒を消す作用があり、渋みの元であるタンニンは高血圧予防によいとされています。

葉やヘタにも薬効があります。葉には、熱に強いビタミンCが含まれていて、若葉を採取して芯を取り、蒸して陰干しをして飲むと血圧降下作用があります。

乾燥したヘタは生薬の「柿蒂《してい》」として知られ、しゃっくり止めの特効薬です。

クスリになる活用法

お茶として飲む

蒸して陰干しした葉を急須に入れ、熱湯を注いで3分ほどおき、お茶として飲用します。

カキドオシ

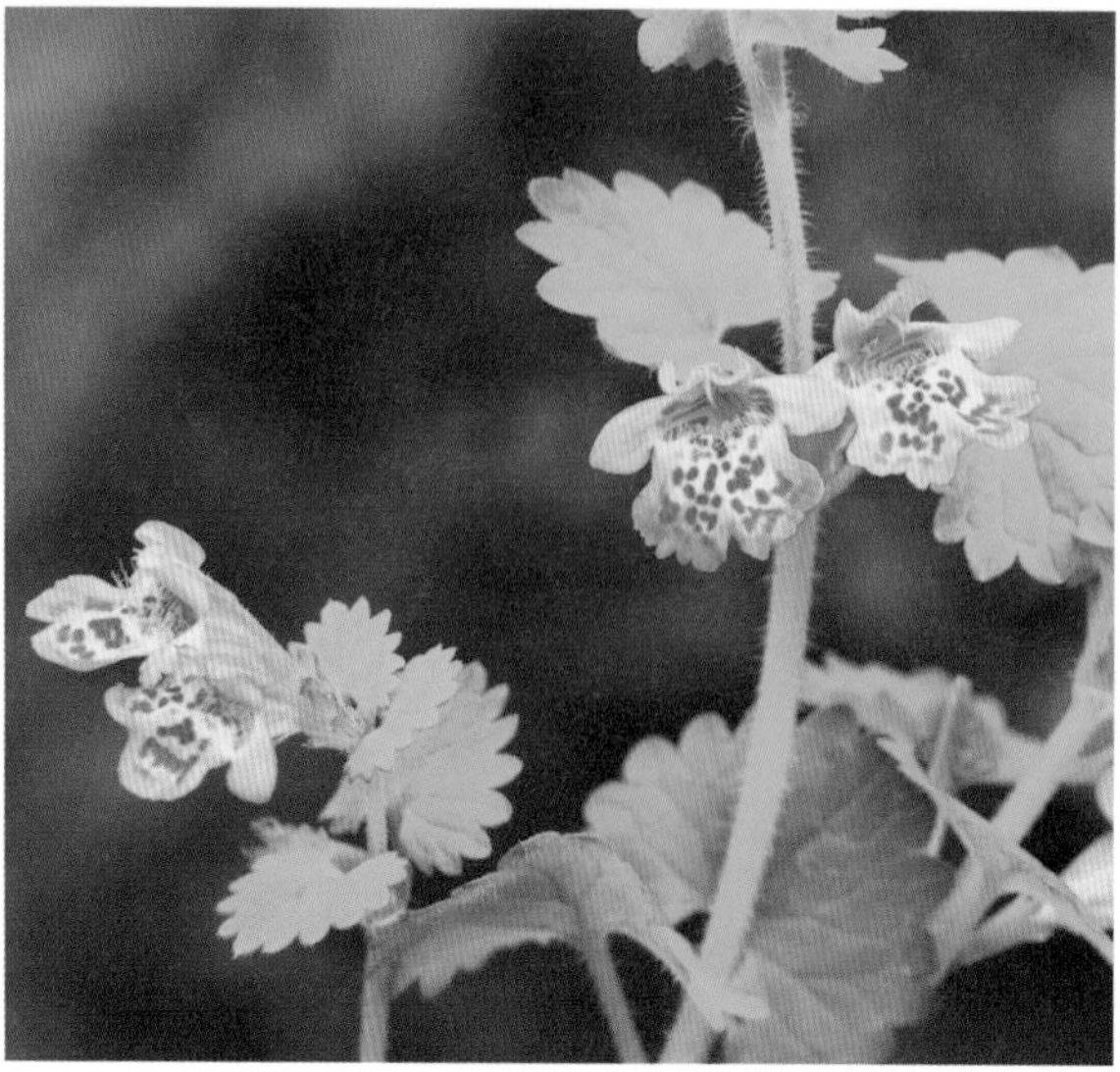

効能

尿路結石、胆石、糖尿病

基本情報

シソ科の多年草で、野原や道端などに自生しています。ハーブのタイムに似た香りがあり、3月から5月にかけて花がついたら、花ごと若い茎葉を採取します。熱湯で1分ほどサッと茹で、冷水にさらして酢味噌和えや辛し和えで食べることができます。

陰干しした茎葉は生薬の「連銭草《れんせんそう》」で、排泄能力を高めるため腎炎や尿路結石、糖尿病の妙薬とされています。強壮作用もあり、風邪予防にもなります。

クスリになる活用法

煎じて飲む

陰干しした茎葉を1日量5〜15g、水約600mLで半量になるまで煎じ、3回に分けて食間に服用します。

カタクリ

効能

滋養強壮、湿疹

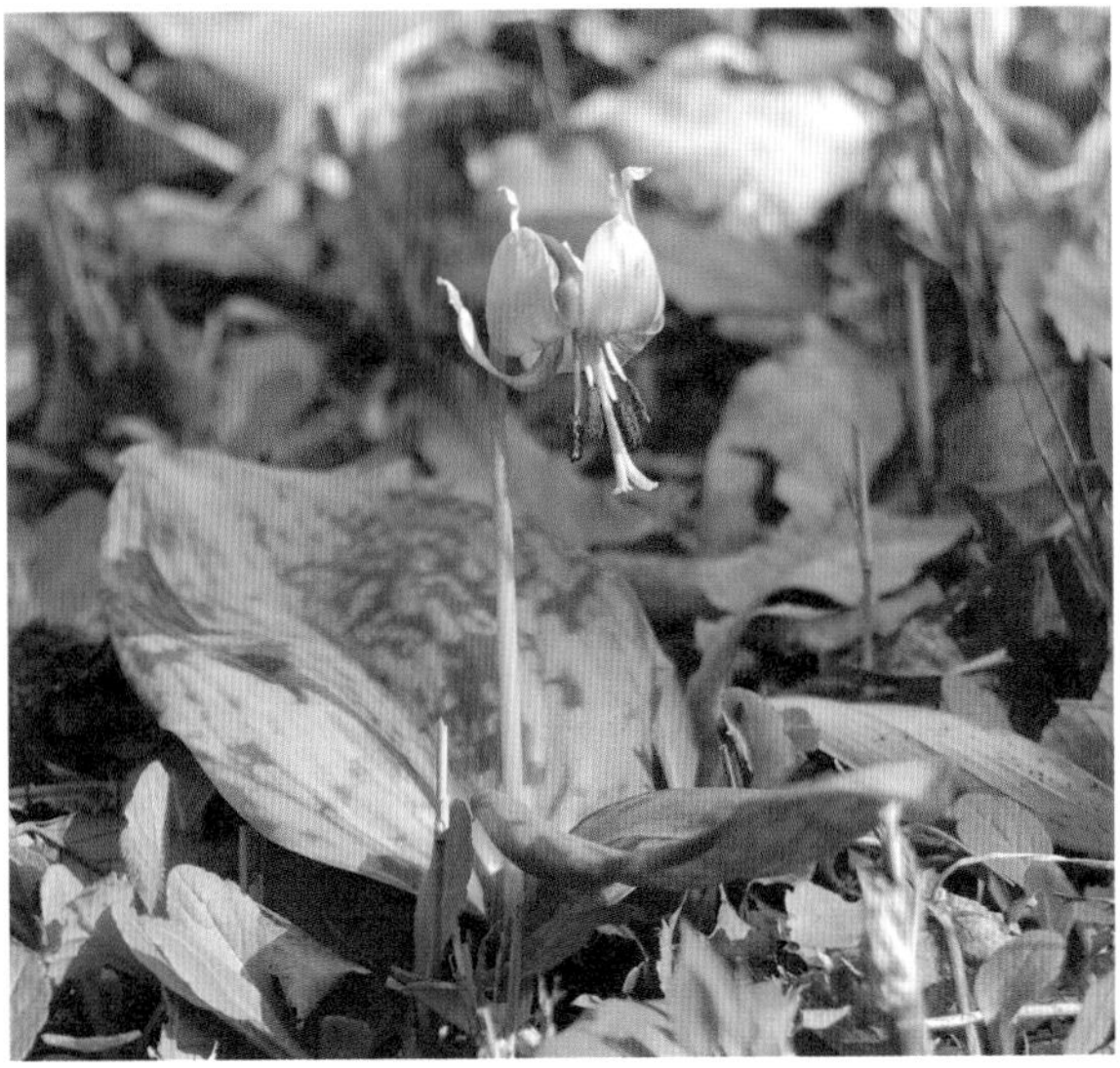

基本情報

ユリ科の多年草で、花をつけた若芽は、サッと茹でて水にさらしたあと、おひたしなどで食べられます。

薬効があるのは、鱗茎《りんけい》と呼ばれる根の部分です。葉が枯れる6月ごろに掘り出して、水洗い後、すり鉢ですり潰します。水を加えて布でこし、にごり液をしばらく置いて、白いでんぷんを取ります。カタクリでんぷんは滋養強壮、胃腸炎などによいとされています。また、でんぷんを水で溶き、湿疹などの患部に塗って使います。

クスリになる活用法

くず湯にして飲む

でんぷんが沈殿したら、砂糖適量と熱湯を加えてよく溶き、くず湯のようにして飲みます。

カリン

効能

強壮、殺菌、咳止め、内臓強化

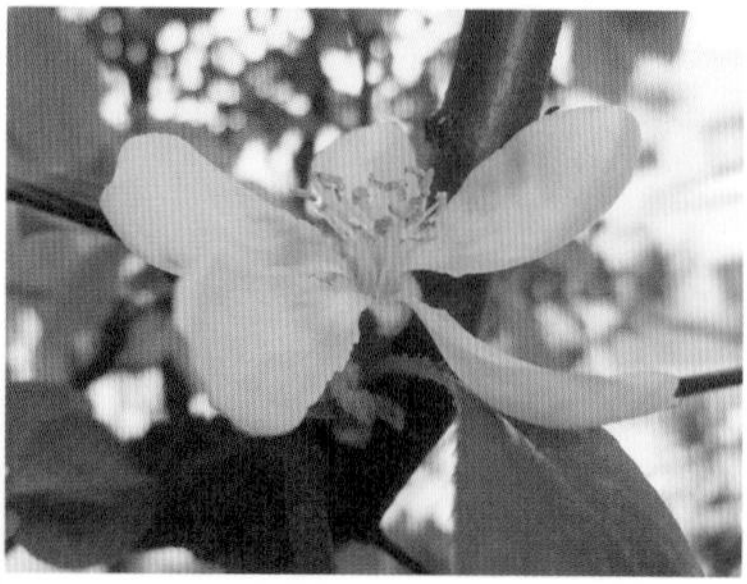

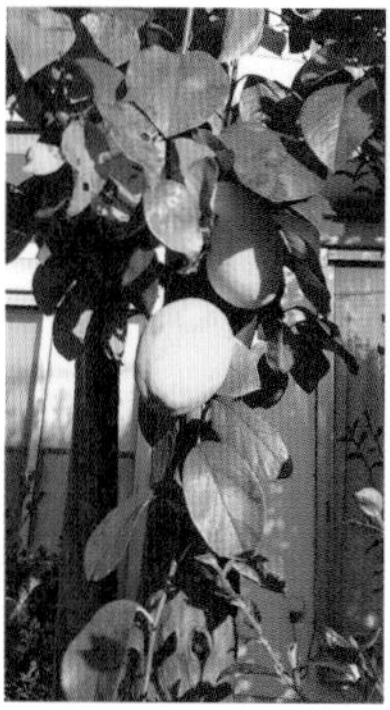

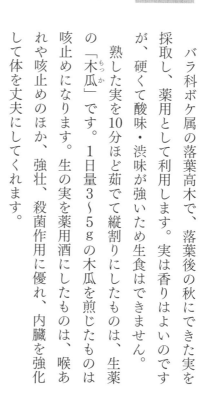

基本情報

バラ科ボケ属の落葉高木で、落葉後の秋にできた実を採取し、薬用として利用します。実は香りはよいのですが、硬くて酸味・渋味が強いため生食はできません。

熟した実を10分ほど茹でて縦割りにしたものは、生薬の「木瓜《もっか》」です。1日量3〜5gの木瓜を煎じたものは咳止めになります。生の実を薬用酒にしたものは、喉あれや咳止めのほか、強壮、殺菌作用に優れ、内臓を強化して体を丈夫にしてくれます。

クスリになる活用法

薬用酒にして飲む

生のカリン1kgを輪切りにして焼酎1・8Lで漬けます。ハチミツを加えてもよし。3カ月で飲めます。

カワラナデシコ

効能

利尿作用、むくみ取り

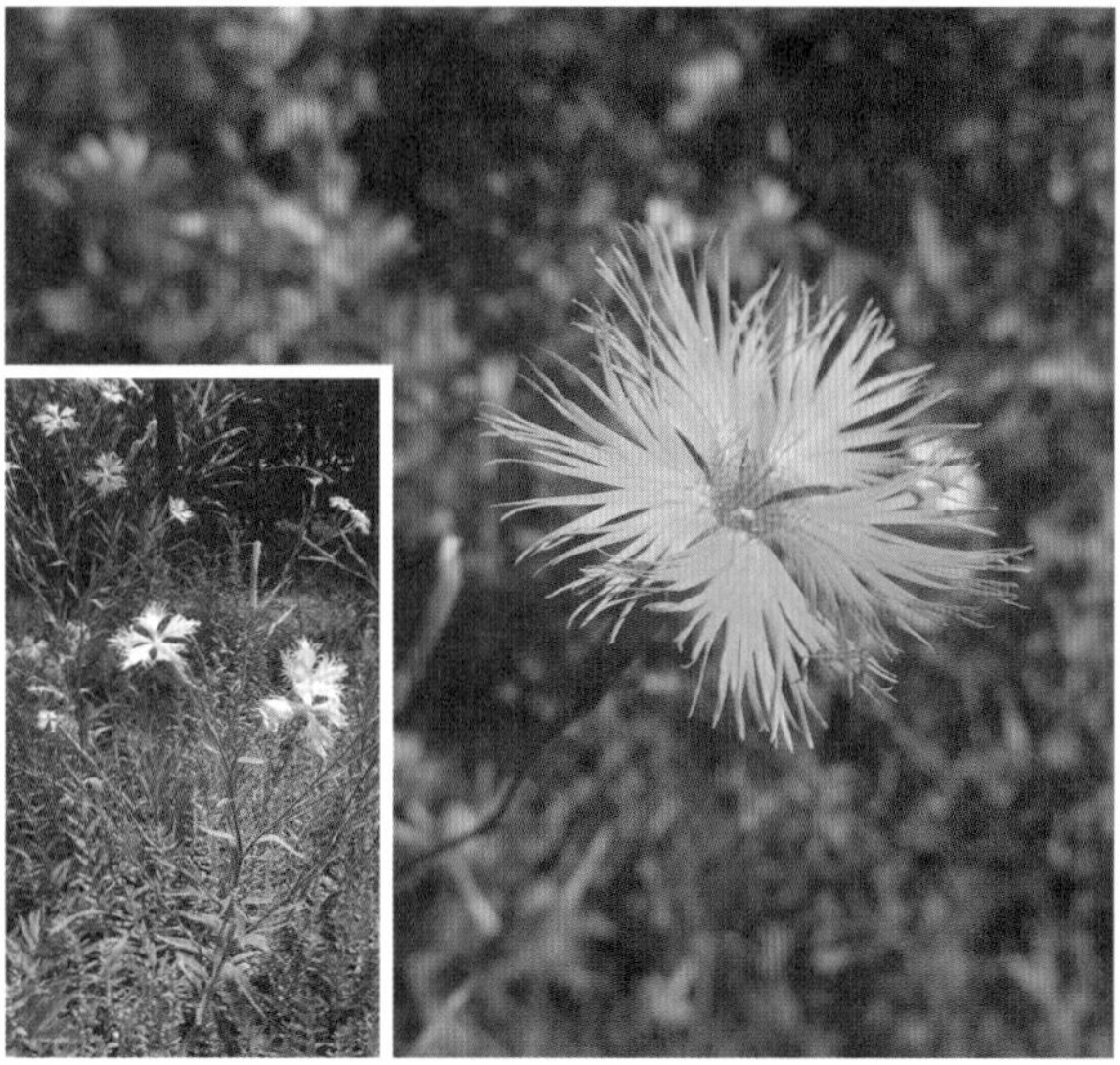

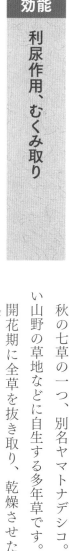

基本情報

秋の七草の一つ、別名ヤマトナデシコ。日当たりのよい山野の草地などに自生する多年草です。開花期に全草を抜き取り、乾燥させたものは生薬の「瞿麦《くばく》」、秋に実が熟したら中の黒い種子を集め、天日干しにしたものを生薬の「瞿麦子《くばくし》」といいます。

どちらも利尿作用に優れるので、膀胱炎や排尿障害、むくみ取りに用いられます。ただし種子はかつて妊娠中絶薬として使われていたため、妊婦の服用は禁忌です。

クスリになる活用法

煎じて飲む

乾燥させた全草10gを500mLの水で半量になるまで煎じ、1日5～6回に分けて服用します。

キキョウ

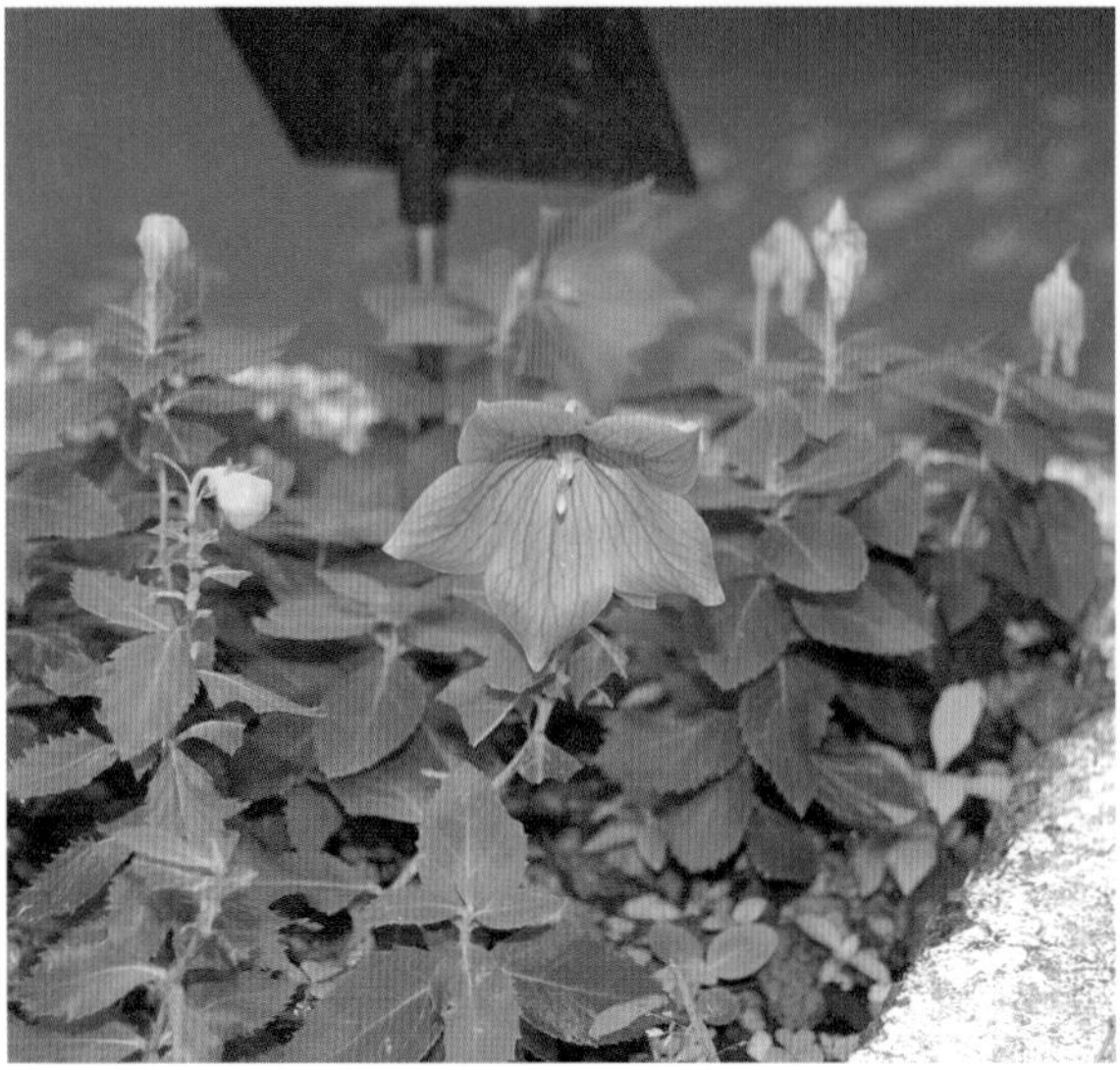

効能

痰切り、咳止め、扁桃炎

基本情報

秋の七草のひとつとして知られ、観賞用としても人気のある多年草です。日当たりのよい山野、草地などに群落で自生しています。

白くて真っ直ぐな根を乾燥させたものは、生薬の「桔《き》梗《きょう》」となり、痰を切ったり咳を止めたり、喉の痛みをやわらげたりする効能があります。根は乾きにくいので、皮をむいて天日でよく干すか、細く刻んで風通しのよい場所で乾燥させるとよいでしょう。

クスリになる活用法

煎じてうがい薬にする

乾燥させた根を細かく刻んで、5～8gを500mLの水で半量になるまで煎じ、その煎液でうがいをします。

キササゲ

効能

利尿作用

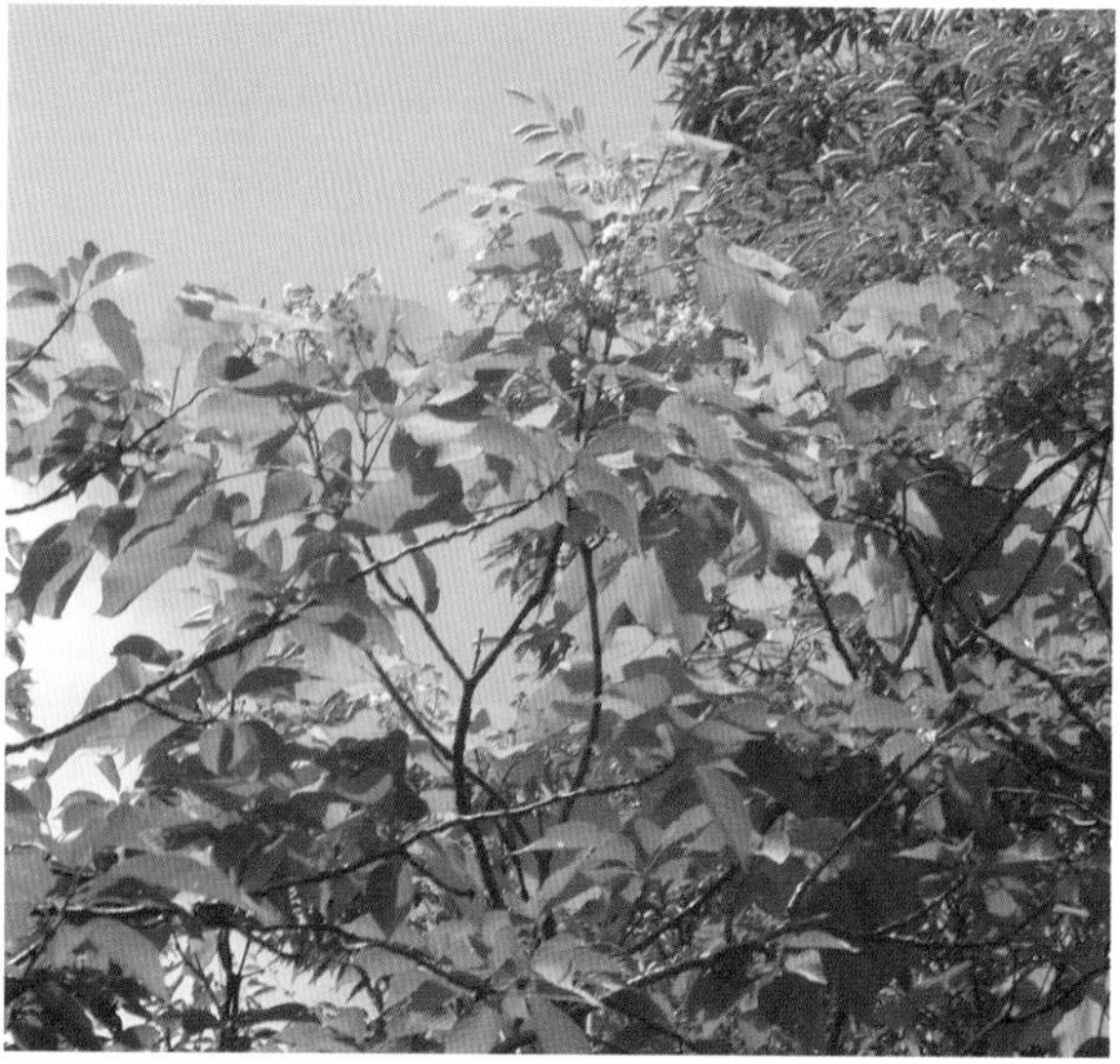

基本情報

ノウゼンカズラ科の落葉高木です。植栽されていたり、河原のやや湿った場所に自生していたりします。秋になると、鞘《さや》に包まれた種子がたくさんぶら下がり、形がササゲに似ていることから、この名がつきました。

薬として使うのが鞘の部分です。緑色をした若い鞘を採取し、鞘ごとよく乾燥させます。これが生薬の「梓《し》実《じつ》」で、尿排泄をよく促し、膀胱炎や腎機能低下によるむくみを取るのに効果的とされています。

クスリになる活用法

煎じて飲む

乾燥した鞘を刻み、1日量10ｇを500mLの水で半量になるまで煮詰め、3回に分けて食間に服用します。

ギシギシ

効能

便秘、皮膚病、水虫

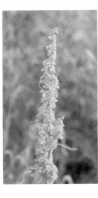

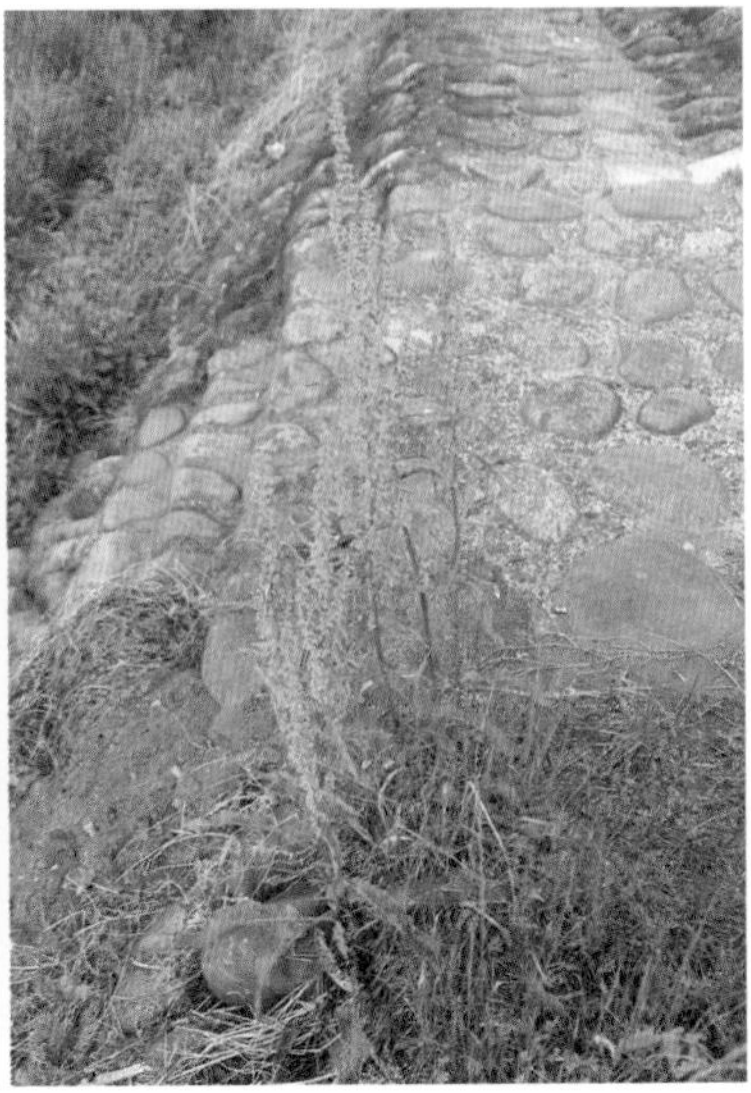

基本情報

タデ科の多年草で、成長すると1m近くにまでなります。道端や野原、川端など、湿り気のある場所に自生しています。春先の開き切る前の若葉は、茹でて水にさらし、あく抜きをして食用にできます。

晩秋から冬にかけて地中に伸びる太い根を掘り出し、水洗いして、天日で乾燥させたものが生薬の「羊蹄根《ようていこん》」です。煎じたものは便秘によく、生をすり下ろしたものは、外用薬で皮膚病や水虫に用います。

クスリになる活用法

煎じて飲む

1日量10gの天日干しした根を600mLの水で半量になるまで煮詰め、3回に分けて食間に服用します。

キハダ

効能

健胃、肝機能向上

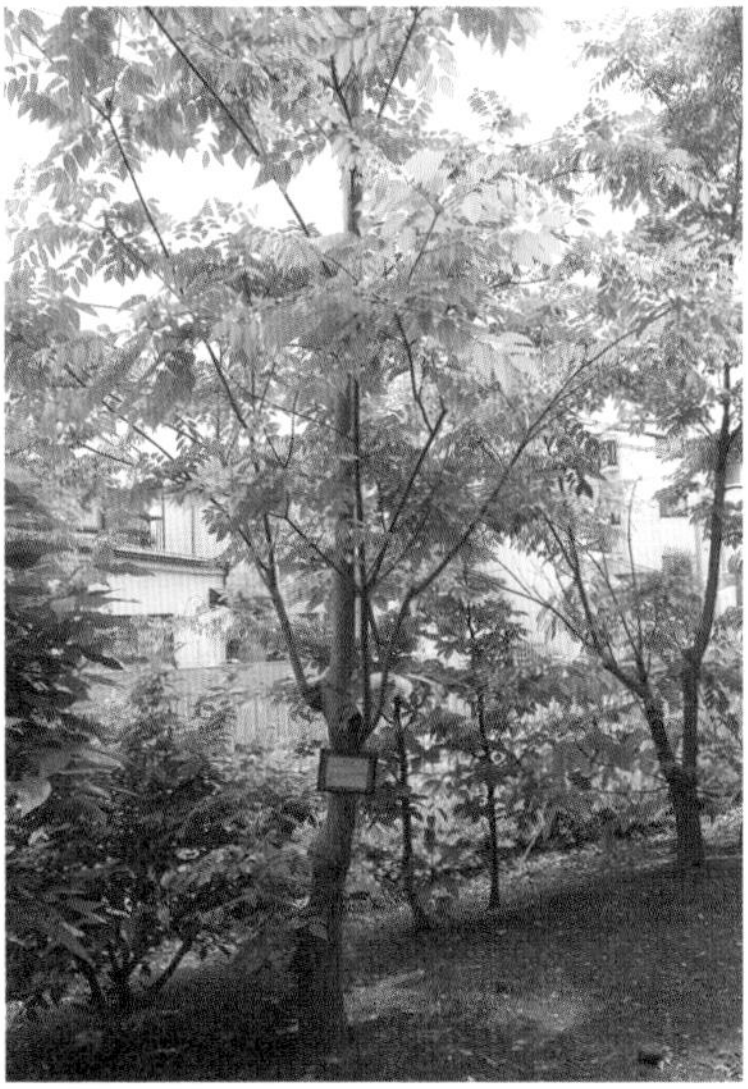

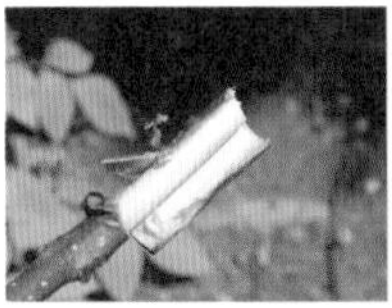

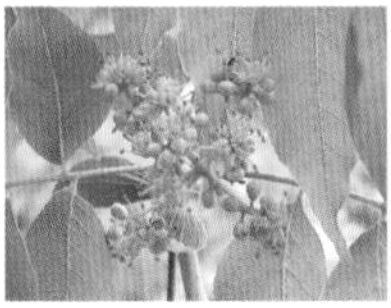

基本情報

ミカン科の落葉高木で、国内山地の落葉広葉樹林帯に自生しています。外皮を剥いだ内側の内皮は黄色をしており、染色にも使われます。内皮の部分のみを天日で乾燥させたものは生薬の「黄柏《おうばく》」で極めて苦く、胃を健やかにし、肝機能を強くするとされています。

内皮の採取は、水分の吸い上げが多い梅雨の時期が適しています。樹皮がやわらかくなっているので、外皮が取り除きやすくなるからです。

クスリになる活用法

水出しを薄めて飲む

1Lの水に2㎝×4㎝程の黄柏を入れ、ひと晩おきます。コップ1杯の水に少し加えて1日3回飲みます。

ギョウジャニンニク

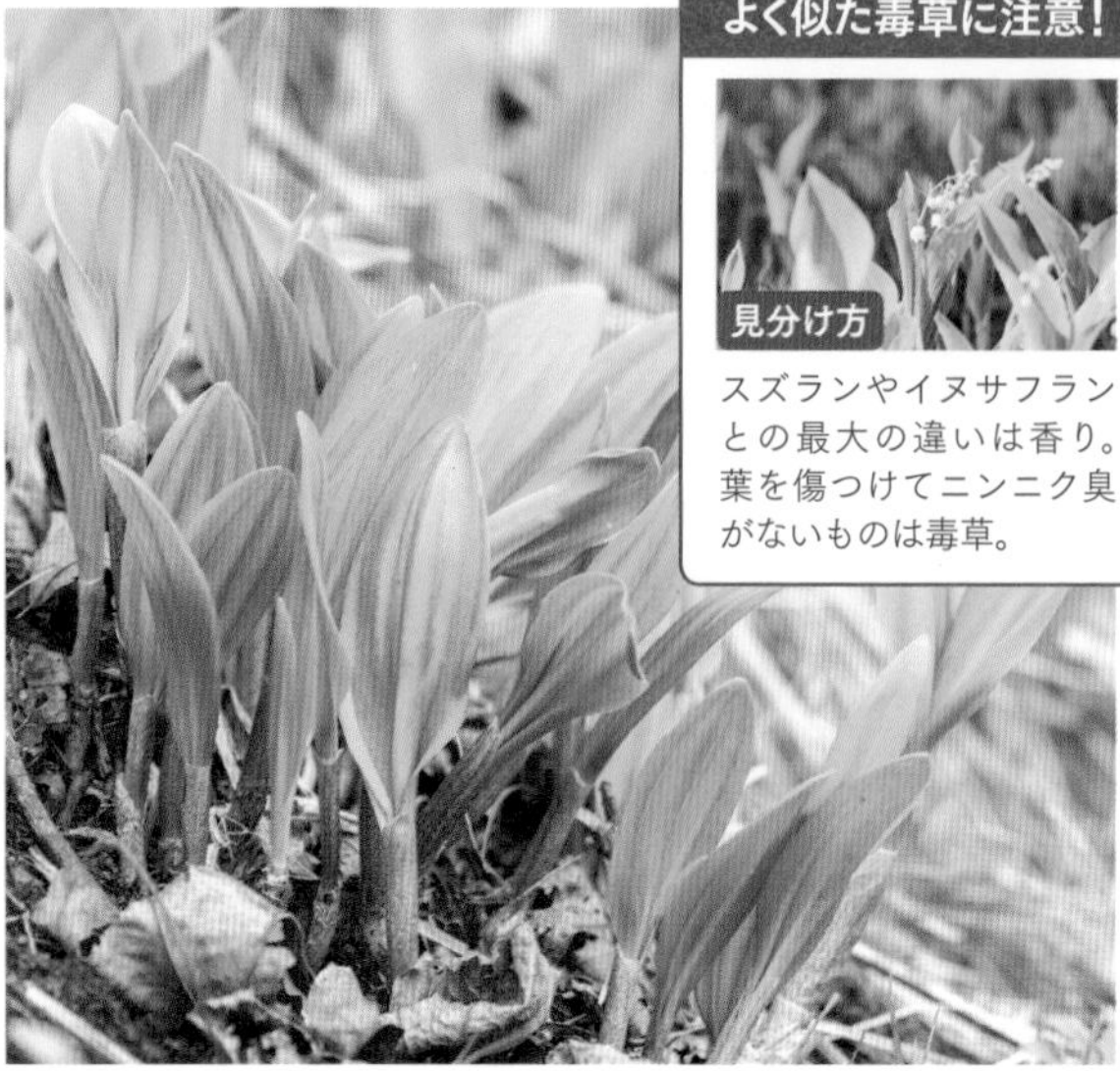

よく似た毒草に注意！

スズランやイヌサフランとの最大の違いは香り。葉を傷つけてニンニク臭がないものは毒草。

効能

滋養強壮

基本情報

ギョウジャニンニクはユリ科ネギ属の多年草で、本州では山の深部などに自生しています。香りはニンニクに似ており、有効成分もニンニクと同じくアリインを含んでいて、滋養強壮に効果があります。

4月ごろに出る若芽を、葉が開き切らないうちに採取して食べますが、この時期の葉は、有毒成分をもっているスズランやイヌサフランとよく似ているので、間違わないように注意が必要です。

クスリになる活用法

調理して食べる

若芽を軽く茹でて水にさらして、おひたし、和え物に。生葉は味噌をつけて食べたり、油炒めや天ぷらに。

キンミズヒキ

効能

健胃整腸、下痢止め

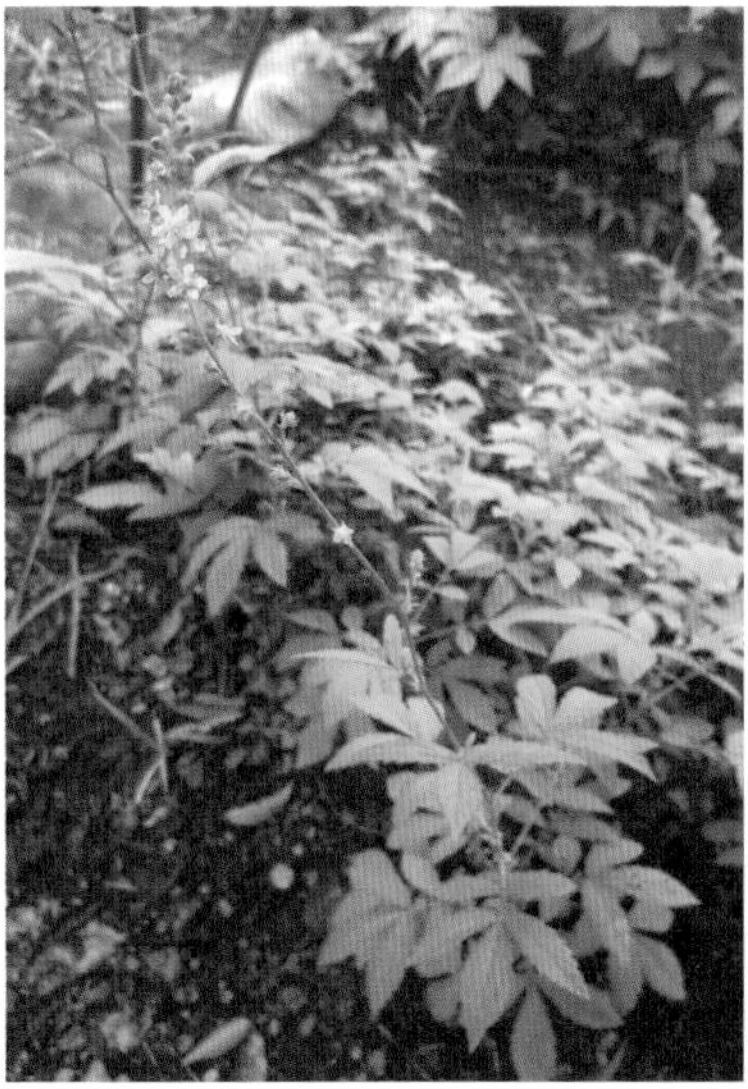

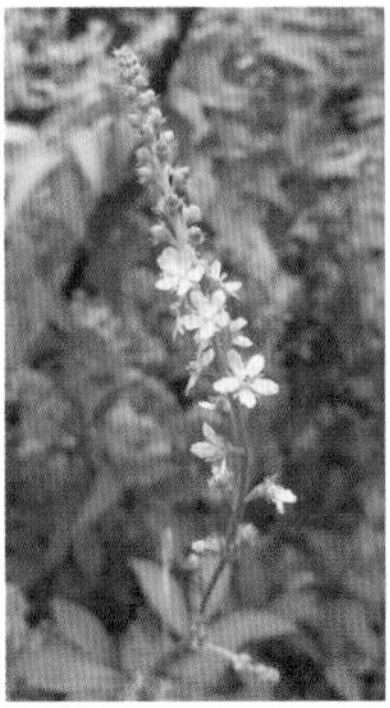

基本情報

バラ科の多年草で原野や道端、山林などに自生しています。草丈は30㎝～1mほど。全体が細毛で覆われており、春先の若葉や若芽は茹でて水にさらして、おひたしなどで食べることができます。

夏から初秋の開花期に根ごと掘り出して、水洗い後に天日乾燥させたものは、生薬の「龍牙草《りゅうげそう》」です。胃と腸の調子を整え、下痢止めに用いられます。煎液でうがいをすると、口内炎や喉あれに効果的です。

クスリになる活用法

煎じて飲む

1日量として、天日干しした全草7gを600mLの水で3分の1量になるまで煮詰め、毎食後に服用します。

キンモクセイ

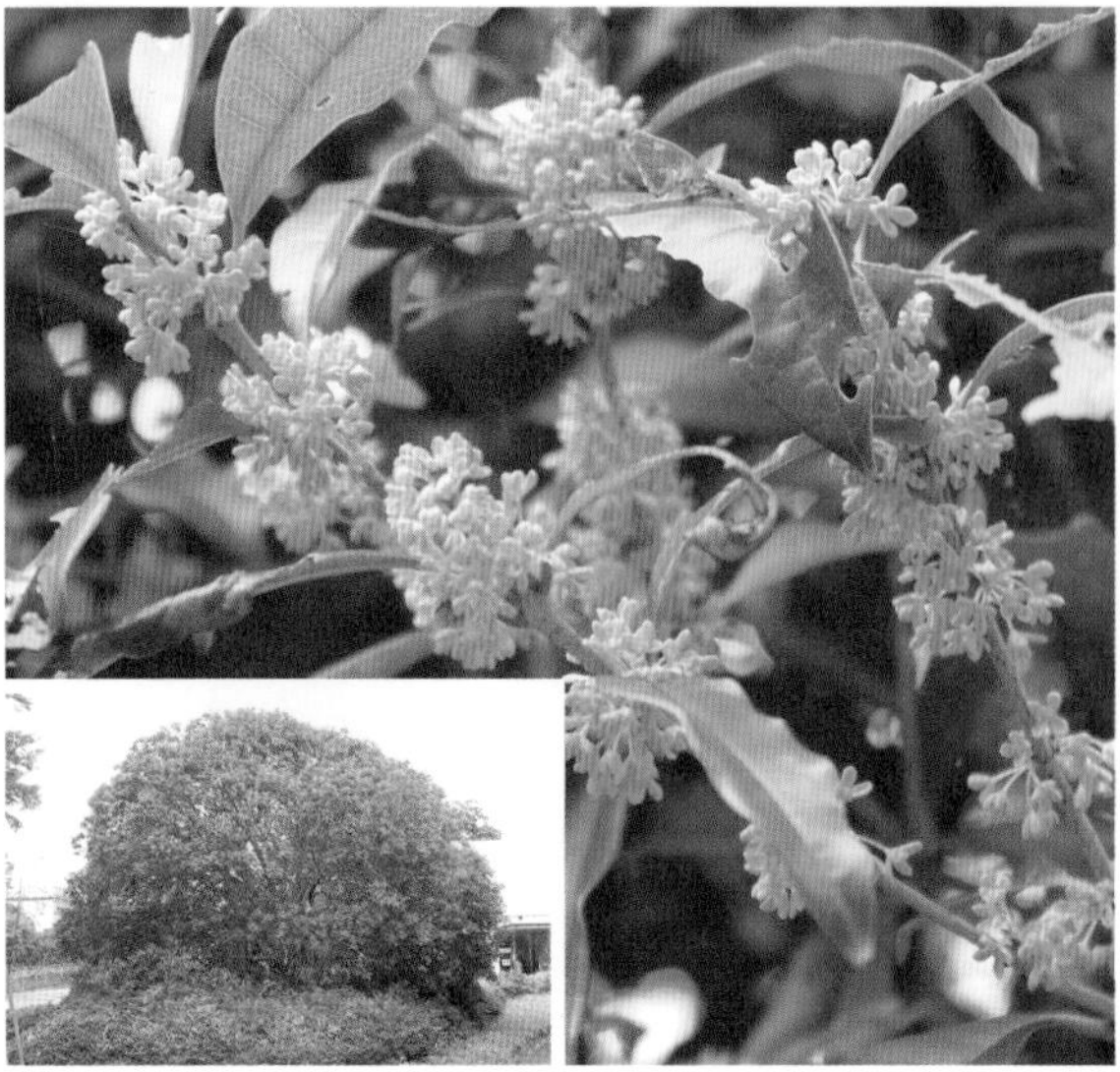

効能

胃の不調、不眠

基本情報

モクセイ科の常緑樹で、庭木や公園の植栽でよく見かけます。主に秋に、芳香性の高いオレンジ色の小花をたくさん咲かせます。甘い香りはヨノン、リナロールなどの精油成分で、芳香剤としても用いられます。

薬効があるのも花の部分です。花を採取して集め、陰干しにしたものが生薬の「木犀《もくせい》」で、胃の不調、不眠、低血圧症などによいとされています。中華料理で供される桂《けい》花《か》茶《ちゃ》は木犀を煎じたものです。

クスリになる活用法

薬用酒にして飲む

乾燥した花30～50gを、1・8Lの焼酎に入れて3カ月ほどおきます。盃1杯を水かお湯で薄めて飲みます。

クコ

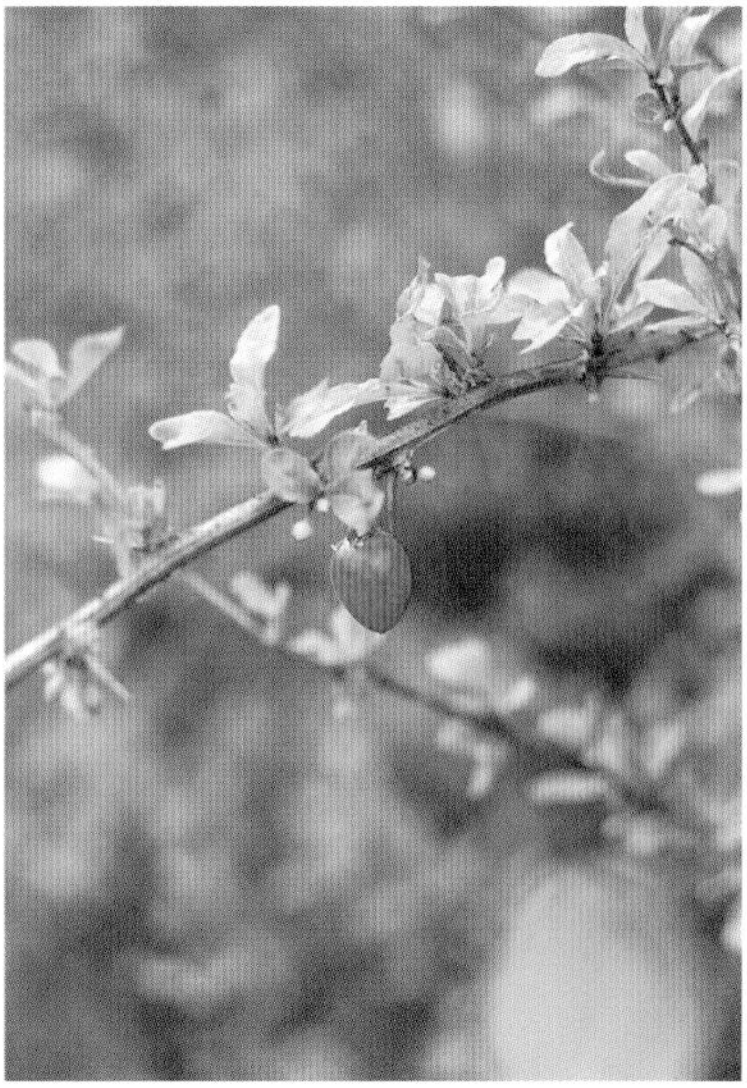

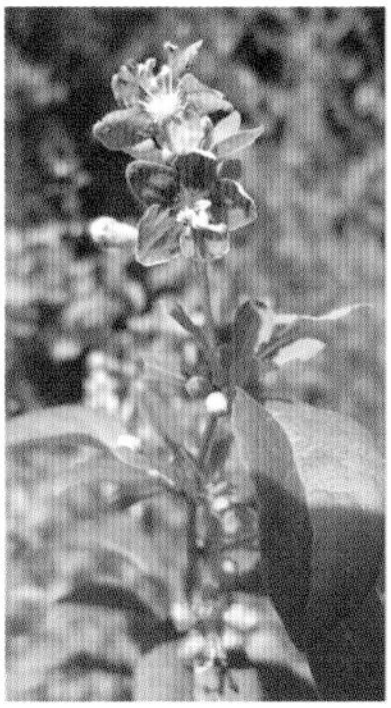

効能

滋養強壮、不眠、消炎、解熱

基本情報

ナス科の落葉低木。河原や土手などの明るい場所に自生しています。丈は1・5〜2mほどで、昔から有用な薬用植物として有名です。

クコの若葉は食用にでき、楕円形の赤い実は生のままでも、乾燥させて生薬の「枸杞子《くこし》」としても使えます。また根の皮を乾燥させたものは、生薬の「地骨皮《じこっぴ》」となります。実は滋養強壮や肝機能強化、不眠に、根皮は強壮、消炎、解熱に効果が期待できます。

クスリになる活用法

薬用酒として飲む

熟した実（または乾燥した実）200gを1・8Lの焼酎で漬け、3カ月ほどおいて飲みます。

クズ

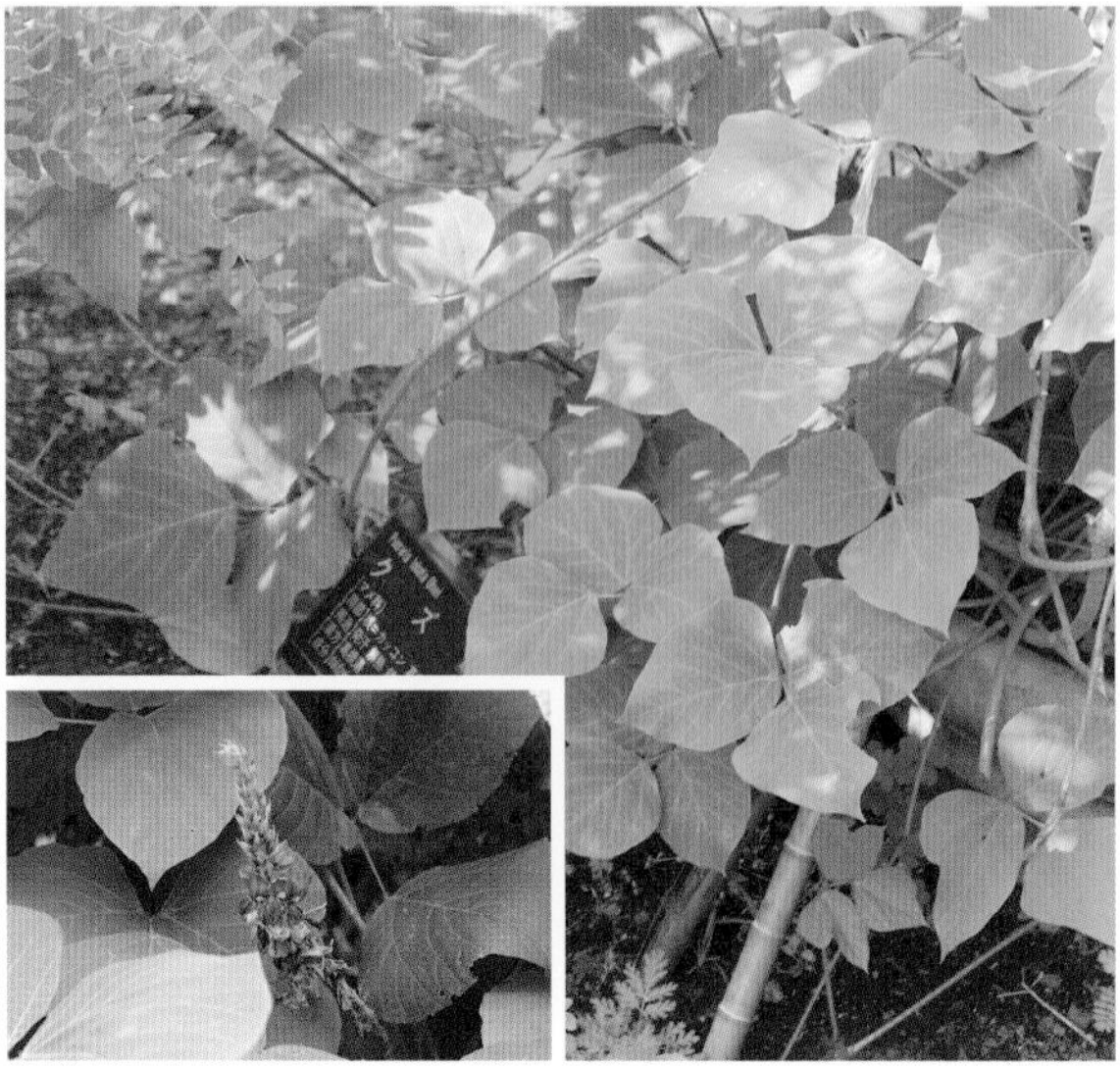

効能

風邪、肩こり、解熱、二日酔い

基本情報

マメ科のつる性植物で、日当たりのよい山野、野原、空き地に群生しています。根を乾燥させたものが生薬の「葛根《かっこん》」で、葛根湯の主成分となります。

秋以降に掘り出した根を水洗いし、外皮を取り除いてすり下ろし、布でこして放置した液からはクズ粉が採れ、風邪や肩こり、解熱に用いることができます。

また9月に咲く花を穂ごと採取し、乾燥させてから煎じて、冷まして飲むと、二日酔いに効果的です。

クスリになる活用法

クズ湯にして飲む

200mLの水でクズ粉大さじ1杯を透明になるまで煮ます。甘みや薄い塩味をつけ、熱いうちに飲みます。

クチナシ

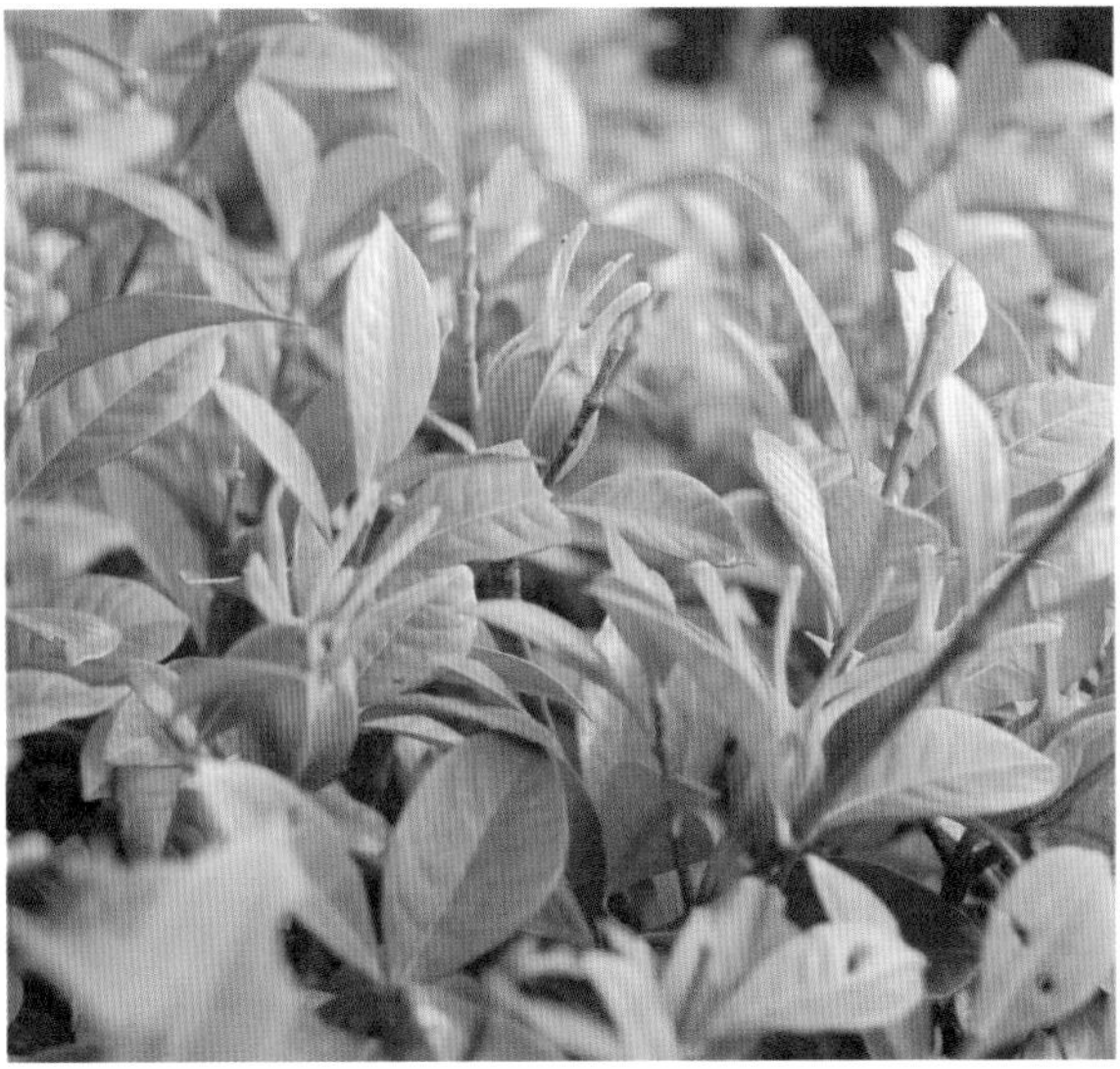

効能

打ち身、捻挫

基本情報

アカネ科の常緑低木で、梅雨のころから咲き始める白い花は甘い香りがします。観賞用や庭木として人気ですが、晩秋のころにつける実は、栗きんとんの色づけや薬用としても用いることができます。ただし実がつくのは一重の花で、八重咲きの花にはつきません。

採取した実を天日でしっかりと乾燥させたものは、生薬の「山梔子《さんしし》」になります。炎症を取る効果があり、打ち身や捻挫の腫れに用います。

クスリになる活用法

外用薬として使う

干した実を粉末にし、小麦粉と卵白を混ぜて練ったものを布などに広げて、腫れて熱をもつ患部に貼ります。

クワ

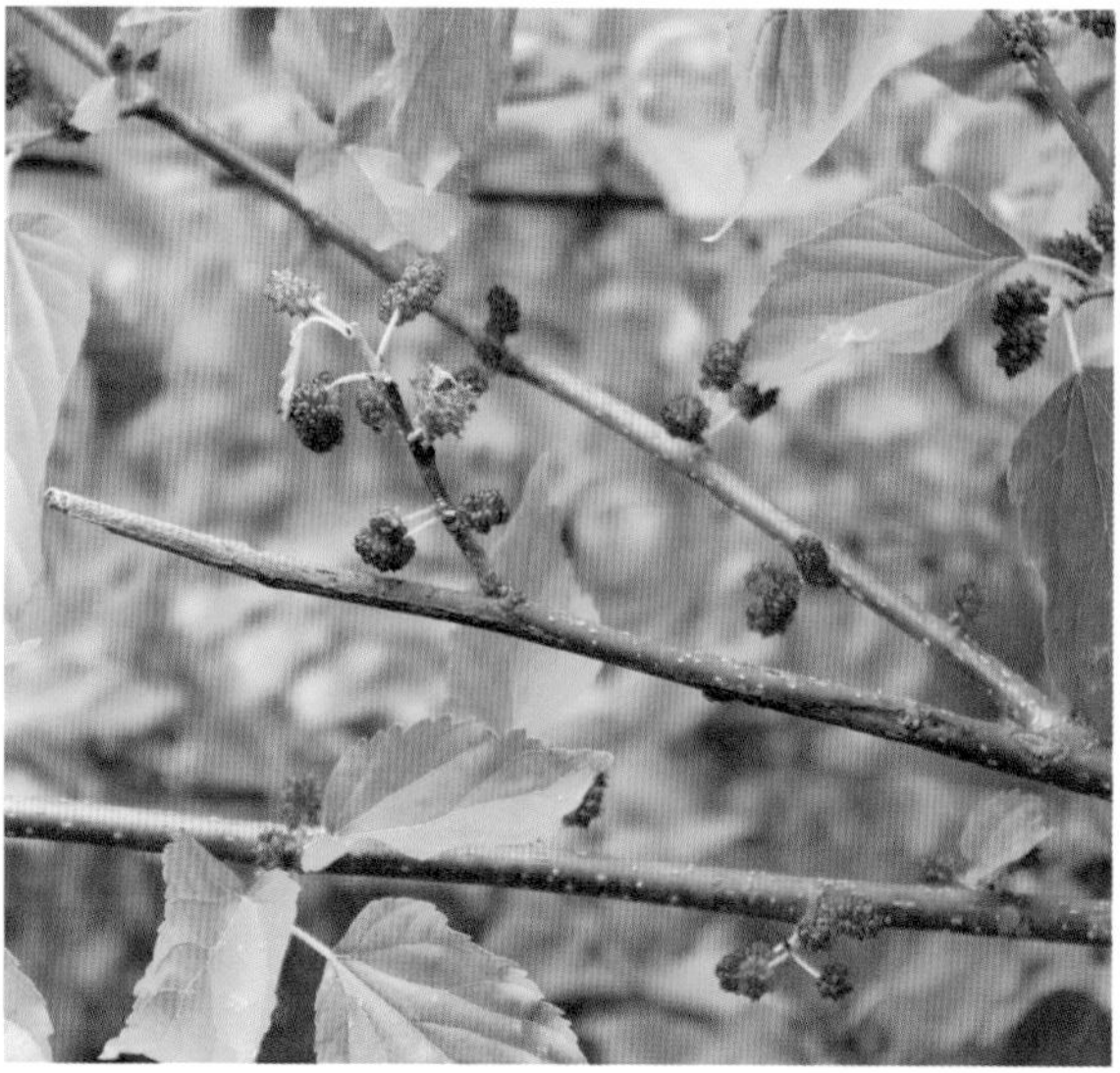

効能

利尿降圧、鎮静、鎮咳去痰

基本情報

クワは薬用にできる部位が多く、葉も枝も根も実も薬効があるとされています。葉は養蚕に使われていますが、天日で乾燥させ、刻んで茶葉にして飲むと、便秘や高血圧、喘息、咳止めなどによいとされています。

また根を掘り、水洗い後に皮を剥いで乾燥させたものは、生薬の「桑白皮《そうはくひ》」として用いられ、利尿、血圧降下、血糖降下作用があるとされています。実をそのまま食べても、疲労回復などの薬効があります。

クスリになる活用法

煎じて飲む

乾燥させた根10〜15gを煎じて飲みます。乾燥させた若枝や葉も水が茶色になるまで煮出して飲みます。

ゲンノショウコ

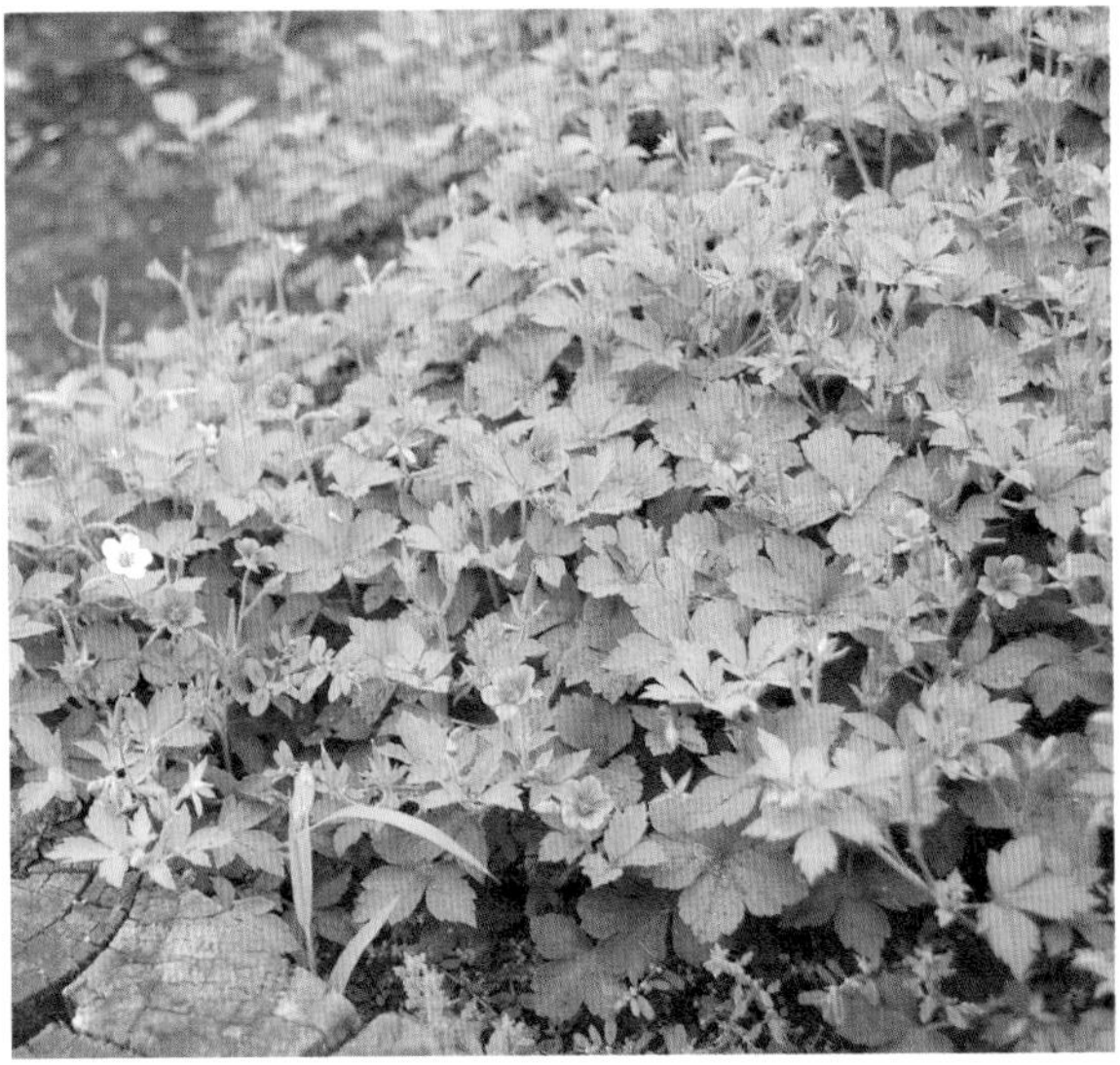

効能

健胃整腸、下痢、便秘、食あたり

基本情報

フクロソウ科の多年草で、山野や道端に自生しています。ドクダミやセンブリと並ぶ、三大民間薬草のひとつで「医者いらず」の別名があります。開花期の地上部を天日で乾かして、生薬の「現証拠《げんのしょうこ》」として用います。優れた健胃整腸作用があり、下痢、便秘、食あたりなどに効果があるとされています。

若葉の間はトリカブトやキンポウゲなどの毒草と似ているため、採取は夏に花が咲いてからにしましょう。

クスリになる活用法

煎じて飲む

全草を乾燥させ、1日分15gを600mLの水で半量になるまで煮詰めます。3回に分けて食後に飲みます。

ゴボウ

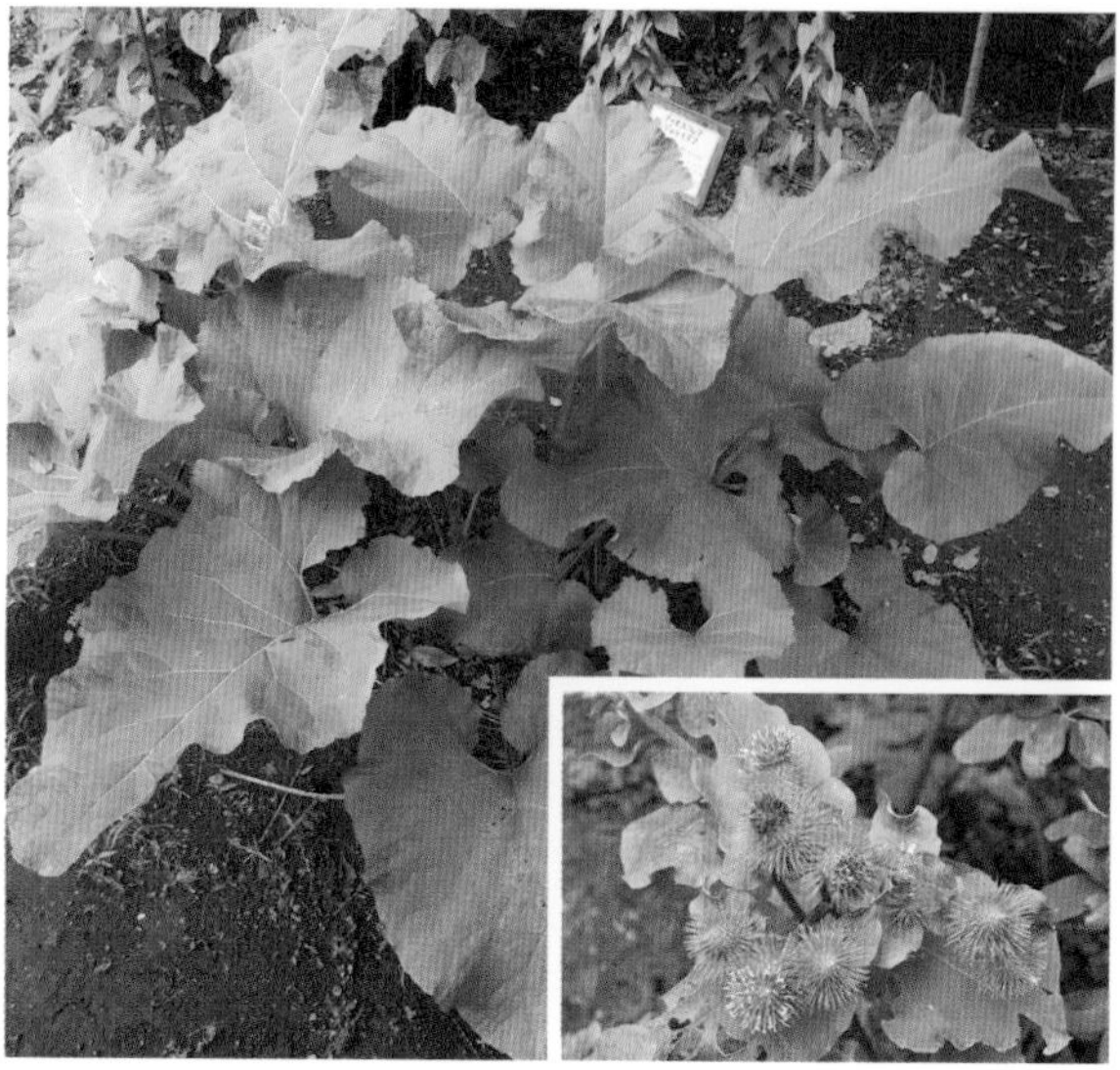

効能

腹痛、食欲不振、下痢

基本情報

根の部分は、根菜として一般的に食べられていますが、若い葉も食用にでき、西洋ではサラダに使われています。また花後にできる実を成熟させ、取り出した種子を乾燥させたものは、生薬の「牛蒡子《ごぼうし》」として用いられています。

根であるゴボウには整腸作用があり、腹痛、下痢、食欲増進に効果的です。鉄分も多いため、貧血や冷え性にもよいとされています。

クスリになる活用法

生の絞り汁を飲む

ゴボウを皮ごとすり下ろして、ガーゼなどで絞り、絞り汁をそのまま飲みます。

コンニャク

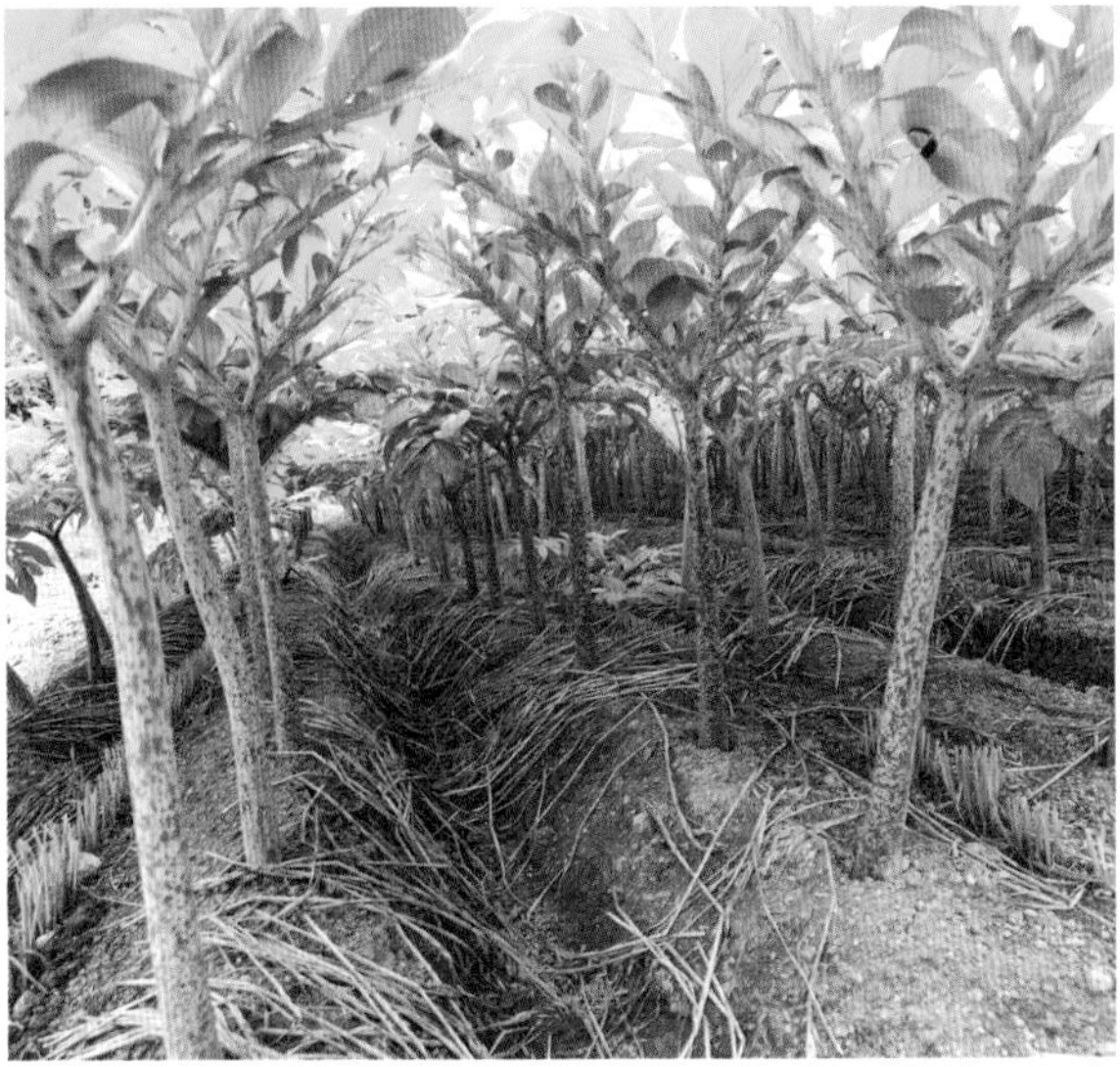

効能

解毒作用、腎臓病、肝臓病の改善

基本情報

サトイモ科のコンニャクイモから作られるのがコンニャクですが、自家製は難しく不適。コンニャクに含まれるコンニャクマンナンは、ヒトの体では消化できず、そのため腸内を掃除し、毒素を排出してくれます。また特殊酵素によって、脂肪の吸収を抑える働きもあります。

腎臓や肝臓が弱ったときは、熱くしたコンニャクを腎臓や肝臓の位置にあてて、温湿布として使います。排尿が促され、老廃物や毒素を体外に出してくれます。

クスリになる活用法

温湿布にして使う

コンニャク2枚を茹で、沸騰後10分煮立てます。水分を拭き取り、乾いたタオルで包んで体にあてます。

ゴーヤ

効能

疲労回復、食欲低下の予防

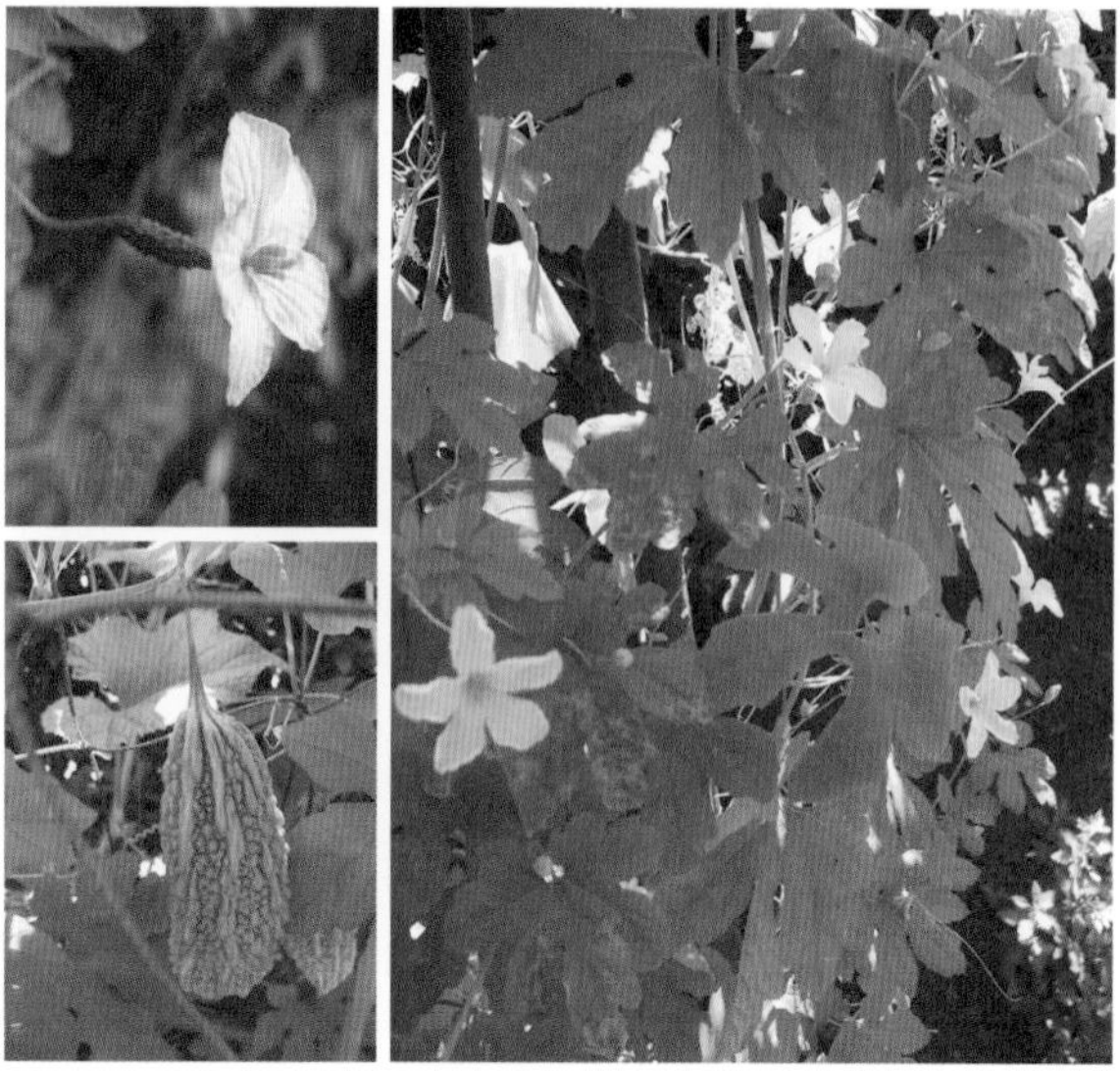

基本情報

つる性で熱帯アジア原産の一年草です。実は「ニガウリ」とも呼ばれます。皮の部分に苦みがありますが、この苦みは肝臓の働きを高め、食欲を増進させてくれます。また、実にはレモンの約3倍と言われるほどビタミンCが豊富で、食物繊維や疲労回復効果の高いビタミンB_1もたくさん含まれています。

実を輪切りにして、種ごと天日で乾燥させたものを煎じて飲むと、解熱、解毒、下痢によいとされています。

クスリになる活用法

炒めて食べる

薄切りのゴーヤ、タマネギ、ニンニクを炒め、つぶした豆腐と卵を加えてさらに炒めて、塩で味付けします。

PHPアンケートカード

PHP の商品をお求めいただきありがとうございます。
あなたの感想をぜひお聞かせください。

お買い上げいただいた本の題名は何ですか。

どこで購入されましたか。

ご購入された理由を教えてください。（複数回答可）

1 テーマ・内容 2 題名 3 作者 4 おすすめされた 5 表紙のデザイン
6 その他（ ）

ご購入いただいていかがでしたか。

1 とてもよかった 2 よかった 3 ふつう 4 よくなかった 5 残念だった

ご感想などをご自由にお書きください。

あなたが今、欲しいと思う本のテーマや題名を教えてください。

郵便はがき

料金受取人払郵便

京都中央局
承認

6647

差出有効期間
2026年2月14日
まで

(切手は不要です)

601-8790

205

京都市南区西九条
北ノ内町十一

PHP研究所
暮らしデザイン普及部
お客様アンケート係 行

1060

ご住所 □□□-□□□□	
TEL：	
お名前	ご年齢 歳
メールアドレス	@

今後、PHPから各種ご案内やアンケートのお願いをお送りしてもよろしいでしょうか？ □NO
チェック無しの方はご了解頂いたと判断させて頂きます。あしからずご了承ください。

<個人情報の取り扱いについて>
ご記入頂いたアンケートは、商品の企画や各種ご案内に利用し、その目的以外の利用はいたしません。なお、頂いたご意見はパンフレット等に無記名にて掲載させて頂く場合もあります。この件のお問い合わせにつきましては下記までご連絡ください。(PHP研究所 暮らしデザイン普及部 TEL.075-681-8554 FAX.050-3606-4468)

サトイモ

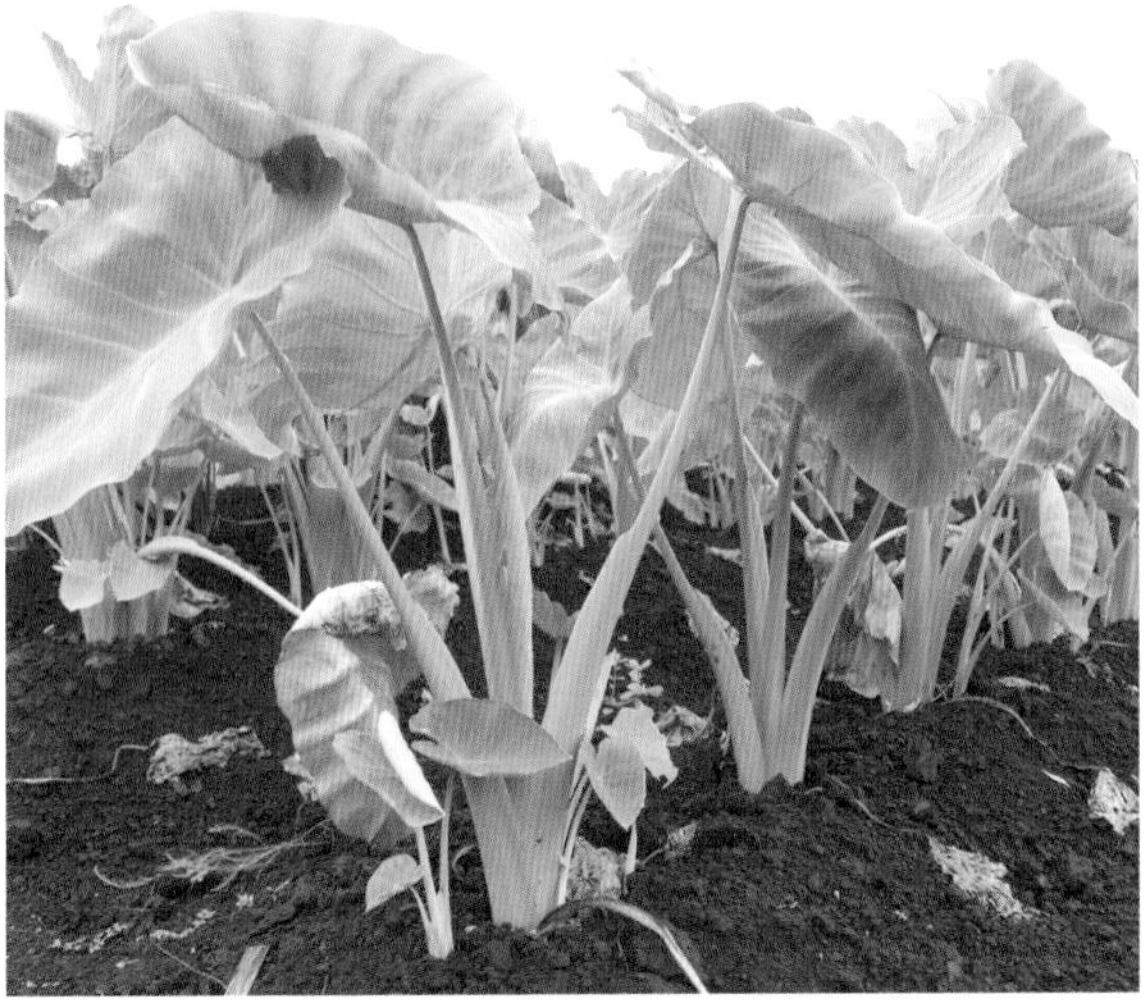

効能

便秘解消、解熱、神経痛の改善

基本情報

サトイモの薬効は、ヌルヌルとしたぬめりにあります。ぬめりの素はガラクタンという水溶性食物繊維の一種で、胃腸の調子を整え、便通を促してくれます。

またグルコマンナンという水溶性食物繊維も多く含まれており、血中コレステロールや血糖値の適正化に効果が期待できます。お腹の中の熱を冷ます作用もあり、皮を捨てずに煎じて飲むと、神経痛をやわらげてくれるとされています。

クスリになる活用法

皮を煎じて飲む

生の皮12ｇを900㎖の水で5分の3くらいになるまで煮詰め、温かい状態で3回に分けて飲みます。

サネカズラ

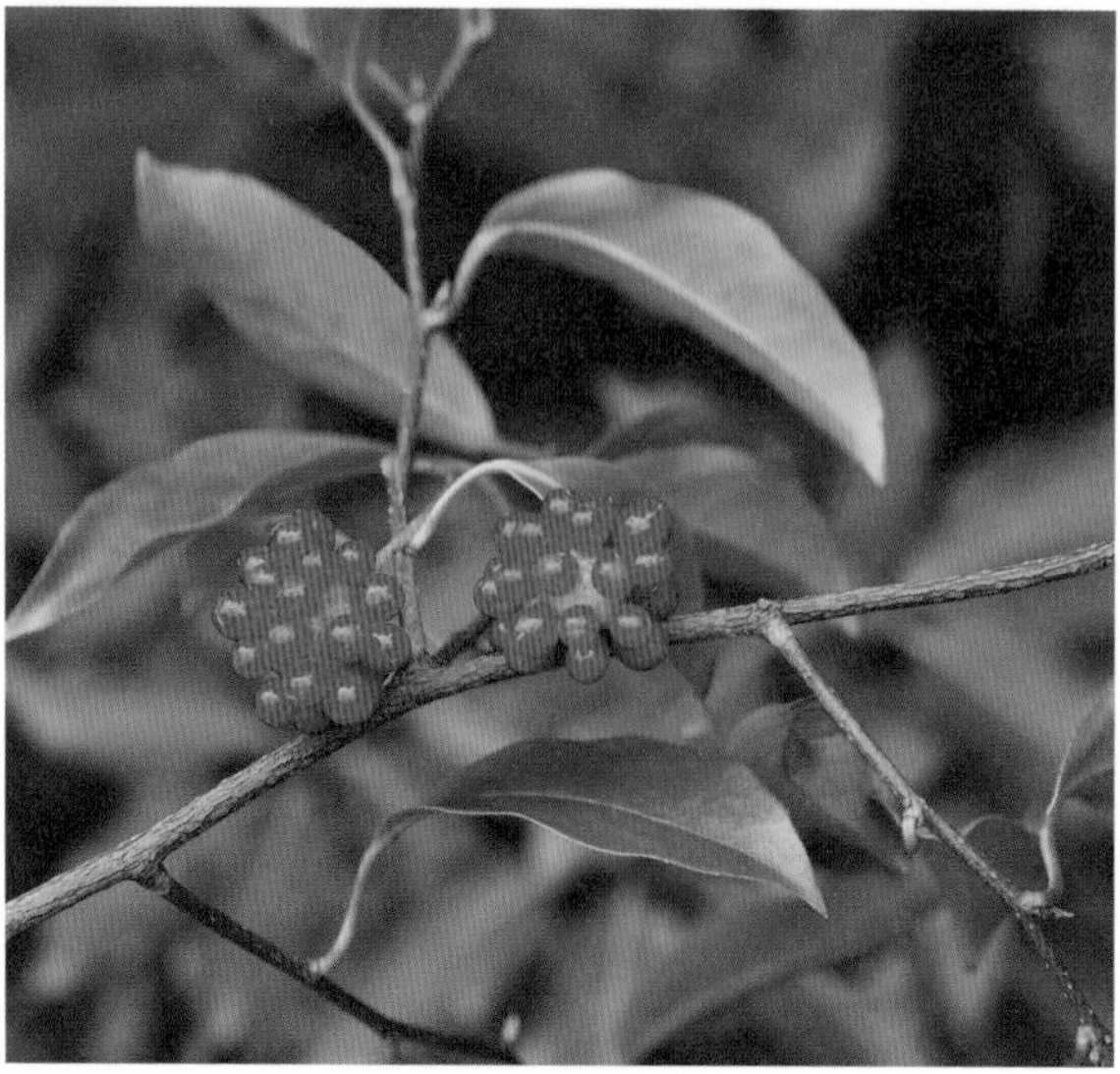

効能

咳止め、滋養強壮

基本情報

マツブサ科のつる性常緑樹で、山地などに自生しています。昔は茎の皮をむいて水につけ、ドロドロになった液を整髪に使っていたことで、「ビナンカズラ」とも呼ばれます。ヒビやあかぎれに塗る薬としても使います。10〜11月ごろに赤く熟した実を採取し、ばらして天日で乾燥させたものが、生薬の「南五味子《なんごみし》」です。煎じて飲むと滋養強壮となり、咳を止める作用があるとされています。

クスリになる活用法

煎じて飲む

乾燥させた若い果実５ｇを４００mLの水で半量になるまで煮詰めます。１日３回に分けて食間に飲みます。

サフラン

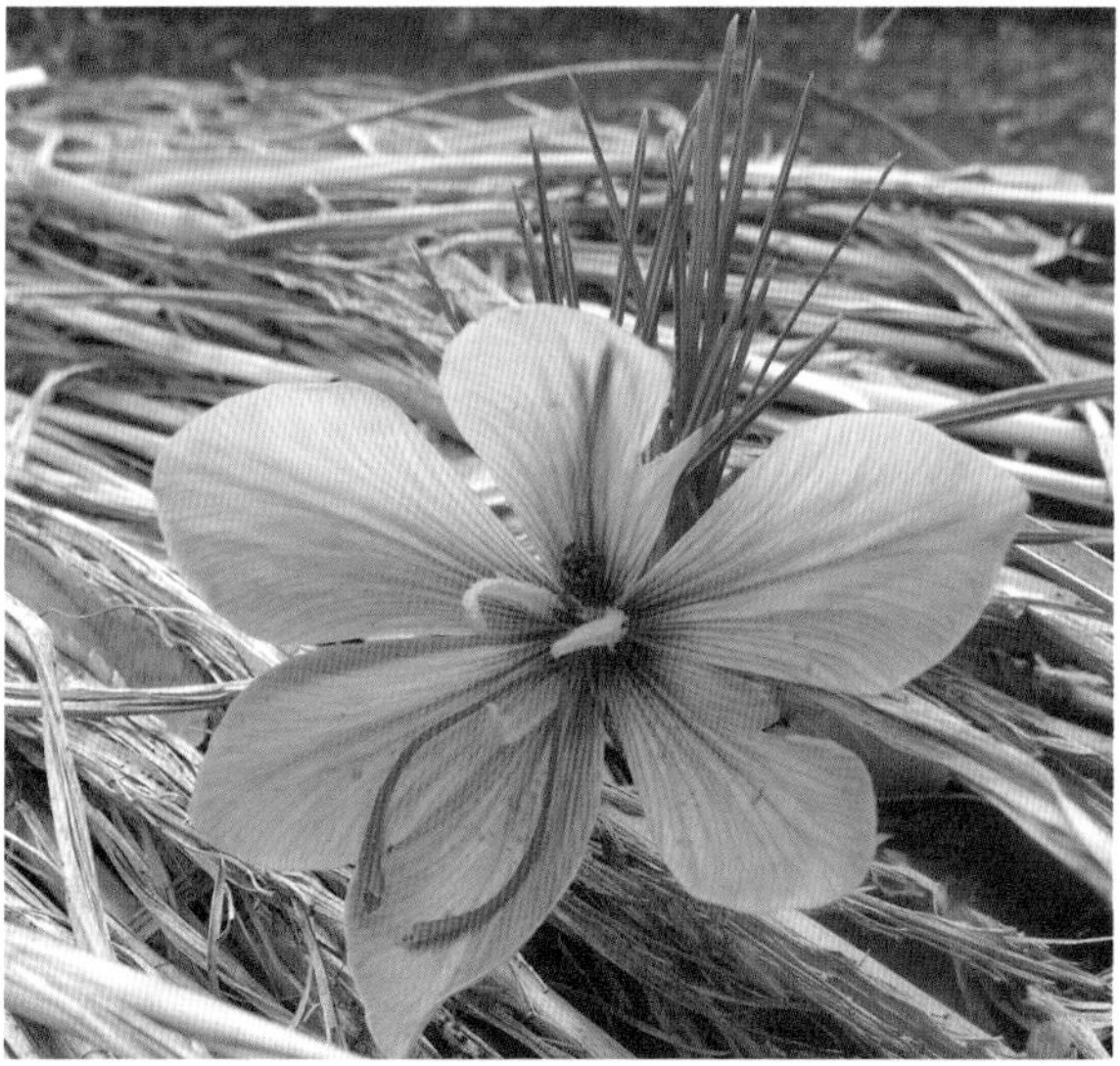

効能

月経不順、生理痛、更年期障害

基本情報

アヤメ科の多年草で、10〜11月ごろに紫色の花を咲かせます。花から伸びる赤く長い雌しべが、薬用や食品の着色料に使われます。花が咲いたらすぐに雌しべを抜き取り、キッチンペーパーの上で陰干しします。

雌しべを乾燥させたものは生薬の「蕃紅花《ばんこうか》」（サフラン）で、クロシンなどの成分を含み、鎮静、鎮痛といった作用があります。また女性の月経不順、生理痛、更年期障害からくる不定愁訴などによいとされています。

クスリになる活用法

湯で抽出して飲む

1回量5〜10本程度をコップ1杯の熱湯につけて数分置き、1〜2回に分けて空腹時に飲用。妊婦の服用は禁忌。

サルトリイバラ

効能

はれもの、にきび

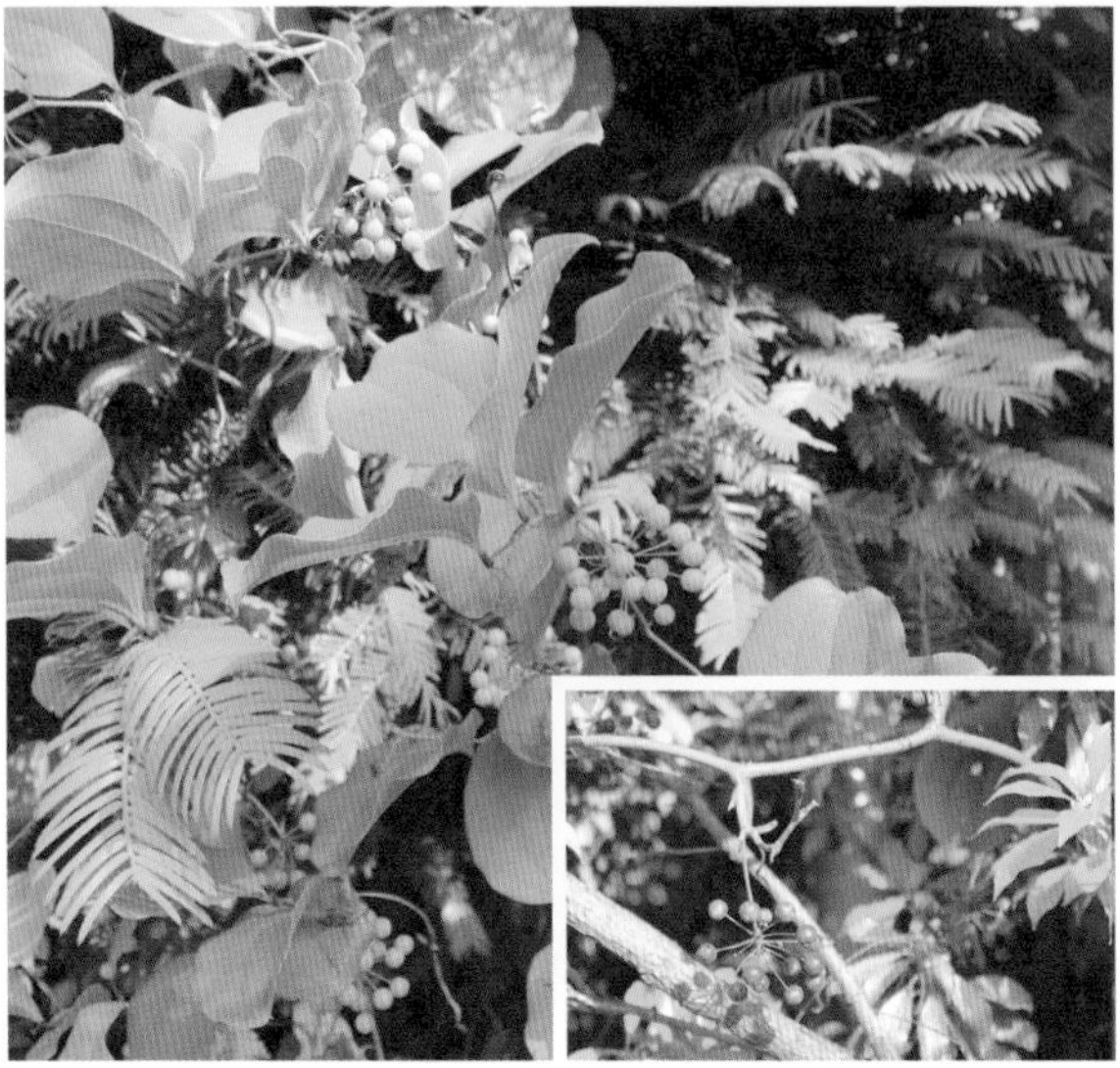

基本情報

山野や平地に自生するつる性の落葉低木です。茎には鋭いトゲがあります。5～6月に出てくる若葉は、茹でて水にさらし、おひたしなどで食べることができます。秋に赤く熟した実も生食でき、薬用酒にもできます。

薬効があるのは根茎の部分で、サポニンなどを多く含み、秋に掘り出して細かく刻み、天日干ししたものは生薬の「菝葜《ばっかつ》」になります。排膿解毒作用があり、腫れものやできもの、にきびなどに用いられます。

クスリになる活用法

煎じて飲む

干した根茎10gを400mLの水で半量になるまで煮詰め、3回に分けて食間に服用します。

サンシュユ

効能

滋養強壮、強精

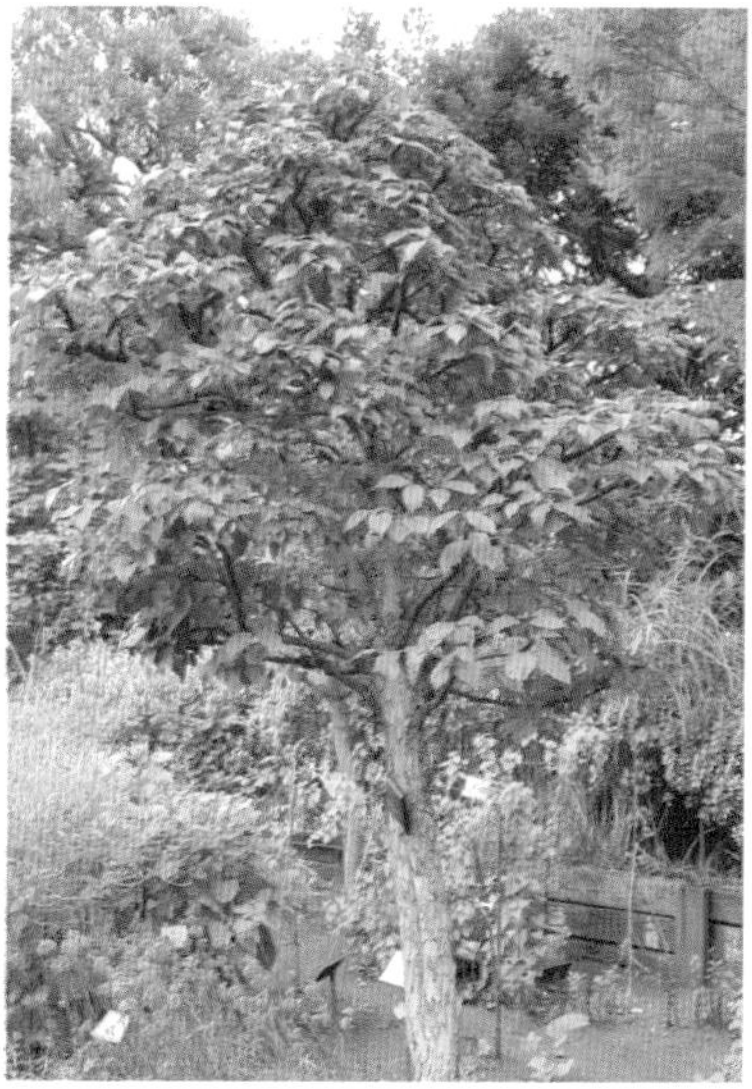

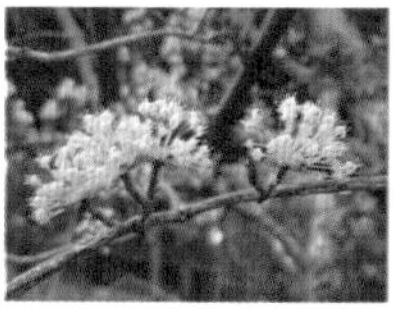

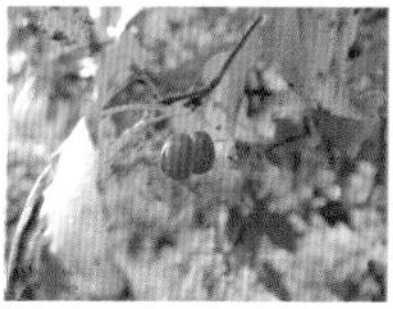

基本情報

ミズキ科の落葉樹で、観賞用に庭木や公園の植栽などで使われています。秋になると、グミに似た1・5～2㎝ほどの楕円形の実をつけます。赤く熟した実を採取し、乾燥させたものは、生薬の「山茱萸《さんしゅゆ》」として漢方薬の八味地黄丸《はちみじおうがん》などに配合されています。

採取した実は熱湯にくぐらせ、半乾きの状態のときに果肉を押さえて、中の種を取ってから日干しにします。

滋養強壮や疲労回復、強精作用に優れます。

クスリになる活用法

薬用酒にして飲む

天日干しした実200gを1・8Lの焼酎で漬けこみ、2～3カ月したら1日に盃1杯を飲みます。

サンショウ

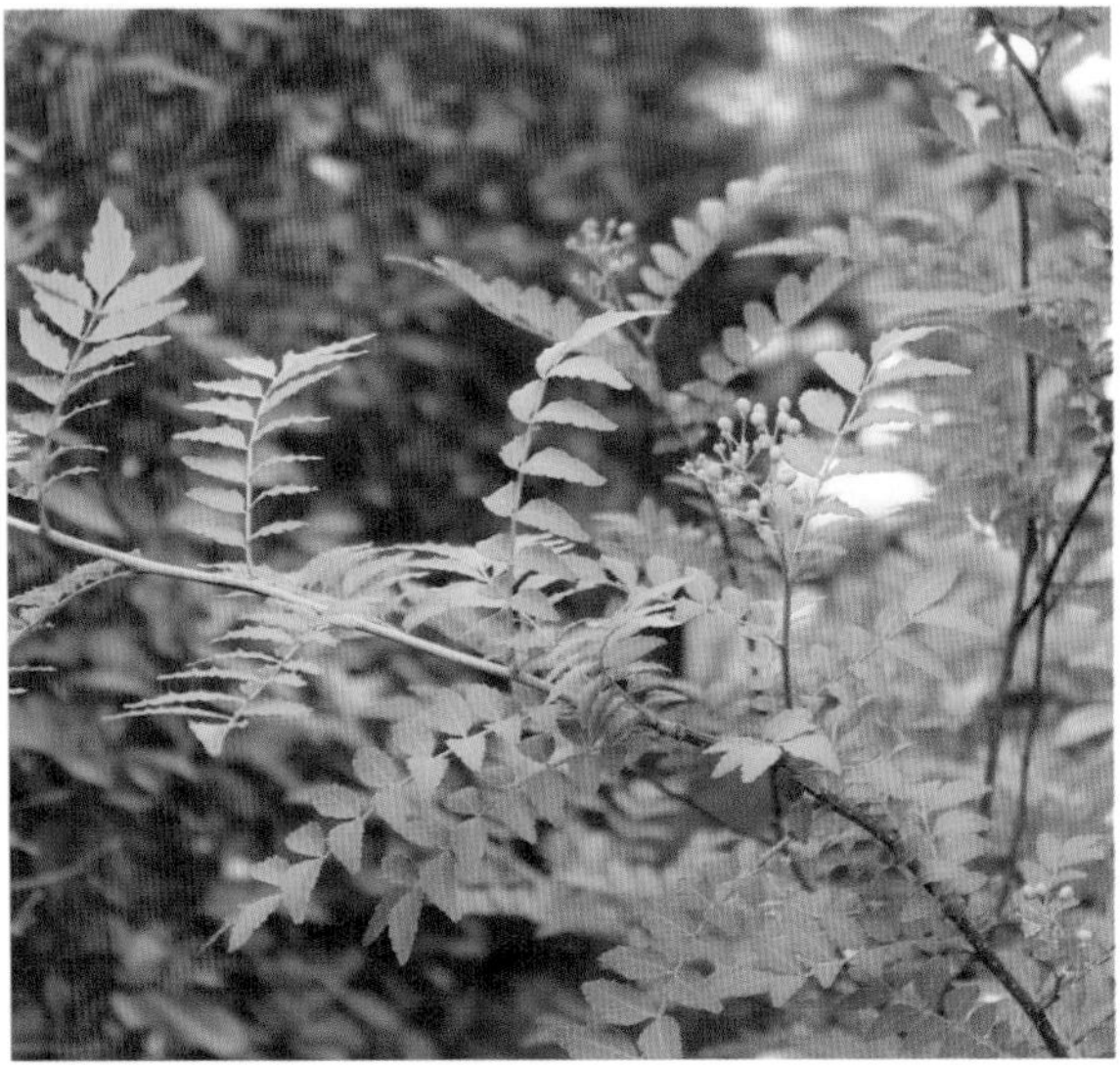

効能

食欲不振、胃痛

基本情報

ミカン科の落葉低木で、若葉や若い実は食用として重宝されています。雌雄異株のため、実のならない葉ザンショウと実のなる実ザンショウがあります。

葉や果実にはリモネン、シトロネラール、サンショオールといった成分が含まれ、内臓の働きを高めるため、食欲不振、消化不良、胃痛などによいとされています。熟した実を乾燥させて種子を取り除いたものは、生薬の「山椒《さんしょう》」として用いられています。

クスリになる活用法

薬用酒にして飲む

乾燥させた若い実100gを1・8Lの焼酎で漬けこみ、6カ月置いたら1日に盃1杯を服用します。

シソ

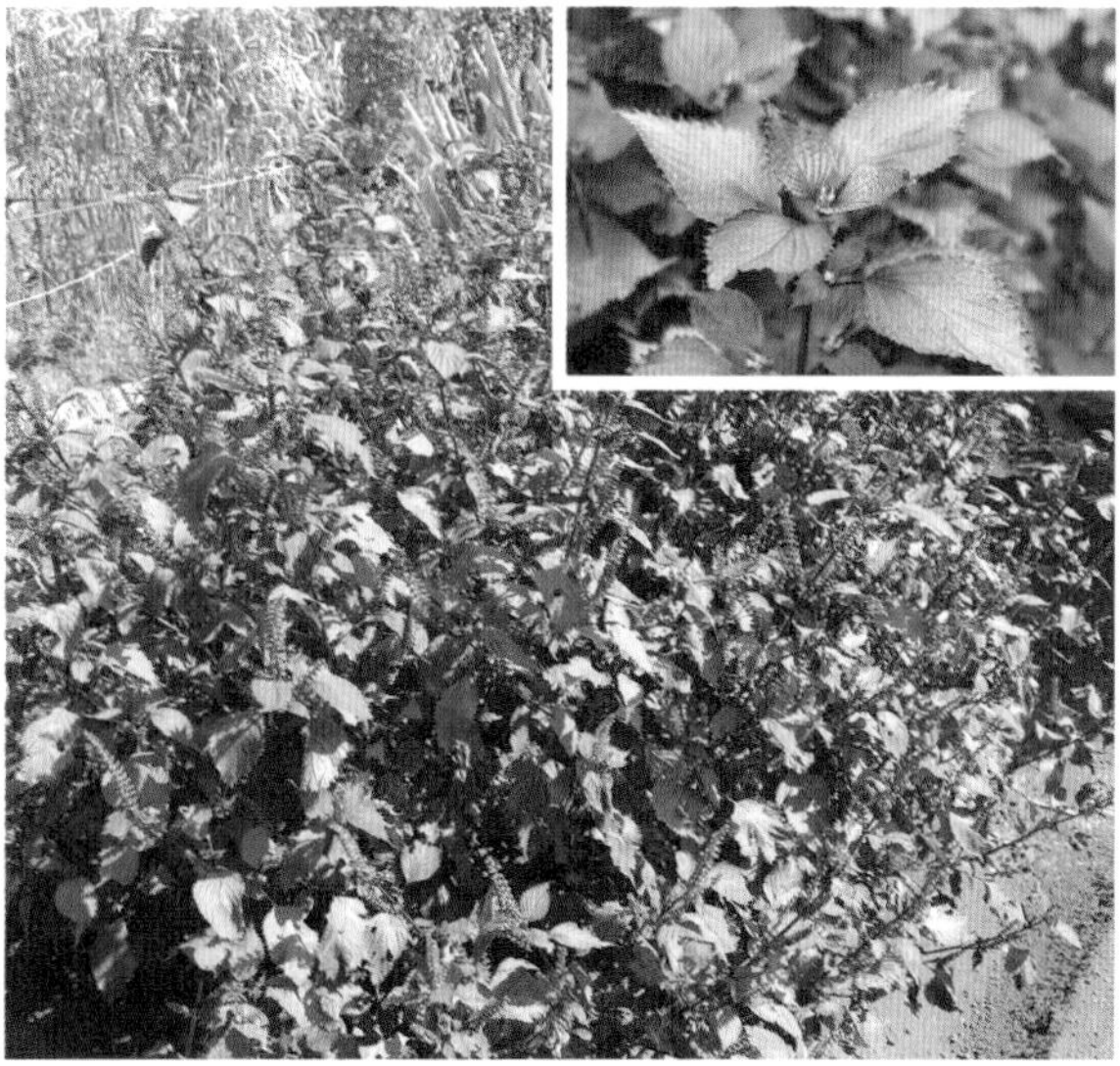

効能

貧血解消、咳止め、不眠、解毒

基本情報

食用、薬用として栽培されているほか、日当たりのよい場所に自生もしている植物です。葉の青い青ジソと赤い赤ジソがあり、生薬として主に用いられているのは赤ジソです。葉を乾燥させたものは「蘇葉《そよう》」、茎を乾燥させたものは「紫蘇梗《しそこう》」、種子を乾燥させたものは「紫蘇《しそ》子《し》」という生薬になります。

シソには殺菌、防腐、解熱、解毒、鎮静作用があり、造血を助けて、血液循環を高める作用もあります。

クスリになる活用法

生葉の絞り汁を飲む

生葉をすり潰してガーゼで絞り、盃1杯分の絞り汁を飲みます。海産物にあたったときに効果的です。

シャクヤク

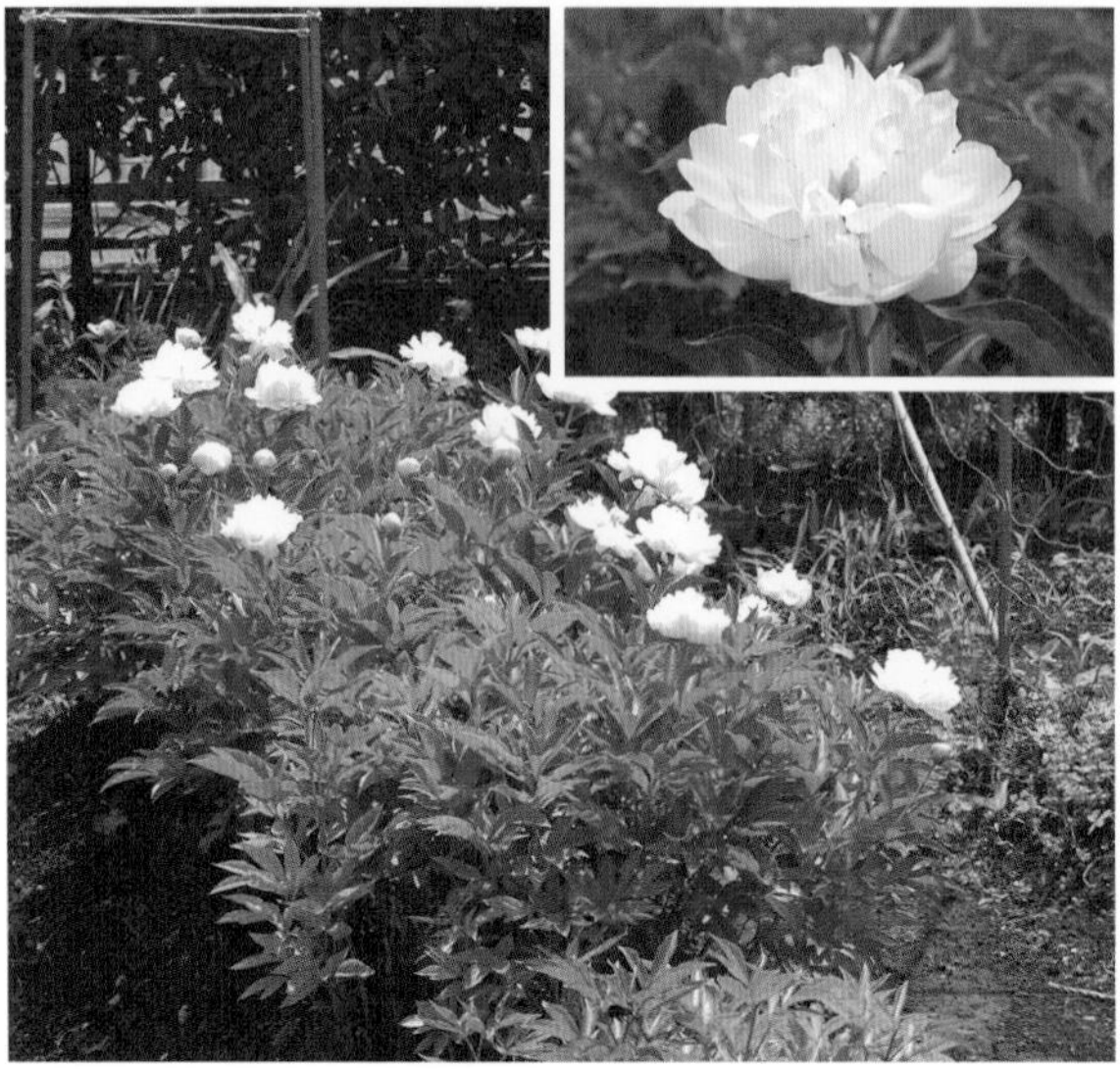

効能

胃けいれん、こむら返り、神経痛

基本情報

ボタン科の多年草で、5月ごろから開花する花の美しさで、主に観賞用として植えられています。

根は薬用として使われており、秋に掘り出した根を水洗いし、皮を取り除いて乾燥させたものは「芍薬《しゃくやく》」という生薬になります。痛みやけいれんを鎮める作用があり、筋肉のけいれん、頭痛、神経痛に用いられます。

また血の巡りをよくするため、生理不順や生理痛といった婦人科系疾患にも用いられます。

クスリになる活用法

煎じて飲む

乾燥させた根を1日3gを目安に煎じて、温かい状態で3回に分けて飲みます。

ショウガ

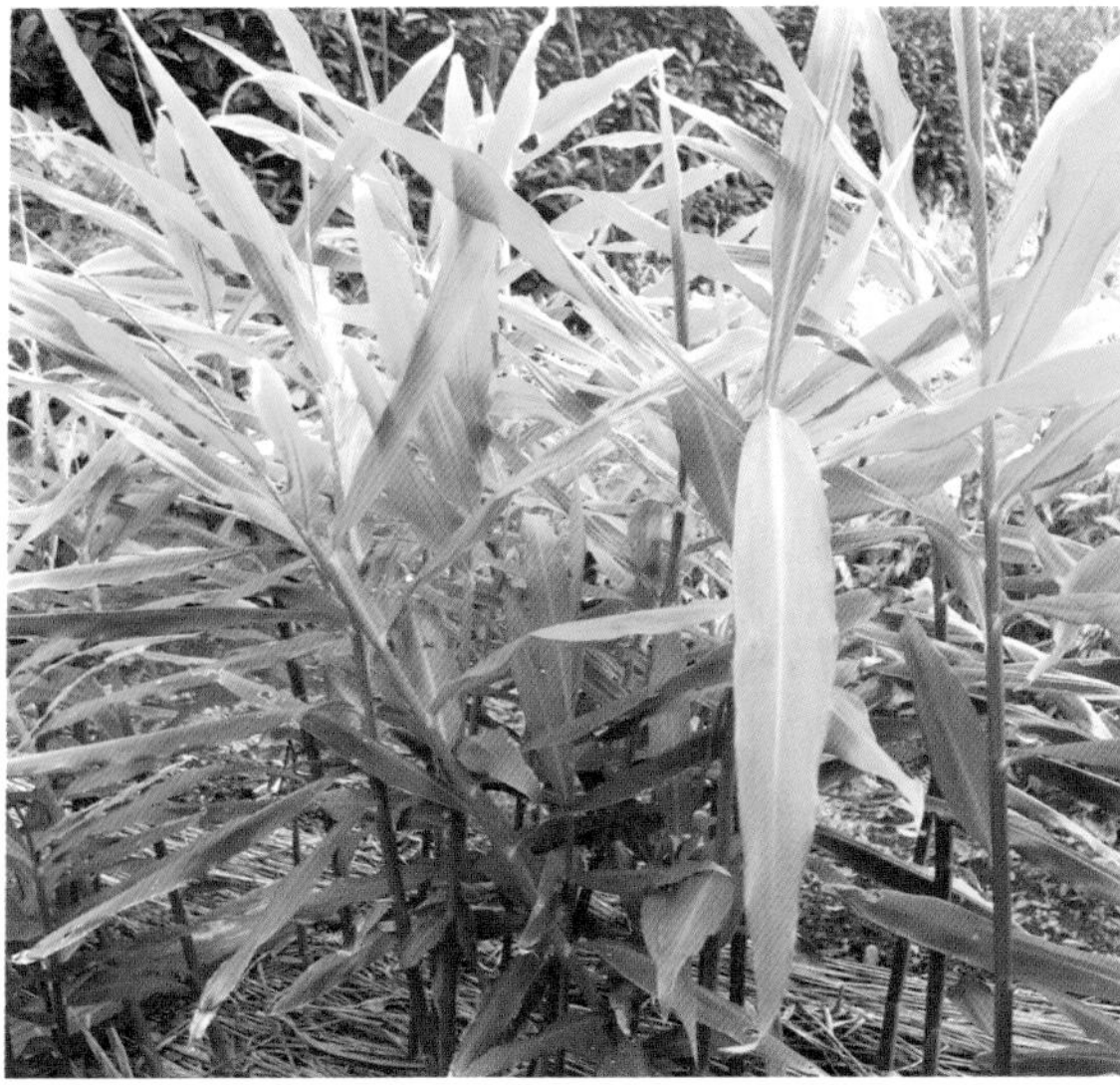

効能

健胃整腸、肩こり、疲労

基本情報

根の部分を食用または薬用として使います。ジンゲロール、ショウガオールなどが豊富で、鎮嘔作用、芳香性健胃、食欲増進、風邪予防などの効能があります。

皮を剥いで乾燥させたものが生薬の「生姜《しょうきょう》」、皮を剥いで蒸して乾燥させたものが「乾姜《かんきょう》」です。すり下ろした「生姜」にハチミツを加え、熱湯を注いで飲むと風邪予防や咳止めに効果的です。

クスリになる活用法

温湿布で使う

ショウガひとつかみをスライスし、水1・5Lを半量まで煮詰めて塩少々を加えた液にタオルを浸して絞り、肩こりなどの気になる部分に温湿布として貼ります。

シラン

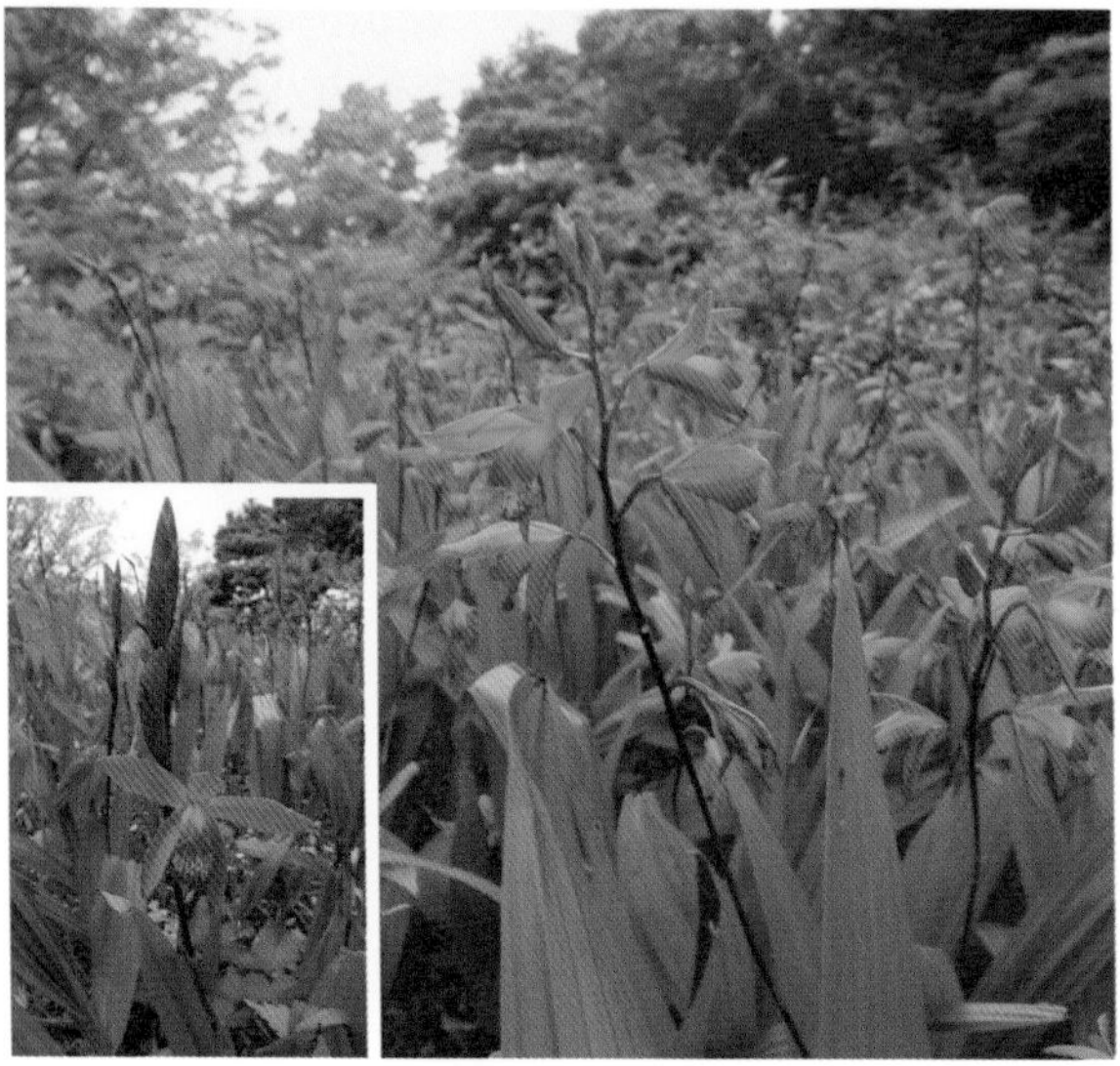

効能

胃炎、胃カタル、鼻出血

基本情報

ラン科の多年草で、湿地や崖上などに自生していますが、野生のものは準絶滅危惧種に分類されています。ただしラン科の中では栽培が容易なため、観賞用として植えられているものもあります。

薬用で使われるのは鱗茎《りんけい》部分です。掘り出して水洗いし、蒸して天日干ししたものが生薬の「白芨《びゃくきゅう》」で、粘膜の保護作用、潰瘍性出血や鼻血など、内外の出血を止める作用があります。

クスリになる活用法

煎じて飲む

乾燥させた鱗茎５ｇを、６００mLの水で半量になるまで煮詰め、１日３回に分けて食間に服用します。

スイカズラ

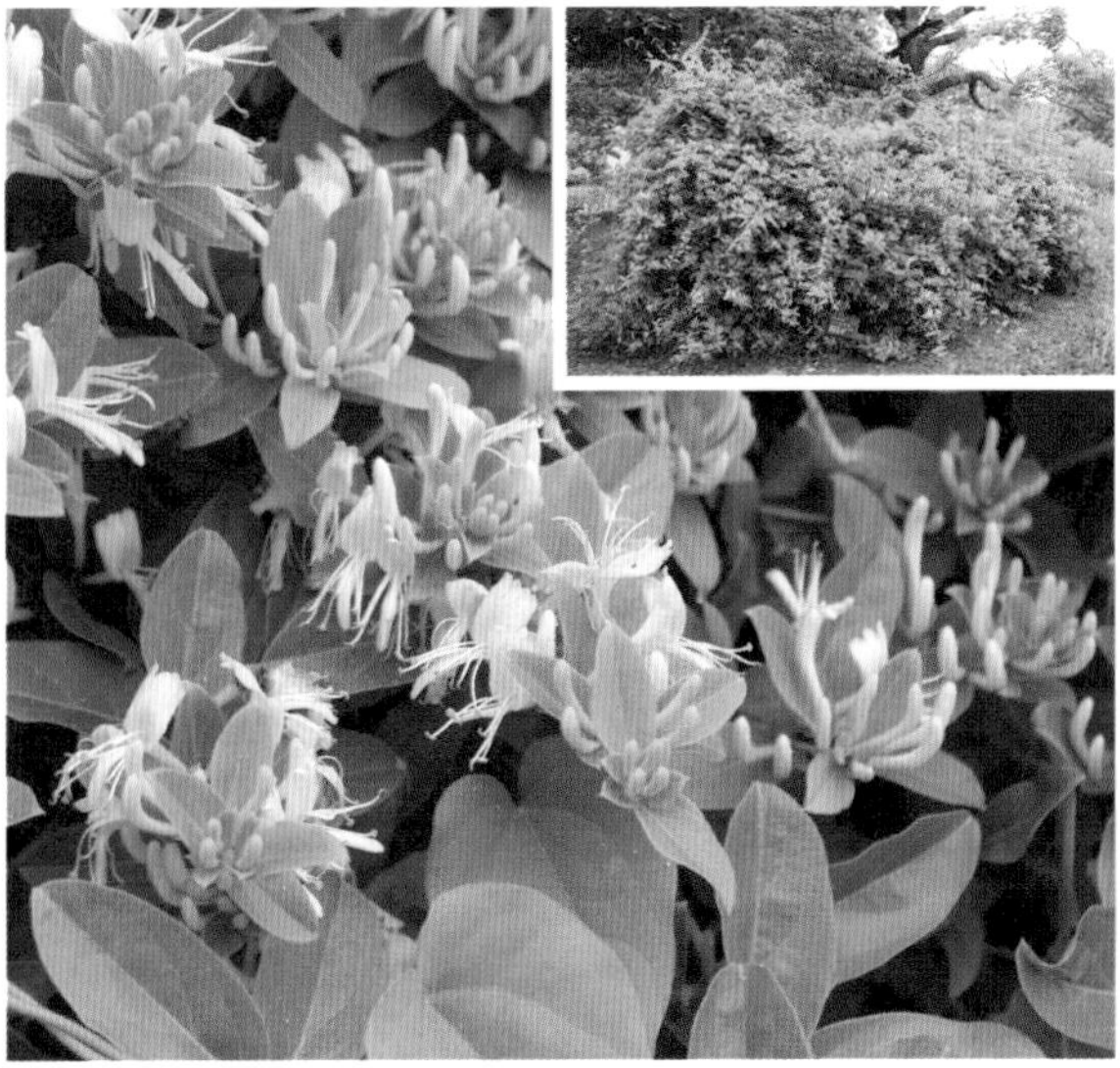

効能

解熱、利尿促進、口内炎

基本情報

常緑のつる性低木で、日当たりのよい平地、丘陵、路傍、川岸などに自生しています。若葉は茹でて食用にできます。5月ごろから管状の花をつけ、この花を採取して陰干ししたものが生薬の「金銀花《きんぎんか》」、葉を日干ししたものが生薬の「忍冬《にんどう》」です。

どちらも解熱、利尿、抗菌作用があり、煎じて服用するほか、煎じ液でうがいをすると口内炎や扁桃腺炎によいとされています。

クスリになる活用法

煎じて使う

乾燥させた花または葉10gを600mLの水で半量まで煎じ、1日3回食間に飲みます。うがいにも使えます。

スイバ

効能

便秘、利尿作用

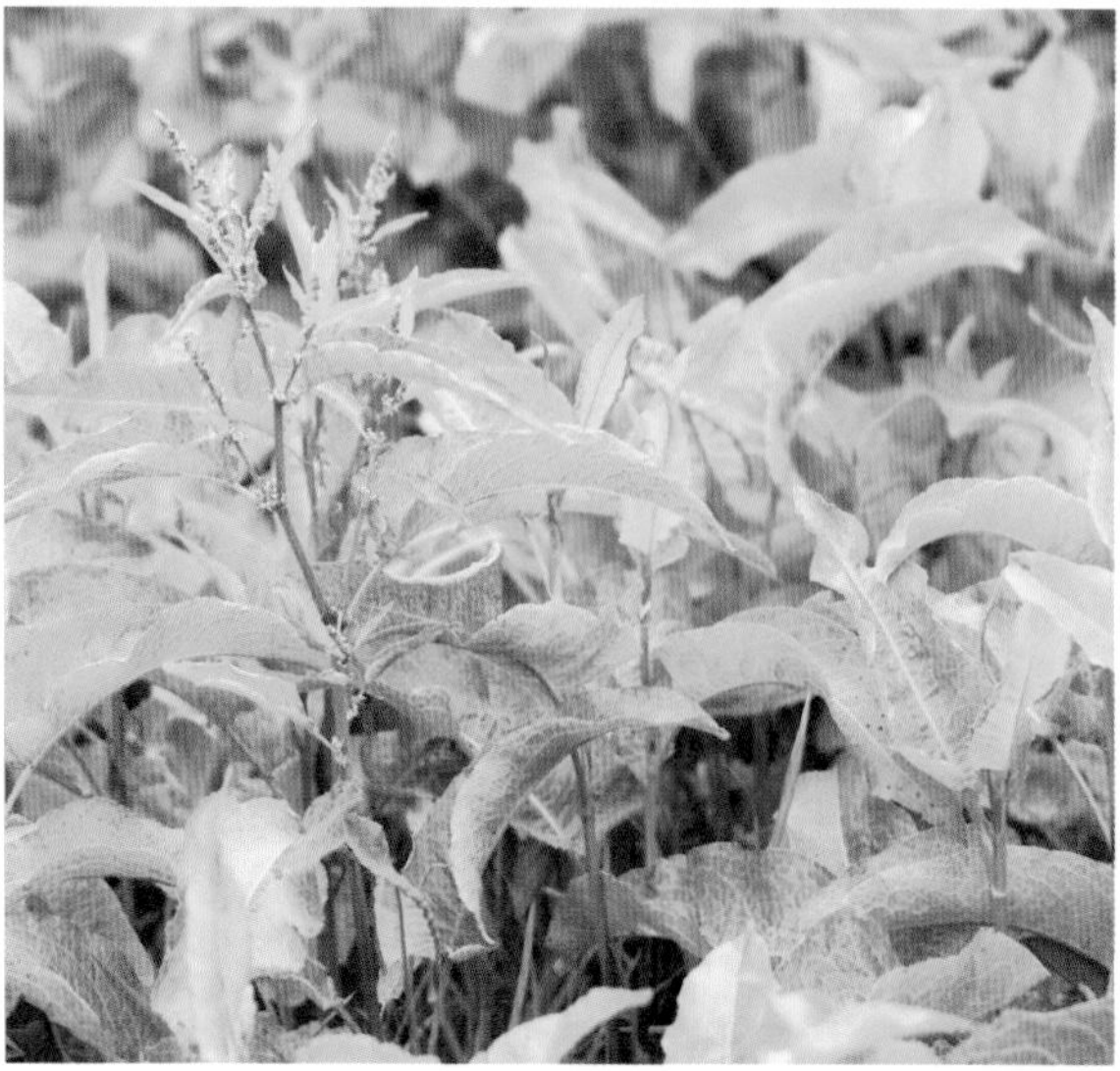

基本情報

タデ科ギシギシ属の多年草で、日当たりのよい野原や畦道《あぜみち》、道端などに自生しています。噛むと酸味がありますが、春先の若芽や若い茎は、茹でて水にさらして食用にできます。

地下の根茎を掘り出して、水洗いした後に天日干ししたものが生薬の「酸模根《さんもこん》」です。利尿作用、収斂作用、緩下作用があり、煎じて飲むと便秘や尿の排出に効果があるとされています。

クスリになる活用法

煎じて飲む

乾燥させた根茎15gを600mLの水で半量になるまで煮詰め、1日3回に分けて食間に飲みます。

セリ

効能
食欲増進、便通、神経痛、肩こり

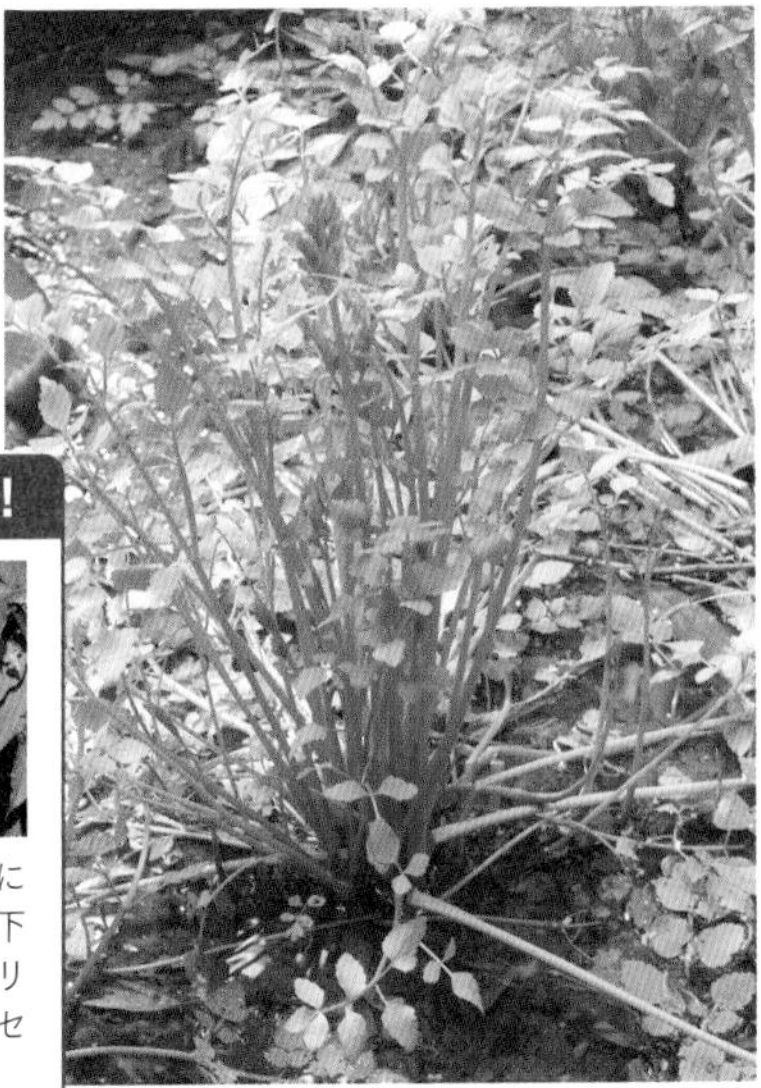

よく似た毒草に注意！

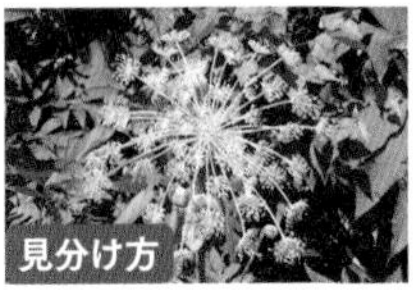

セリより大型で、地下にタケノコに似た太い地下茎があるのはドクゼリ（セリは白いヒゲ根）。セリ特有の香りもない。

基本情報

日当たりのよい畔、川岸、沼地や湿地などに群生しており、香りの高い香味野菜としても知られます。

新鮮な葉や茎には食欲増進作用があり、サッと軽く茹でて食べると、痰を切り、便通をよくしてくれます。

茎葉を陰干ししたものが生薬の「水芹《すいきん》」で、入浴剤にすると、神経痛や肩こりなどに効果的とされています。

セリには、よく似た毒草に「ドクゼリ」と「キツネノボタン」があるので、採取には気をつけてください。

クスリになる活用法

入浴剤で使う

乾燥させた茎葉を刻み、三握りほどを布袋に入れて湯船に入れます。

センブリ

効能

胃痛、腹痛、下痢、脱毛

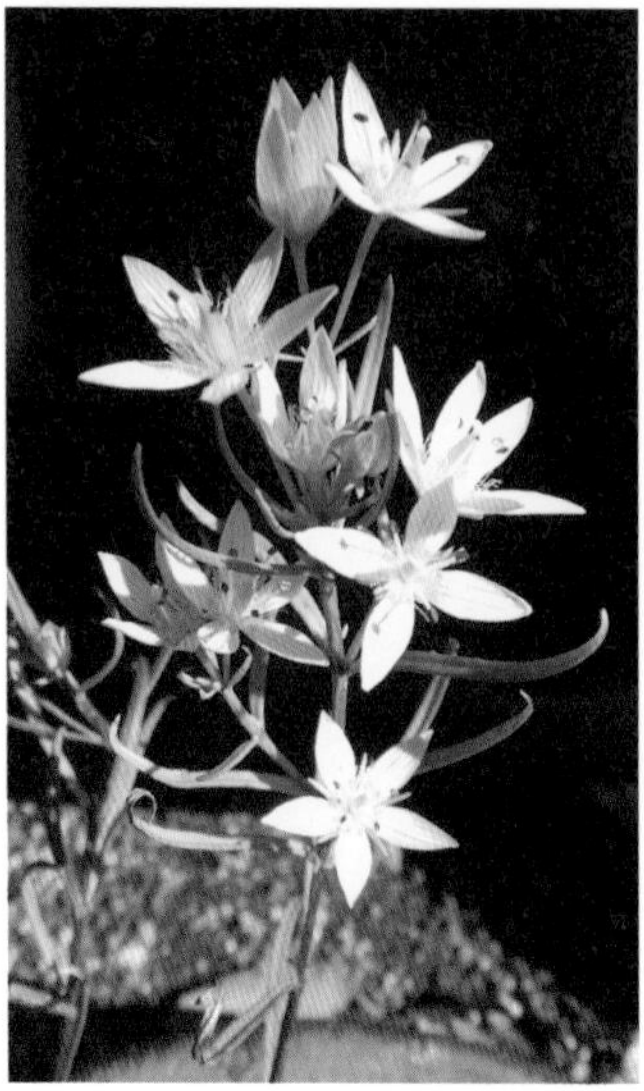

基本情報

リンドウ科の二年草で、日当たりがよく、少し湿り気のある山野に自生しています。日本三大民間薬草のひとつで、大変な苦みがあります。

秋の開花期に根ごと全草を採取して土を払い、水洗いはせずに、日陰に吊るして乾燥させます。これが生薬「当薬《とうやく》」として民間薬に用いられます。腹痛、食あたり、下痢、胃炎などに効果的です。煎じ液をゴマ油と一緒に頭皮にすり込むと、脱毛予防にもなります。

クスリになる活用法

お茶にして飲む

乾燥させた全草1本を適当に折り、急須に入れて熱湯200mLを注いで、数分おいたものを食後に飲みます。

ソバ

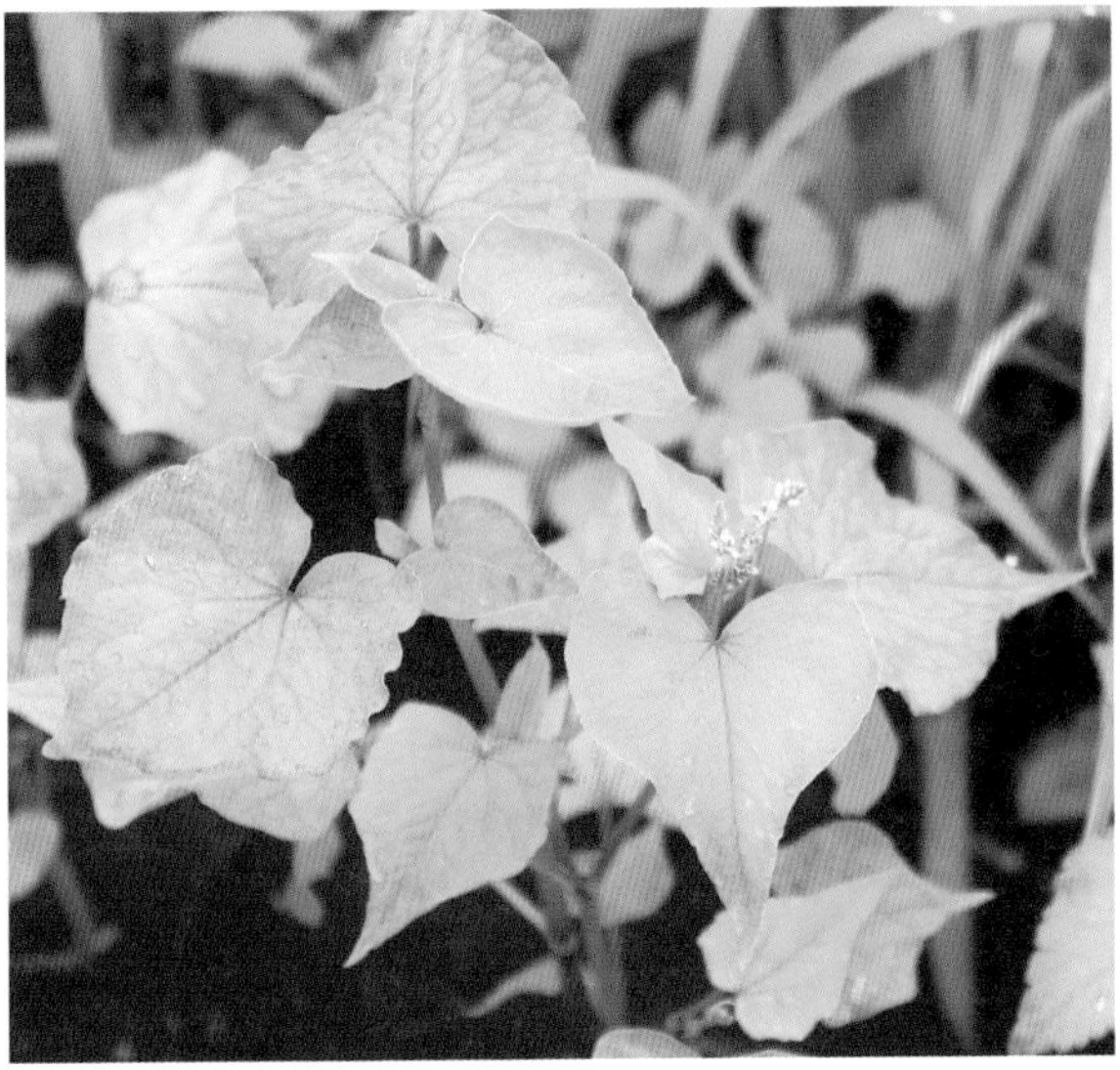

効能

高血圧、動脈硬化、がんの予防

基本情報

タデ科の一年草で、食用として全国各地で栽培されています。その実を挽いたものがソバ粉です。

ソバ粉は、タンパク質、ビタミンB_1・B_2、ミネラル、食物繊維が豊富で、毛細血管を強くするルチンもたくさん含まれています。そのため高血圧や動脈硬化を防ぎ、便通をよくする、がんの予防などに効果が期待できます。実の外皮にも効用があるので、より黒いものを選ぶとよいでしょう。

クスリになる活用法

ソバがきにして食べる

ソバ粉1カップを鍋に入れて熱湯を注いでかき混ぜ、さらにトロ火にかけて艶が出るまで練って食べます。

ダイコン

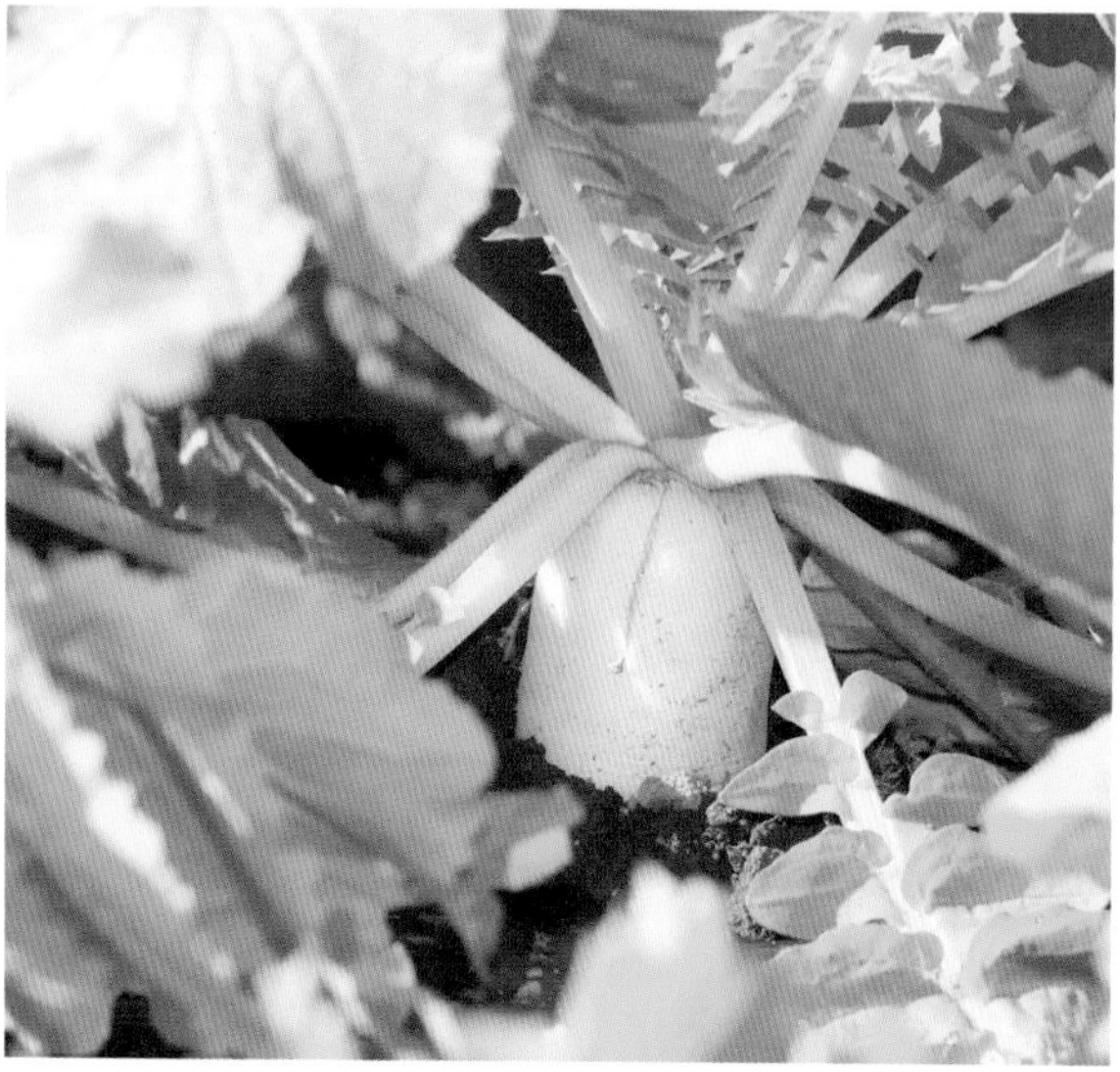

効能

消化促進、高血圧、糖尿病

基本情報

ダイコンは葉も皮も根も、すべてに薬効がある野菜です。食用としている根だけでなく、花後の種子も天日で乾燥させて、「莱菔子《らいふくし》」という生薬として、去痰、腹痛、咳止めなどに用いられています。

でんぷん分解酵素、タンパク質分解酵素、脂肪分解酵素といった酵素類、繊維質のリグニン、ビタミンPやカルシウムなどが含まれ、消化促進、毛細血管の強化による高血圧や糖尿病予防効果が期待できます。

クスリになる活用法

頭痛取りの湿布で使う

ダイコンをおろして水気を切り、ガーゼに包んで額にあてます。頭痛をやわらげてくれます。

タネツケバナ

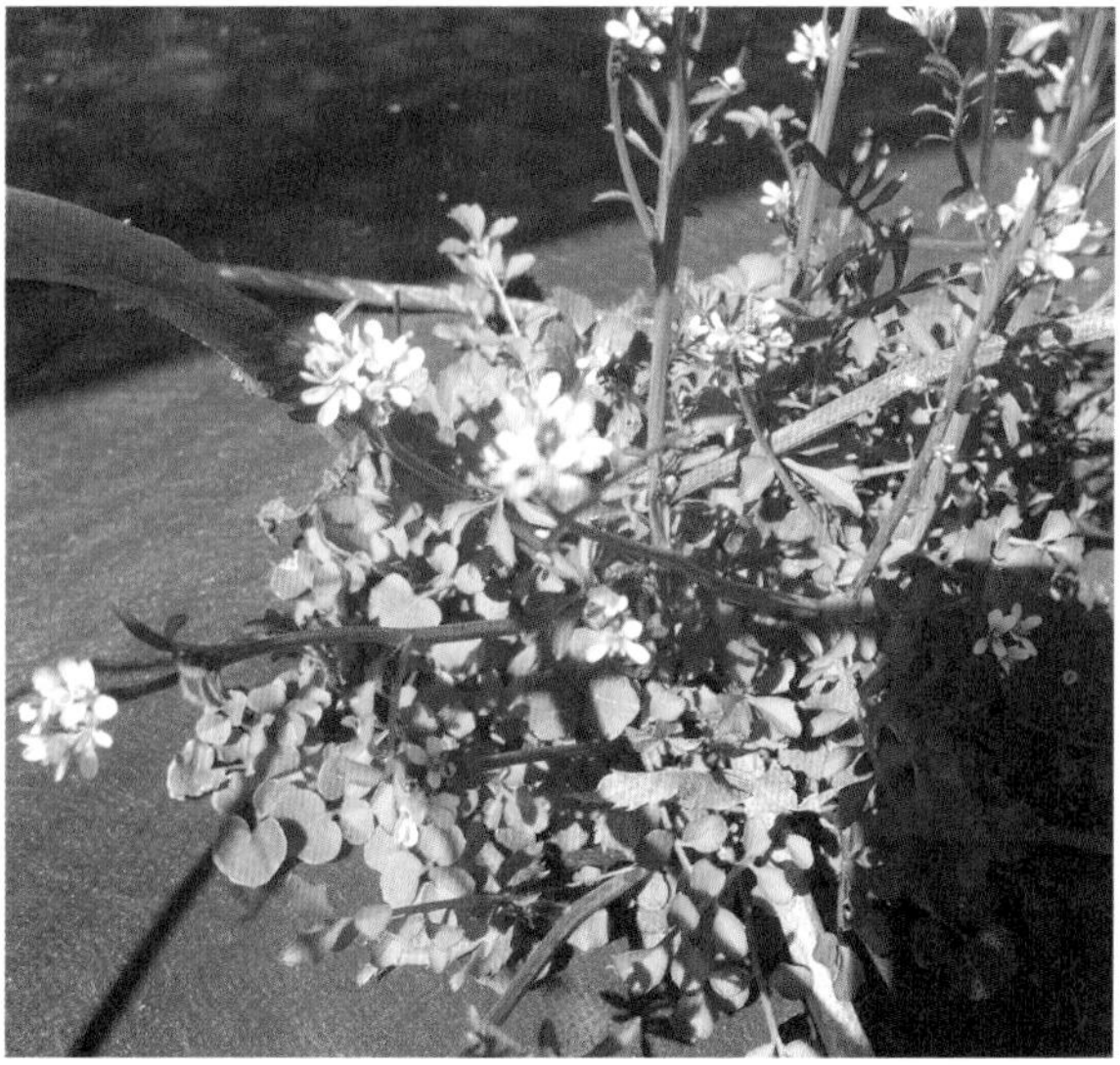

効能

下痢止め、膀胱炎、むくみ、咳止め

基本情報

アブラナ科の越年草で、水田や水辺の湿地など湿り気のある場所に自生しています。4〜5月ごろの若芽や若い葉はクレソンに似た辛味があり、サラダやおひたしなどで食用できます。

全草と種子には薬効もあり、夏に採取した全草を天日で干したものは尿道炎や膀胱炎、下痢止めに、花後に熟した実を天日干しして採取した種子は、むくみ取りや咳止めなどに効果があるとされています。

クスリになる活用法

煎じて飲む

乾燥させた全草10〜20gを400mLの水で半量になるまで煎じて、1日3回に分けて服用します。

タラノキ

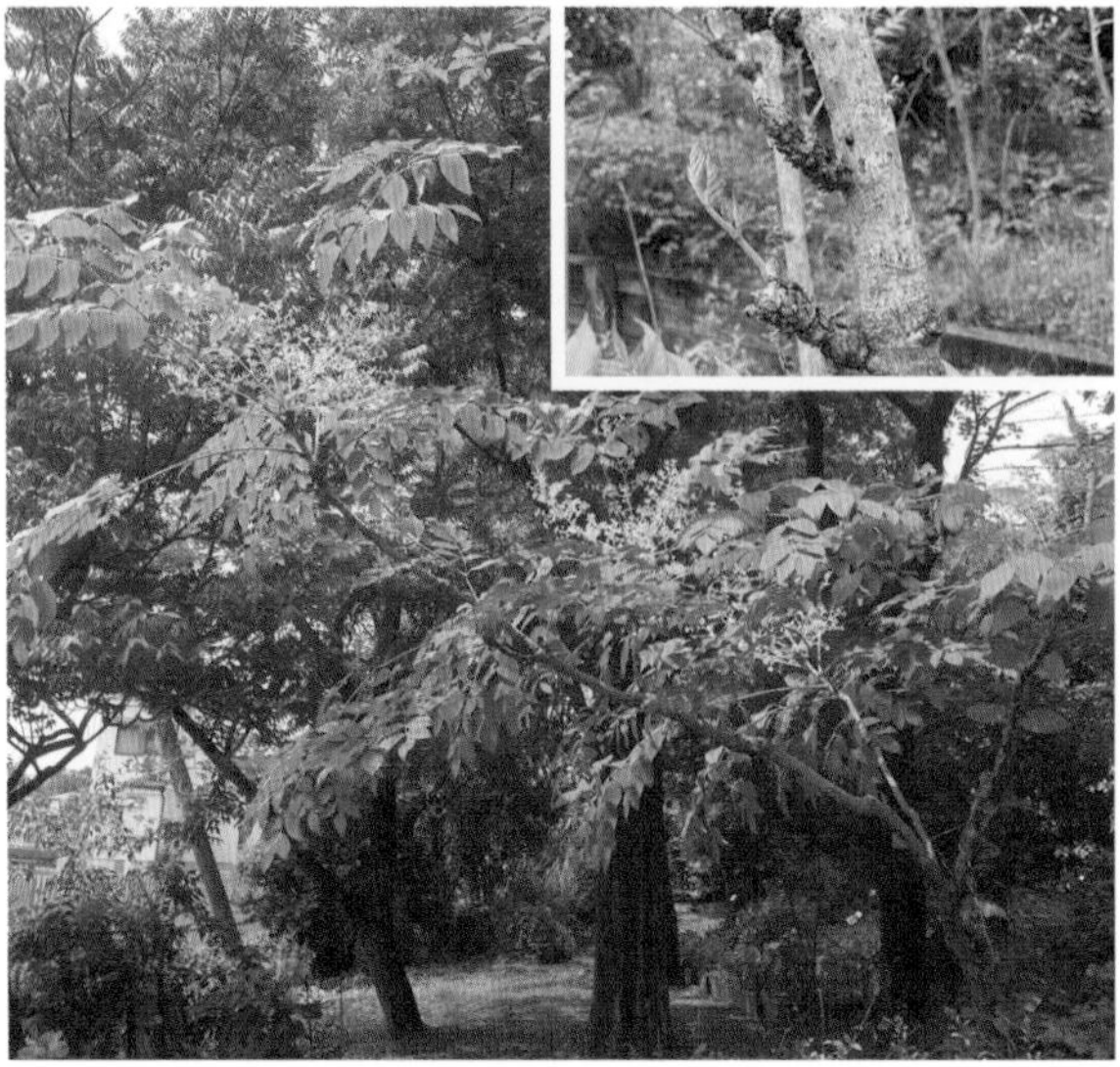

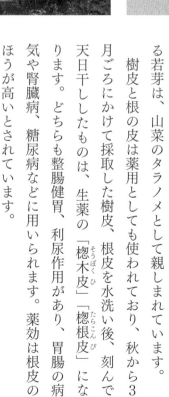

効能

整腸健胃、むくみとり

基本情報

ウコギ科の落葉低木で山野に自生しています。春に出る若芽は、山菜のタラノメとして親しまれています。

樹皮と根の皮は薬用としても使われており、秋から3月ごろにかけて採取した樹皮、根皮を水洗い後、刻んで天日干ししたものは、生薬の「楤木皮《そうぼくひ》」「楤根皮《たらこんぴ》」になります。どちらも整腸健胃、利尿作用があり、胃腸の病気や腎臓病、糖尿病などに用いられます。薬効は根皮のほうが高いとされています。

クスリになる活用法

煎じて飲む

乾燥させた樹皮または根皮10～15gを500mLの水で半量になるまで煎じ、1日3回に分けて服用します。

ツバキ

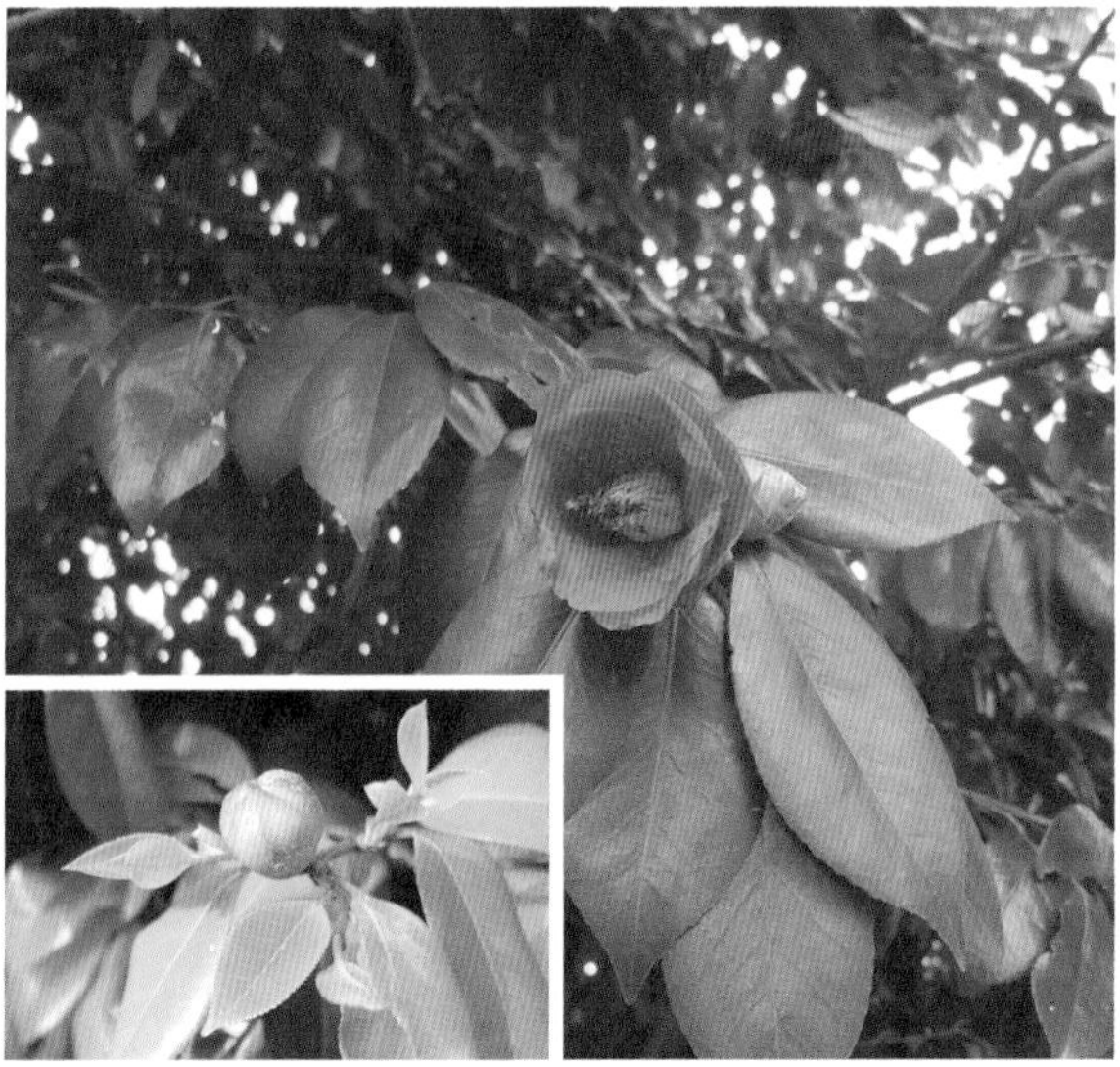

効能

滋養強壮、健胃整腸、止血

基本情報

庭木としてもよく見かける常緑樹です。山野にもヤブツバキとユキツバキが自生しており、花、葉が薬用として利用されています。また実からはツバキ油が採れ、頭髪油としても使われています。

花にはアントシアニンやオイゲノール、葉にはタンニンやクロロフィルといった成分が含まれます。開花寸前の花を乾燥させたものは煎じて滋養強壮や健胃整腸に、生葉はすり潰して切り傷や擦り傷の止血に用います。

クスリになる活用法

煎じて飲む

乾燥させた花（蕾）10gを500mLの水で半量になるまで煎じます。煎じず、熱湯を注いで飲むだけでも可。

ツリガネニンジン

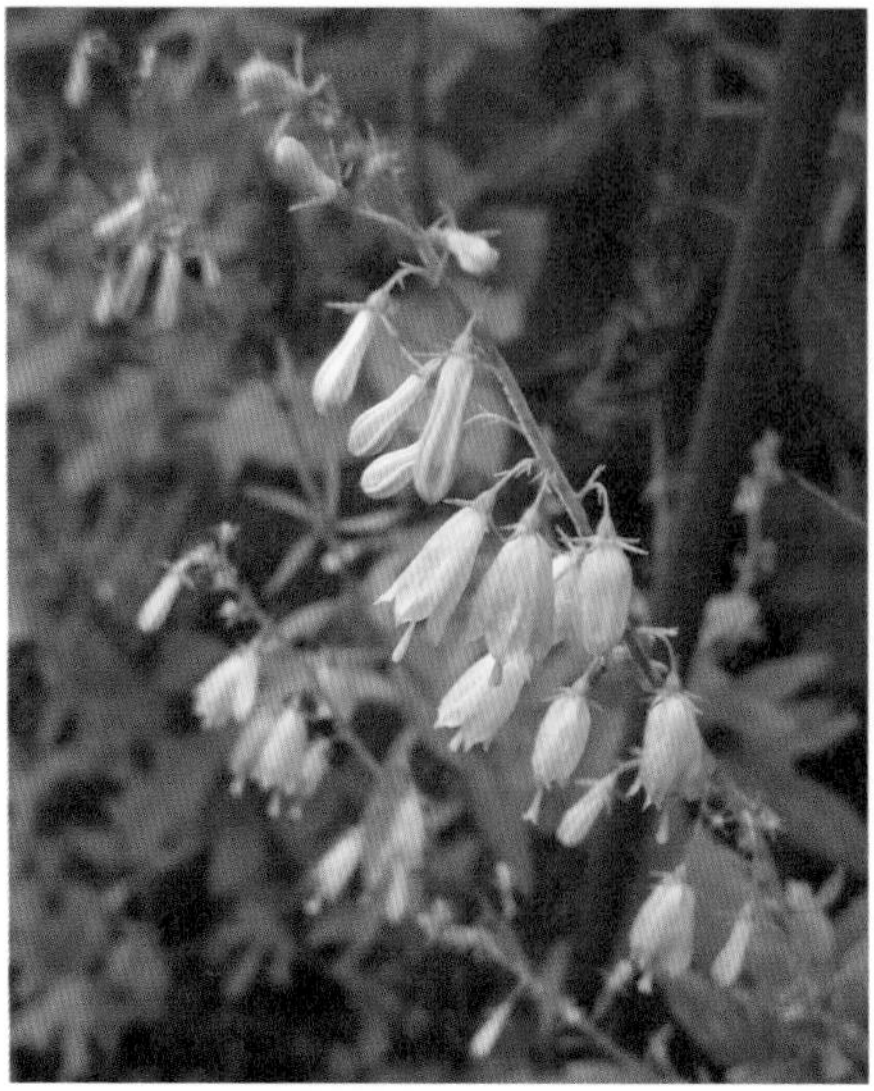

効能

喉の痛み、咳止め、痰切り

基本情報

キキョウ科の多年草で、日当たりのよい土手、野原などに群生しています。春の若葉はトトキと呼ばれ、おいしい山菜としても親しまれています。

薬効があるのは根の部分で、秋になって地上部が枯れてきたころに根を掘り出し、水洗い後に天日で乾燥させます。これは生薬の「沙参《しゃじん》」となります。

煎じた液は痰切りや咳止め、喉の痛みの緩和などに効果があるとされています。

クスリになる活用法

うがい薬として使う

乾燥させた根10gを600mLの水で半量になるまで煎じて、煎じた液でうがいをします。

ツルナ

効能

胃炎

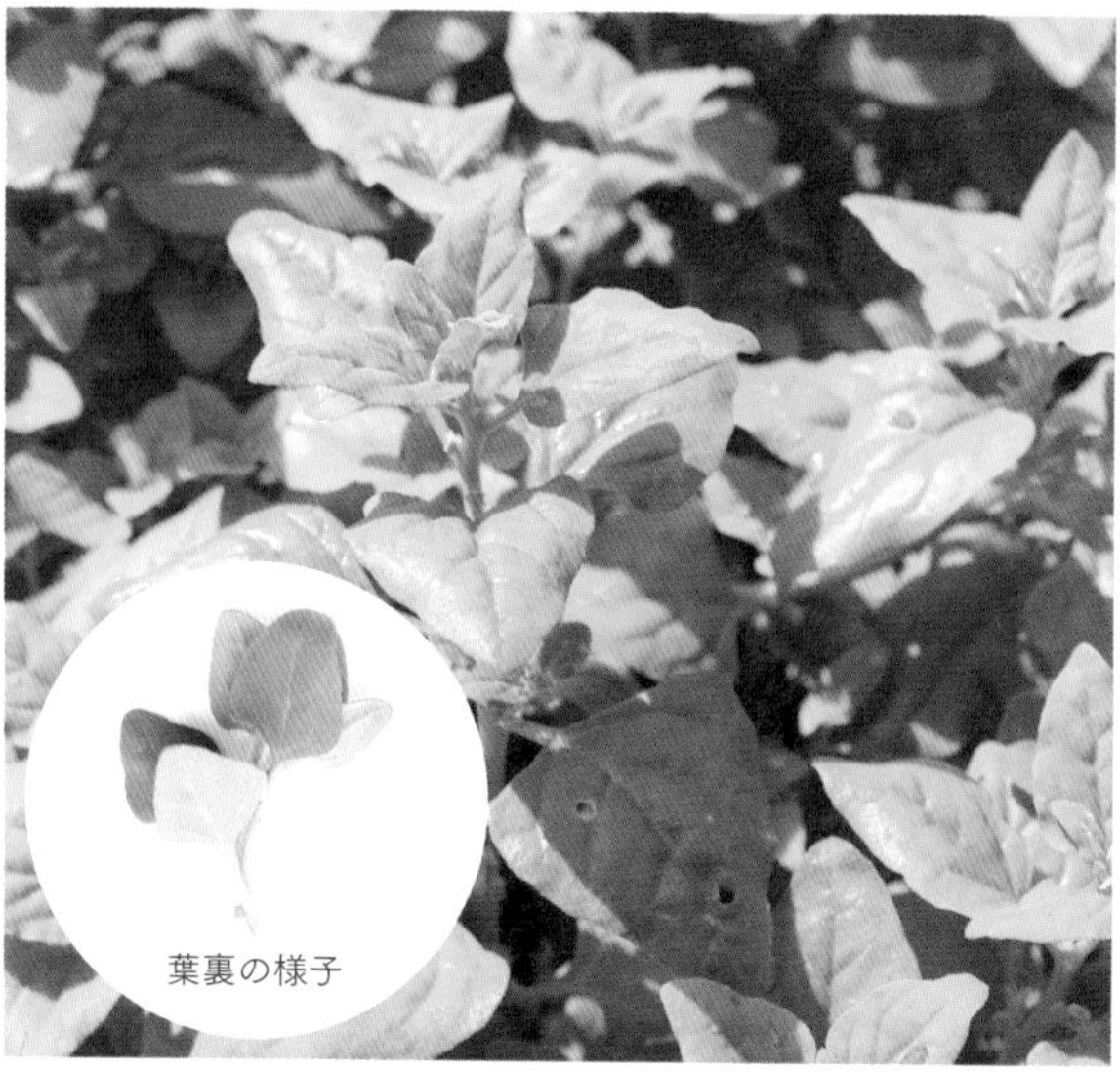

基本情報

浜辺などの砂地に自生している多年草で、春から秋ぐらいまで若葉が出続け、この若葉は食用にできます。浜に生えるチシャ（レタス）という意味で、ハマヂシャの別名もあります。

粘液性をもつ葉は、ビタミンA・B_1・B_2・Cを豊富に含み、胃を守る効果があるとされています。地上部を開花期に採取して、水洗い後に陰干ししたものを煎じて飲むと、胃炎、胃酸過多などの不調を緩和してくれます。

クスリになる活用法

煎じて飲む

乾燥させた茎葉15gを細かく刻み、600mLの水で半量になるまで煎じ、1日3回に分けて食間に服用します。

トウモロコシ

効能

利尿作用、高血圧予防

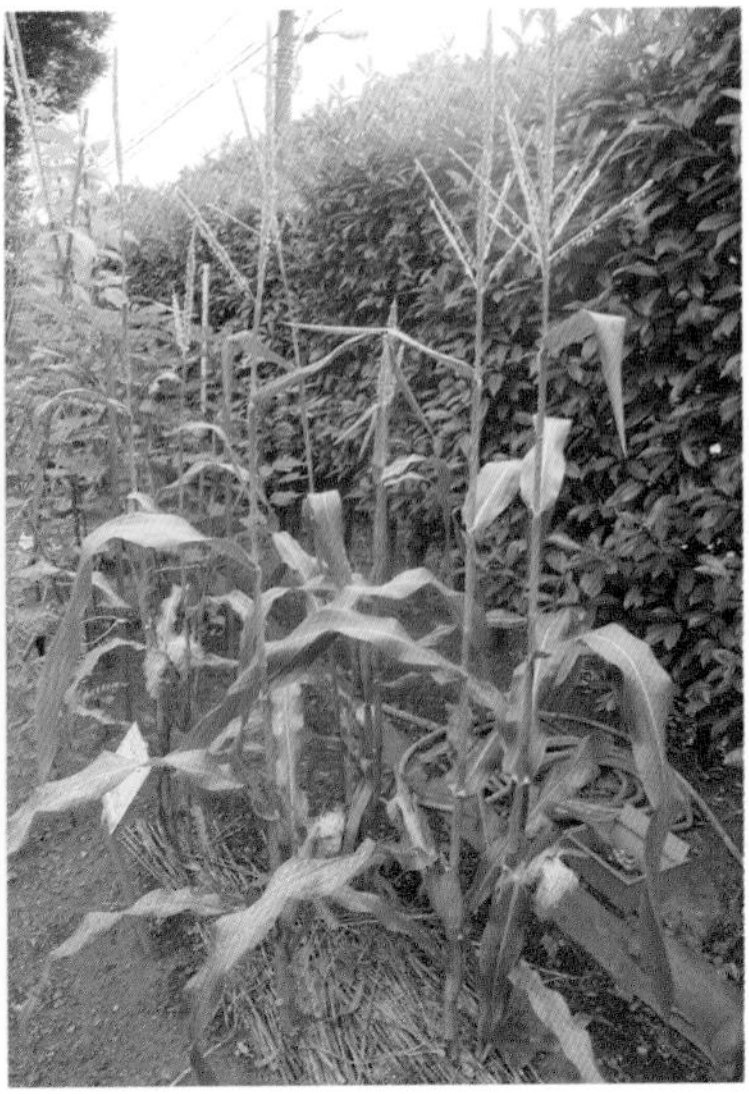

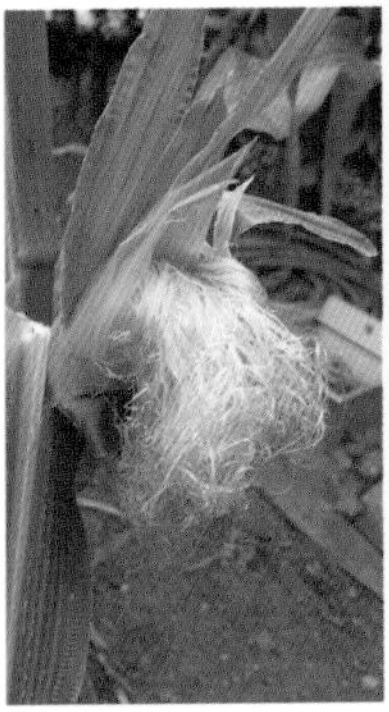

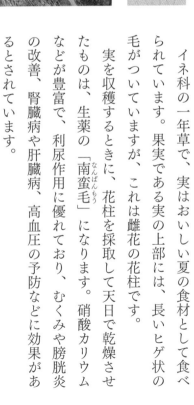

基本情報

イネ科の一年草で、実はおいしい夏の食材として食べられています。果実である実の上部には、長いヒゲ状の毛がついていますが、これは雌花の花柱です。

実を収穫するときに、花柱を採取して天日で乾燥させたものは、生薬の「南蛮毛《なんばんもう》」になります。硝酸カリウムなどが豊富で、利尿作用に優れており、むくみや膀胱炎の改善、腎臓病や肝臓病、高血圧の予防などに効果があるとされています。

クスリになる活用法

煎じて飲む

乾燥させた花柱5～10gを500mLの水で半量になるまで煮詰め、1日3回に分けて食間に服用します。

ナズナ

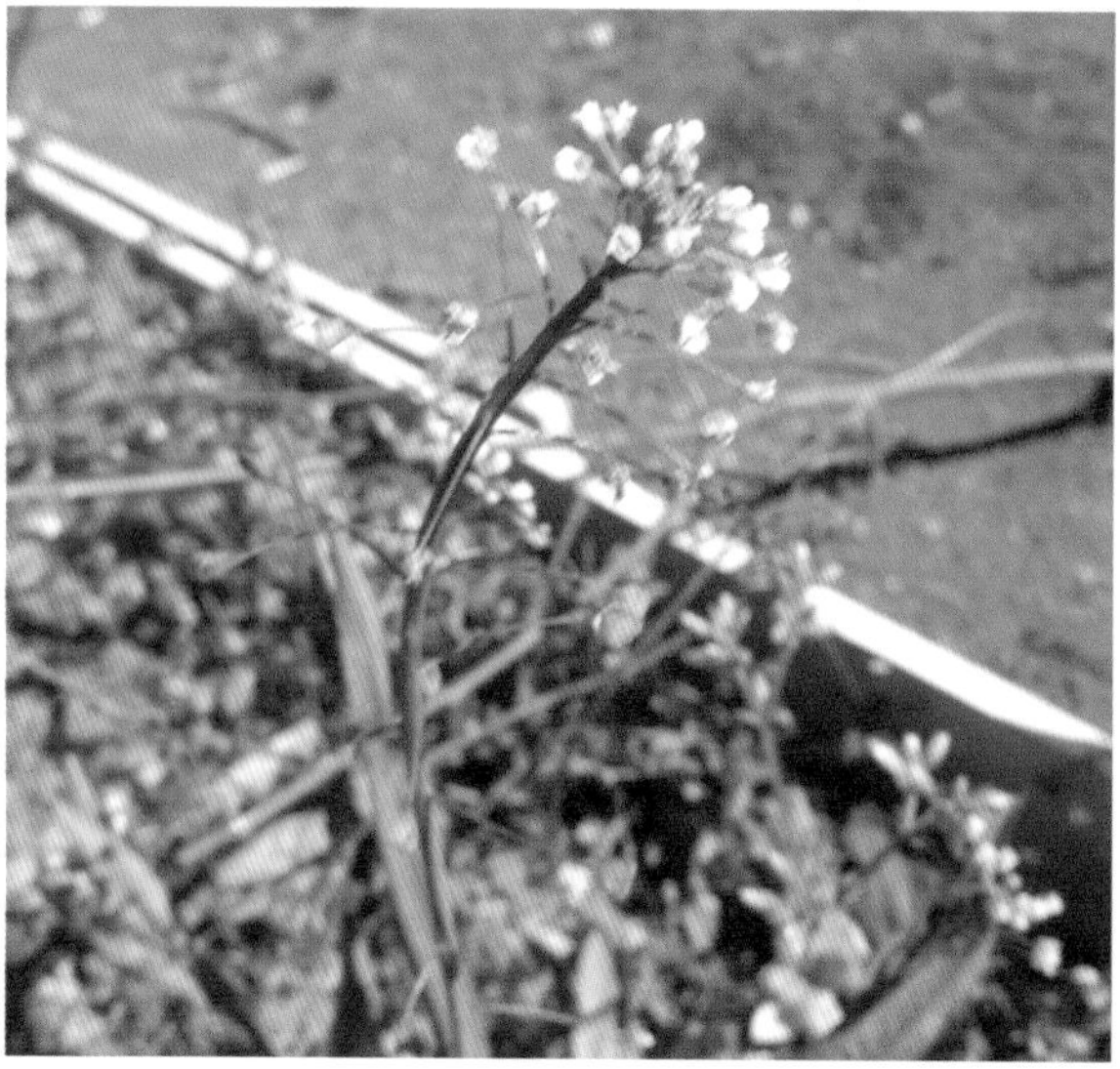

効能

高血圧、利尿、生理不順

基本情報

アブラナ科の越年草で、日当たりのよい道端や土手、畑などに自生しています。ペンペン草の別名でも知られます。春の七草のひとつで、花が咲く前のやわらかな若葉は、おひたしや和え物にして食べることができます。

ナズナにはビタミンやミネラル類、コリン、アセチルコリンなどが豊富に含まれていて、春に採取した全草を乾燥させたものは、高血圧、婦人科系の疾患、出血性の病気、利尿、便秘などによいとされています。

クスリになる活用法

煎じて飲む

陰干しで乾燥させた全草10〜15gを500mLの水で半量になるまで煮詰め、1日量として飲みます。

ナンテン

効能

咳止め、乗り物酔い、二日酔い、抗菌

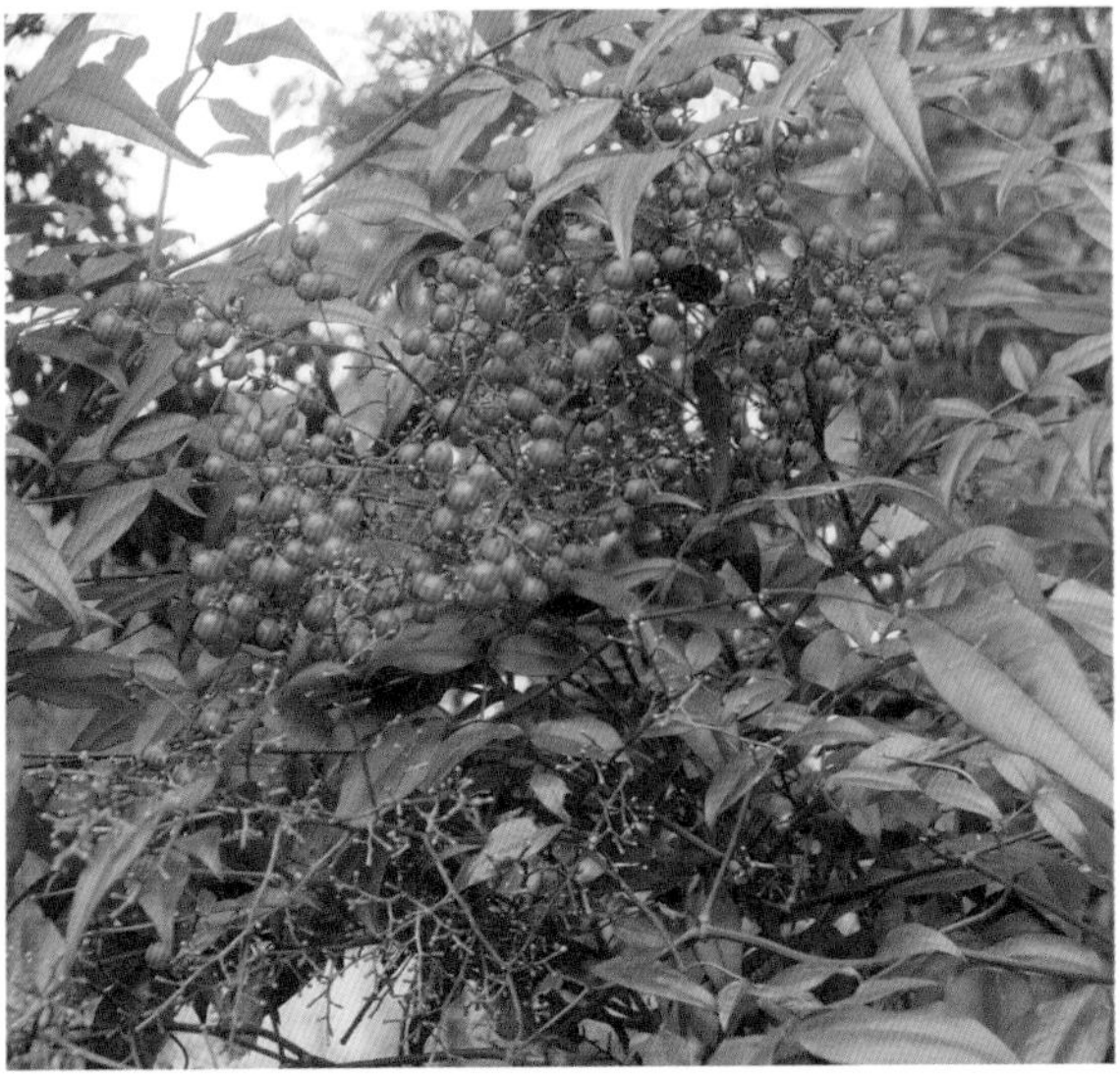

基本情報

メギ科の常緑低木で、花を咲かせた後、秋に小さな実をたくさんつけ、冬にかけて真っ赤に熟していきます。

薬用があるのは葉と実です。葉には殺菌・解毒効果があり、魚の中毒や乗り物酔い、二日酔い、つわりなどで吐き気がある場合、生葉を噛んで、噛み汁を飲みます。

熟した実にはアルカロイドが含まれていて、完熟した実を天日で十分に干したものは、生薬の「南天実《なんてんじつ》」として、咳止めに用いられています。摂りすぎには注意。

クスリになる活用法

煎じて飲む

乾燥させた熟果5～10gを500mLの水で半量になるまで煮詰め、1日3回に分けて食前に服用します。

ニラ

効能

冷え性、腹痛、貧血、強精

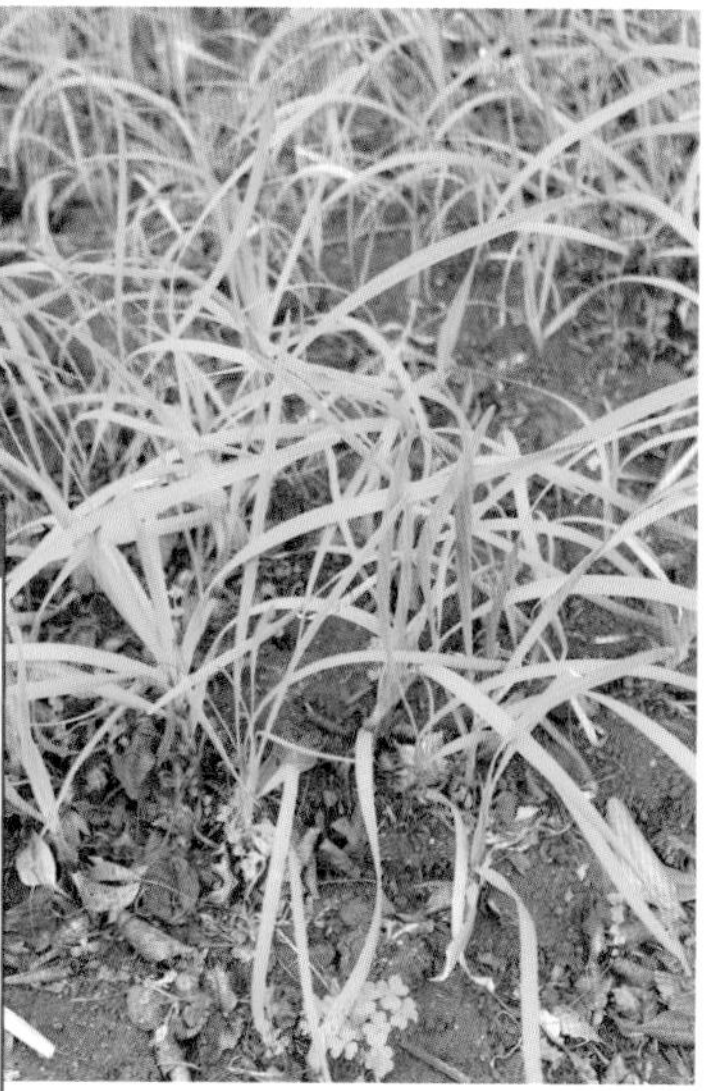

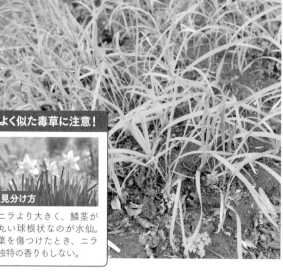

よく似た毒草に注意！

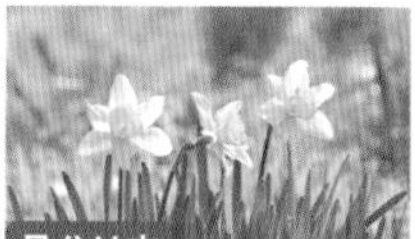

見分け方

ニラより大きく、鱗茎が丸い球根状なのが水仙。葉を傷つけたとき、ニラ独特の香りもしない。

基本情報

ユリ科ネギ属の多年草で、野菜として栽培されているほか、野生化して日当たりのよい場所で自生しているものもあります。自生のものを採取する場合は、有毒成分のある水仙と間違いやすいので注意してください。

ニラの独特な香りは硫化アリルのアリシンによるもので、殺菌や防腐作用があります。また体を温め、便秘、下痢、腹痛に特効があり、ビタミン類や鉄分も豊富で、貧血や強精にもよいとされています。

クスリになる活用法

調理して食べる

出汁に味噌と玄米ご飯を入れて煮込み、刻んだニラを加えて熱いうちに食べます。下痢止めや整腸にも。

ネズミモチ

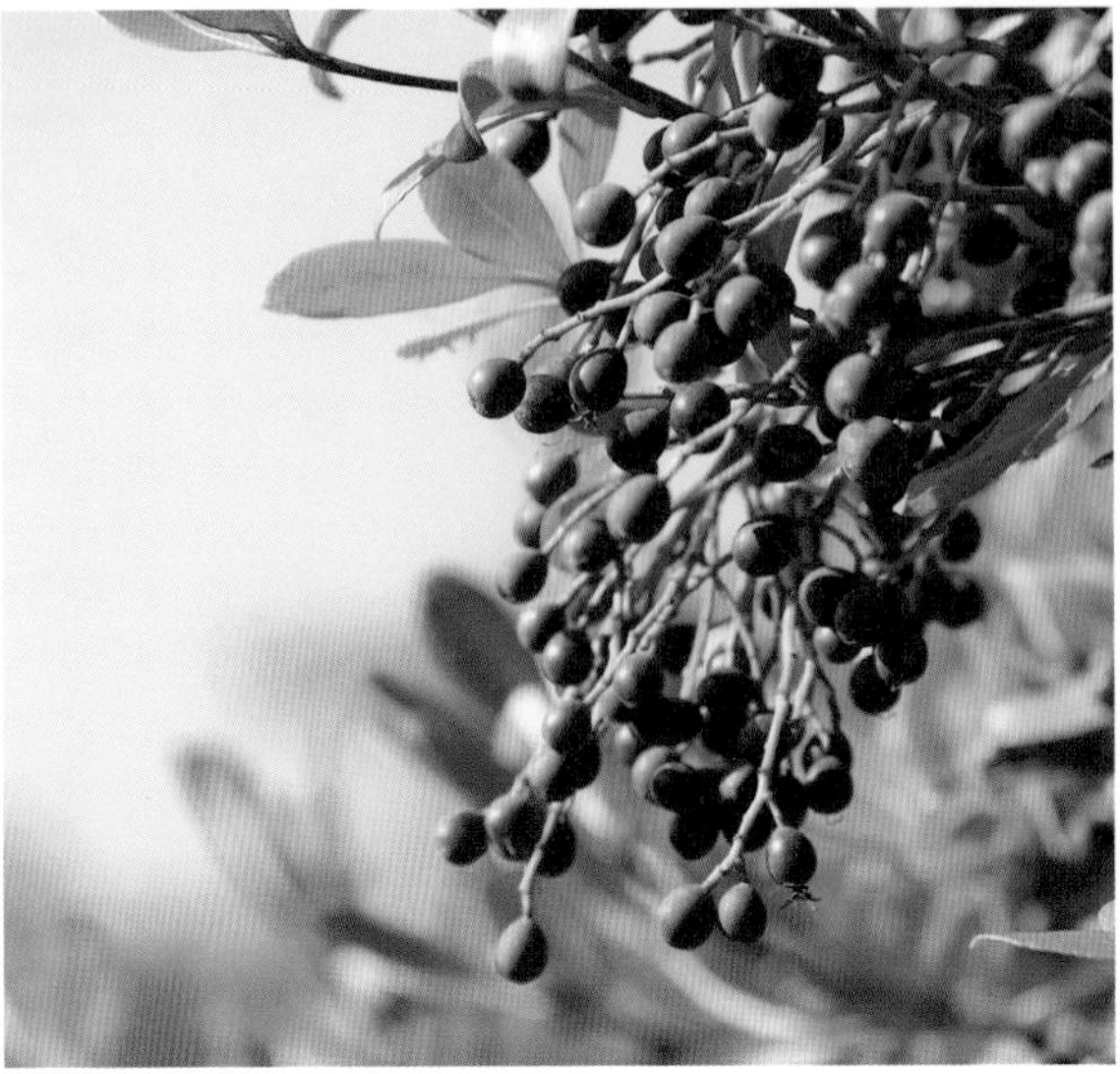

効能

滋養強壮、白髪、視力低下

基本情報

モクセイ科の常緑樹で、自生のほか植栽としても活用されています。ネズミモチとトウネズミモチの2種類がありますが、薬効は変わりません。

薬用として使われるのは葉や樹皮、実ですが、なかでも晩秋以降に黒く熟した実を採取し、天日乾燥したものは、生薬の「女貞子《じょていし》」として用いられます。

強壮強精作用があり、弱った内臓を元気にし、白髪や視力低下、月経困難などによいとされています。

クスリになる活用法

薬用酒にして飲む

乾燥させた実200gを1・8Lの焼酎で6カ月以上漬け込み、1日3回20mLずつ飲みます。

ネムノキ

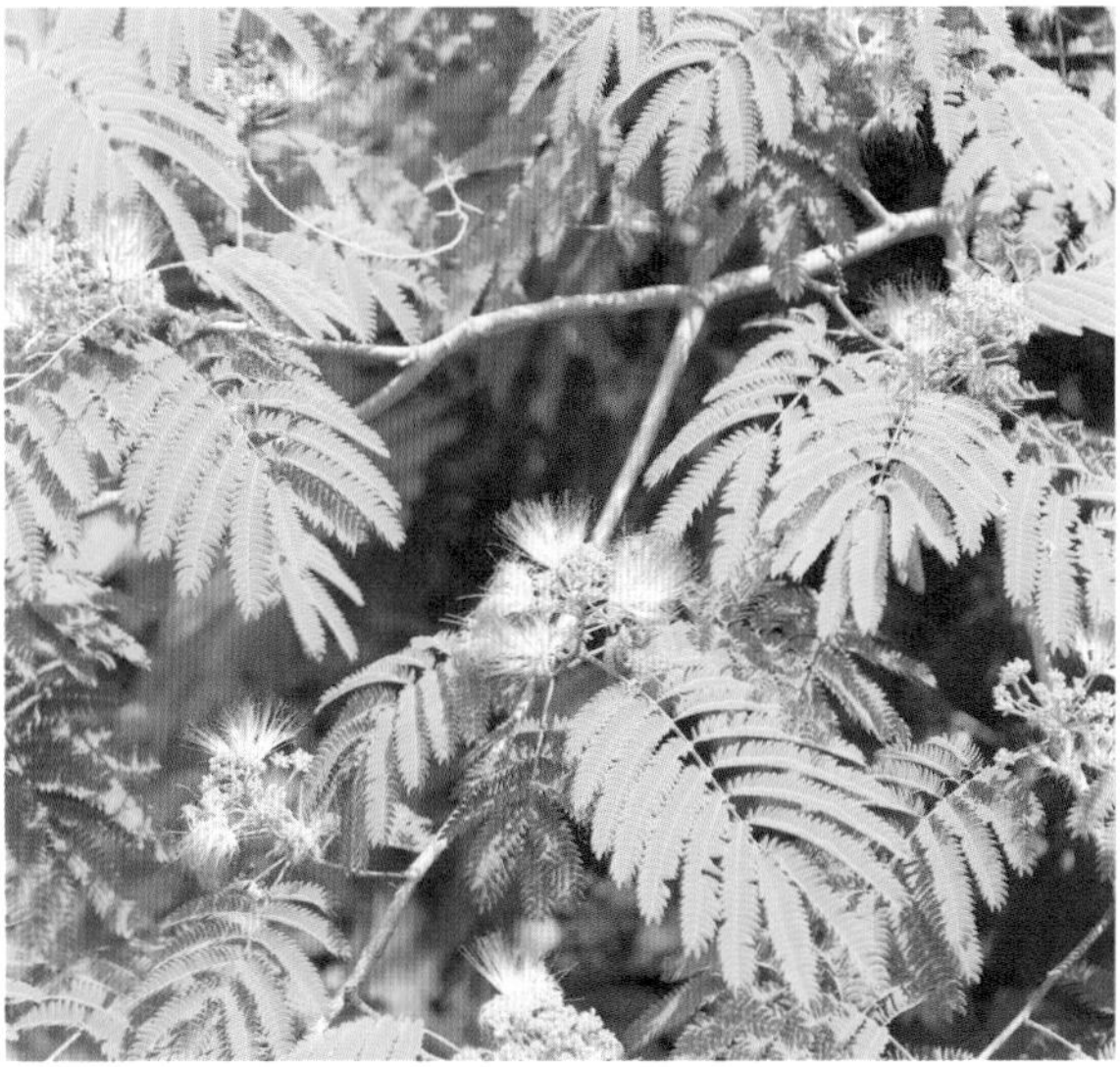

効能

不眠、不安解消、食欲不振

基本情報

マメ科の落葉高木で山野などに自生しているほか、街路樹や公園の植栽などでも使われています。5月ごろにピンク色の綿毛のような花をつけます。この花も生薬として使われますが、よく用いられているのは樹皮です。

夏から秋にかけて採取した樹皮を天日干ししたものを生薬の「合歓皮《ごうかんひ》」と言い、精神不安、不眠、関節痛や腰痛によいとされています。煎じて服用するだけでなく、煎じ液を痛む患部に塗布して使います。

クスリになる活用法

薬用酒にして飲む

乾燥させた樹皮200gを1・8Lの焼酎で3カ月ほど漬けます。就寝前に盃1杯飲むと気が落ち着きます。

ノダケ

効能

解熱、咳止め、去痰作用

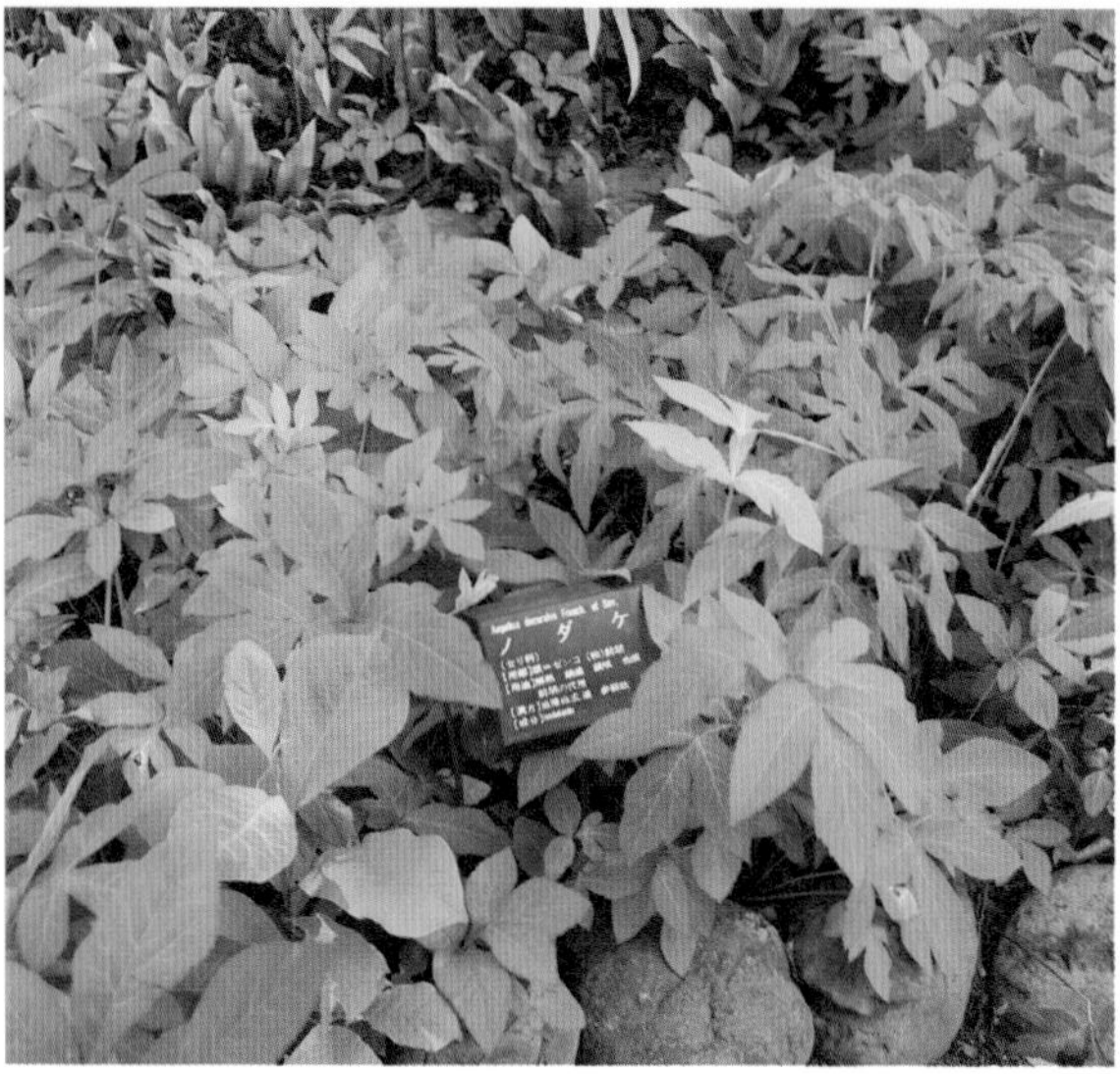

基本情報

セリ科の多年草で、山林や丘陵地、草地などに自生しています。成長すると草丈は1m前後になります。

薬用として用いられるのは、ゴボウのような姿をした根の部分です。花が終わり、実がなるころに根を掘り出して乾燥させたものは、生薬で「前胡《ぜんこ》」と呼ばれます。

肺の働きを高める作用があり、風邪をひいたときの熱や咳を鎮め、痰を切ったり、熱からくる頭痛をやわらげたりしてくれます。

クスリになる活用法

煎じて飲む

乾燥させた根3〜9gを600㎖の水で半量になるまで煮詰め、1日3回に分けて食間に服用します。

ノビル

効能

滋養強壮、食欲促進、風邪の初期

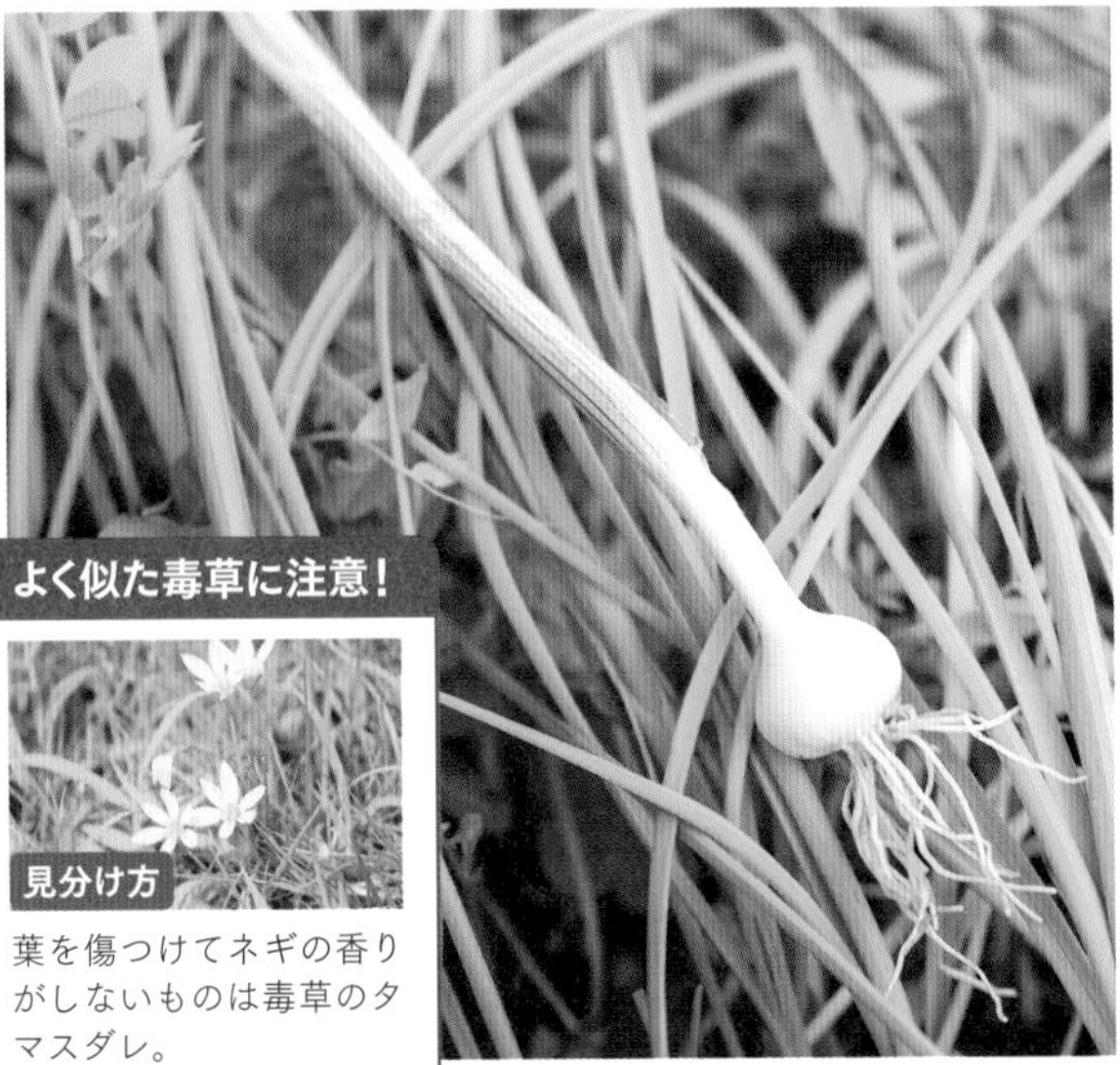

よく似た毒草に注意！

見分け方

葉を傷つけてネギの香りがしないものは毒草のタマスダレ。

基本情報

ユリ科ネギ属の多年草。日当たりのよい土手、道端、野原などに自生しています。鱗茎《りんけい》は白い球状になっており、春に鱗茎ごと全草を採取します。

香りはネギによく似ていて、鱗茎から葉まですべて食べることができます。サポニン、ゲルマニウム、酵素、ビタミン類などが豊富で栄養価が高く、滋養強壮や食欲増進に効くスタミナ食としても知られます。よく似た毒草にタマスダレがあるので採取の際は注意が必要です。

クスリになる活用法

煎じて飲む

採取した全草を天日で乾燥させ、ひとつかみほどを煎じて飲みます。

ハコベ

効能

貧血、胃弱

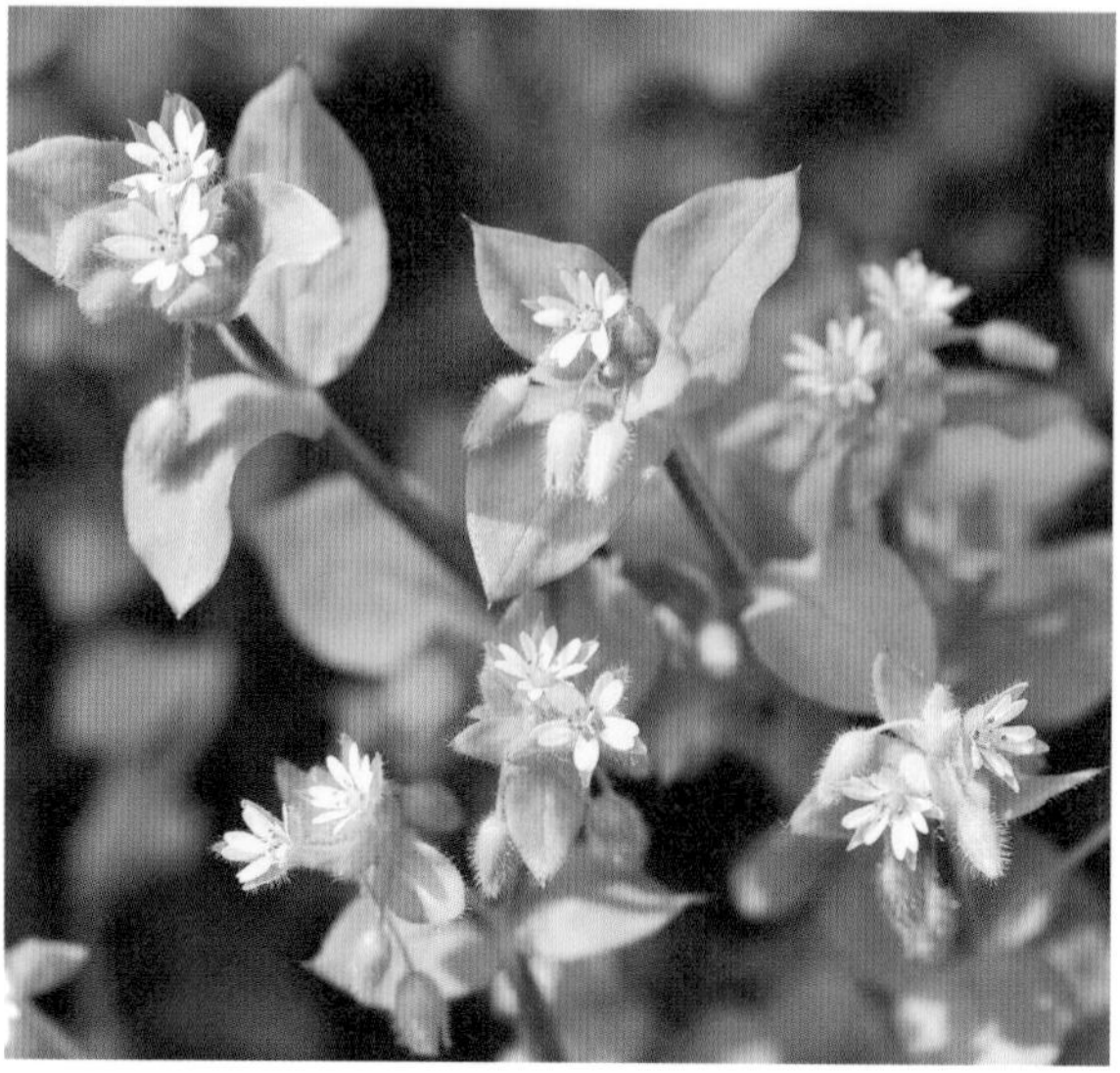

基本情報

ナデシコ科の越年草で、日当たりのよい野原、道端、田畑に自生しており、早春の若芽は軽く湯通しして食用にできます。全草の天日干しは生薬の「繁縷《はんろう》」として産後の浄血、胃腸炎などに用いられます。これを粉末にして塩を同量混ぜたものは歯磨き粉になります。

ハコベにはカルシウム、鉄、サポニン、葉緑素などが多く含まれ、生葉を煮詰めたエキスを飲むと化膿防止や貧血、胃弱に、歯茎につけると歯周炎に効果的です。

クスリになる活用法

エキスにして飲む

大量のハコベを水から煮出し、濾したら土鍋でとろみが出るまで弱火で煮詰め、少しずつ飲みます。

ハス

効能

滋養強壮、下痢止め

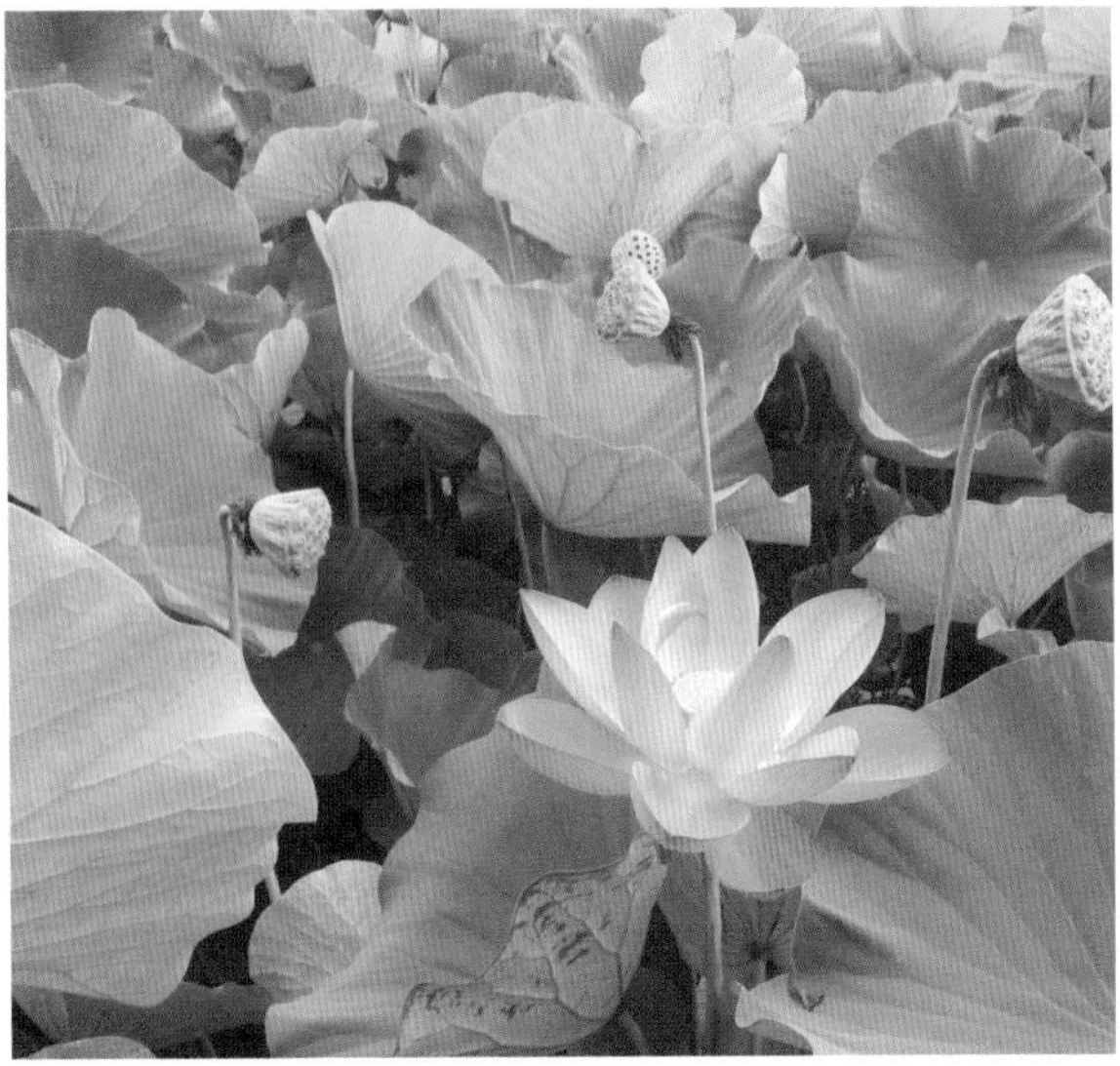

基本情報

スイレン科の多年草で、根茎は根菜のレンコンです。野菜として栽培されているほか、池や沼地などにも自生しています。夏ごろに長い花茎を出して美しい花を咲かせ、その後花床の中で楕円形の実をつけます。

実の皮を取って陰干ししたものは、生薬の「蓮肉《れんにく》」になります。採取した実の果肉を取り、種子だけを炒って食べる（1日量15～20粒）と滋養強壮によく、根茎のレンコンには強壮・下痢止め作用があります。

クスリになる活用法

絞り汁を飲む

レンコンを皮つきのまますり下ろし、絞って濾して食間に飲みます。生姜汁を加えて温めるとなお良し。

パセリ

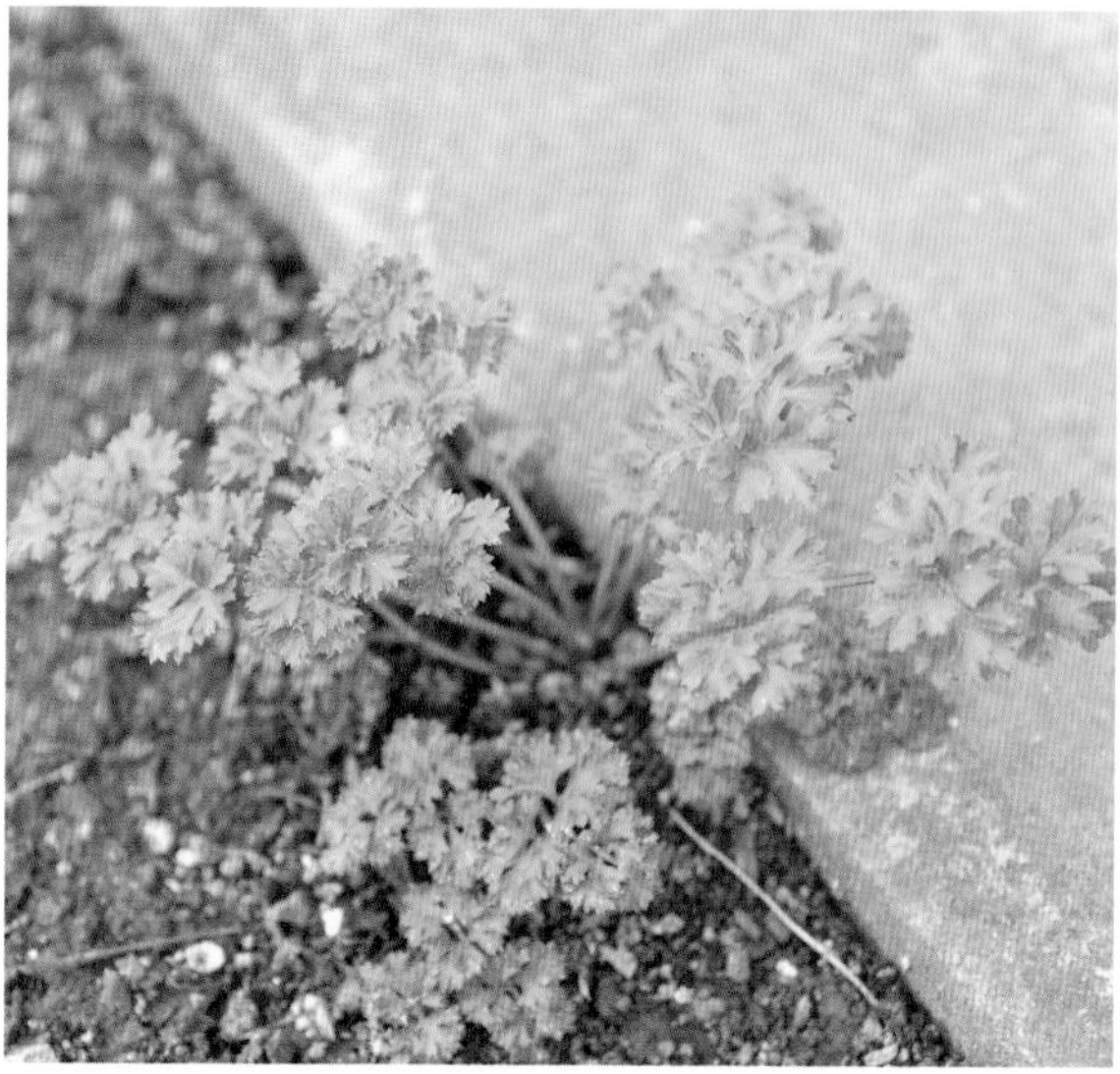

効能

歯槽膿漏の改善、食欲不振、貧血、口臭予防

基本情報

セリ科の多年草で、独特の強い香りがあります。香りの成分はピネン、アピオールという精油の成分によるもので、腸の中で有害な菌が繁殖するのを防ぐ解毒作用をもちます。

またビタミンA・C、カルシウム、鉄分、葉緑素なども多く含まれているため、歯槽膿漏《しそうのうろう》の改善や口臭消し、食欲不振、貧血などにもよいとされています。生葉をジュースや青汁にすると一定の量が取れます。

クスリになる活用法

パセリジュースにする

生のパセリ30gをミキサーなどでジュースにして、1日3回に分けて飲みます。

ハトムギ

効能

イボ取り、神経痛、リウマチ、糖尿病の改善

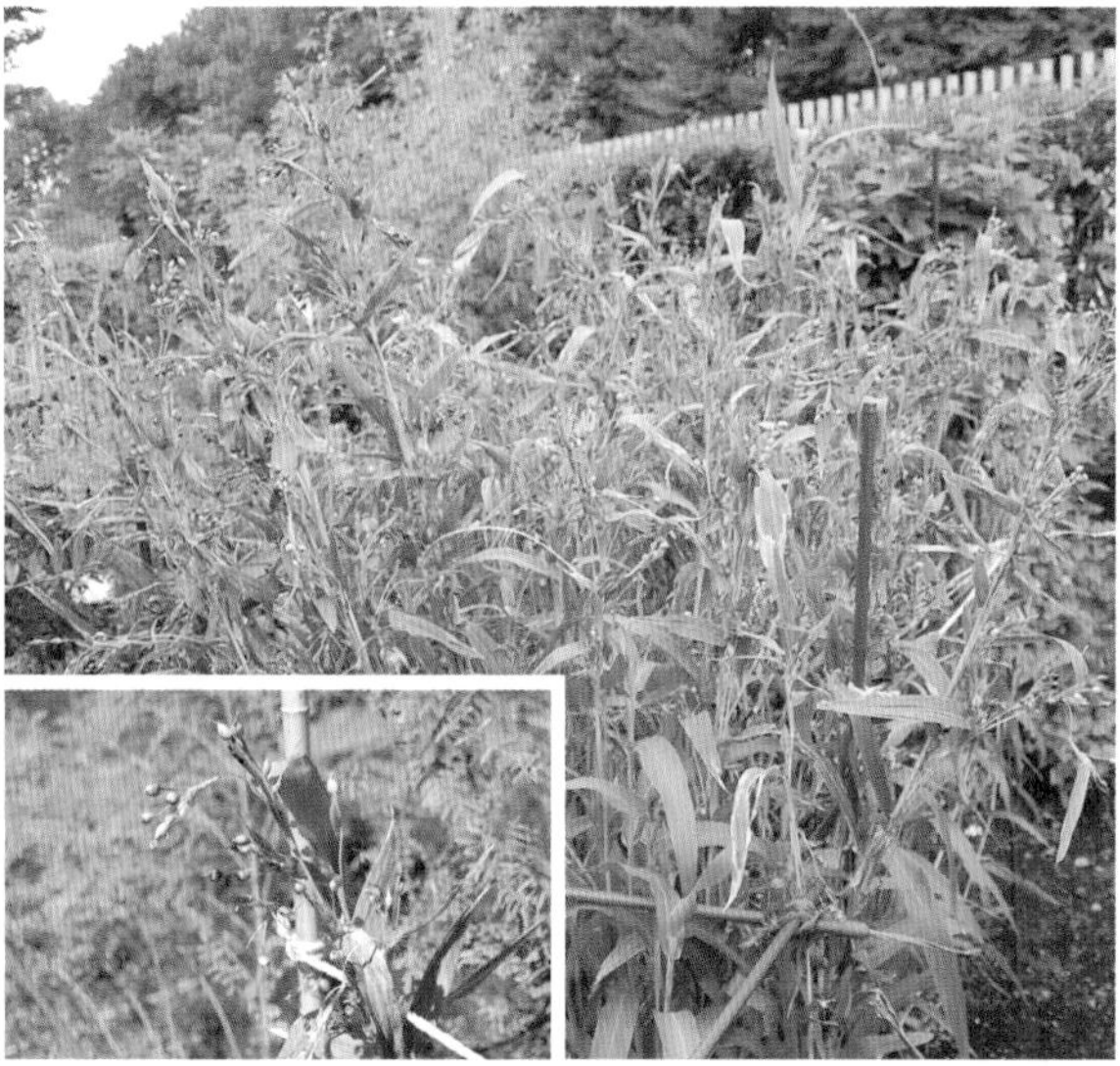

基本情報

イネ科ジュズダマ属の一年草で、全国で栽培されています。種子は古くから穀物として利用され、イボ取りの妙薬としても知られています。

果実の皮を取り去って、天日干しにしたものは生薬の「薏苡仁《よくいにん》」になります。

ハトムギはタンパク質や不飽和脂肪酸が多く含まれ、ミネラルや酵素なども豊富です。むくみを取り、神経痛やリウマチ、肌荒れによく、健胃効果もあります。

クスリになる活用法

煎じて飲む

日干ししたハトムギ30gを煎じて、お茶代わりにして飲みます。肌荒れや胃もたれを解消してくれます。

ハハコグサ

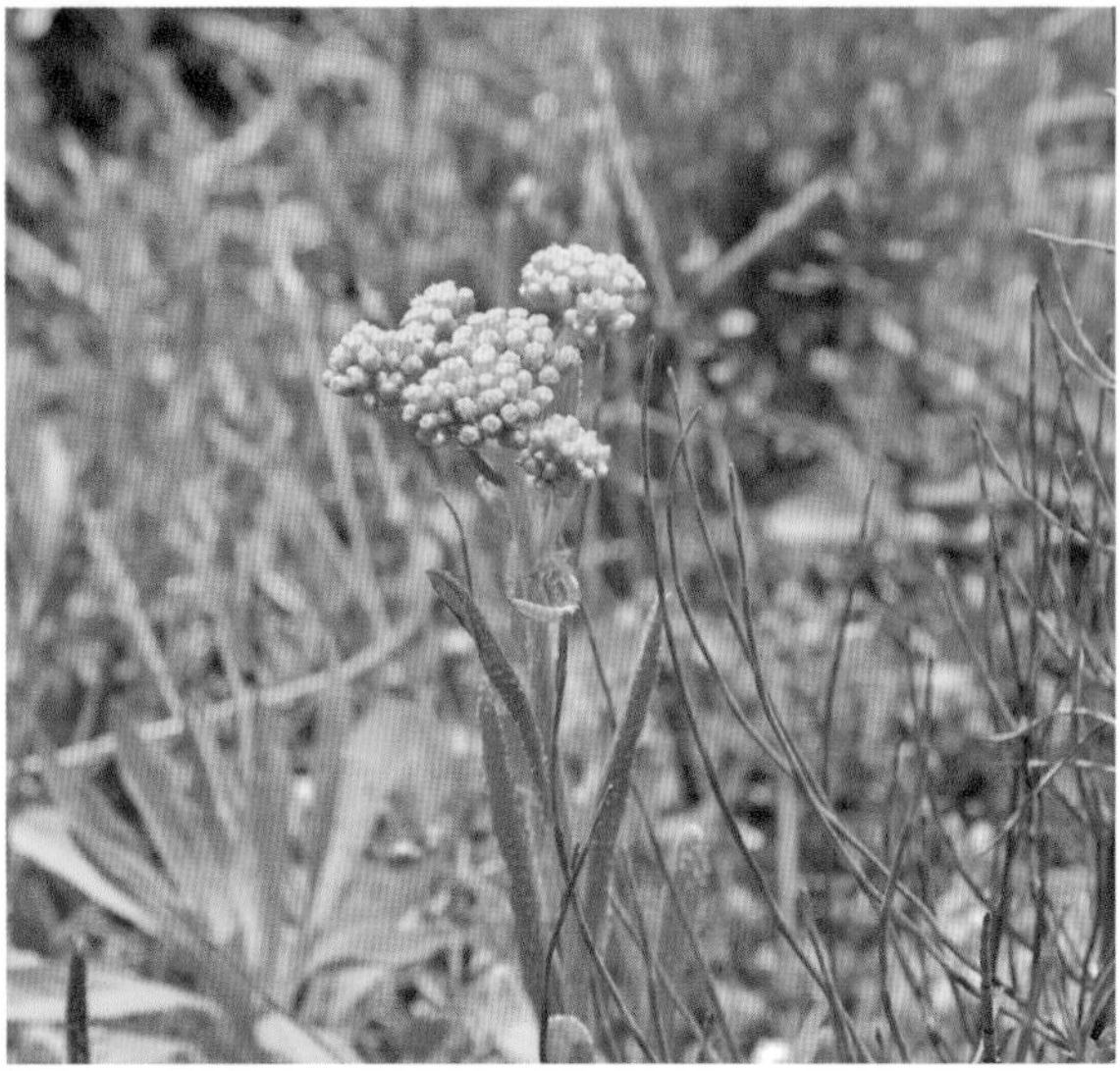

効能

咳止め、痰きり

基本情報

キク科の二年草で、野原や道端などに自生しています。ゴギョウまたはオギョウとも呼ばれ、春の七草のひとつとされています。早春の3月ごろに採取した若葉や茎は、茹でて水にさらしたあと、おひたしなどの食用にできます。生葉は天ぷらにもできます。

春から夏にかけて小さな黄色い花を咲かせます。開花の時期に全草を採取して、水洗い後に天日干ししたものには咳止め、痰きりの働きがあります。

クスリになる活用法

煎じて飲む

天日干しした全草10gを600mLの水で半量になるまで煎じ、1日3回食間に服用します。

ヒキオコシ

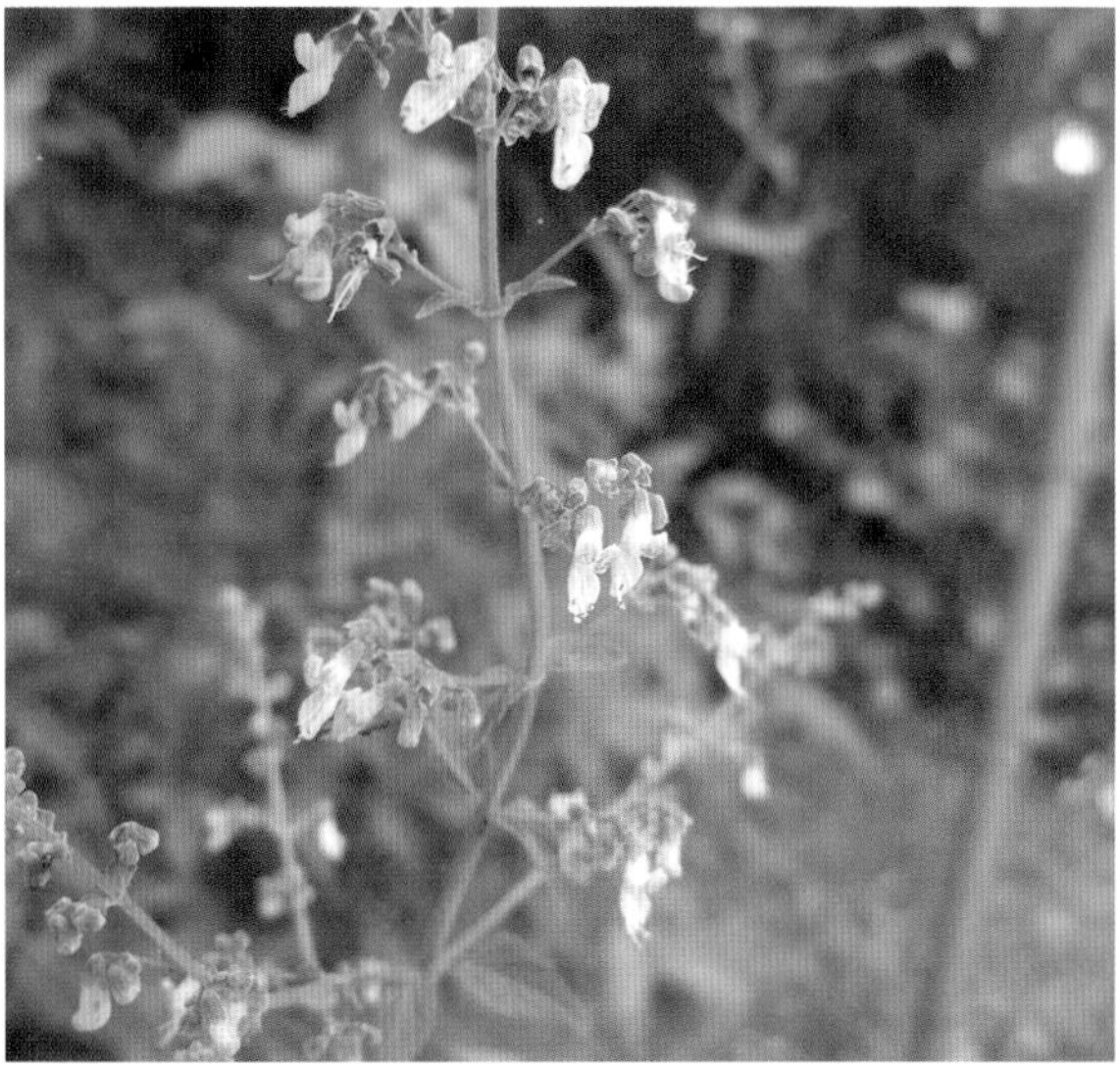

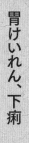

効能

胃けいれん、下痢

基本情報

シソ科の多年草で乾いた土を好み、日当たりのよい山野、土手、河原などに自生しています。見た目はシソやエゴマと似ていますが、独特の強い苦みがあり、この苦みから「苦味健胃薬」として用いられてきました。

苦味の成分はジテルペン系の成分で、胃けいれんや消化不良、下痢などを速やかに治したいとき、生葉を噛むとよいと言われています。また、秋に全草を採取して、日干しで乾燥させたものも健胃薬として使えます。

クスリになる活用法

煎じて飲む

天日干しした全草10gを500mLの水で半量になるまで煎じ、1日3回食間に服用します。

ヒルガオ

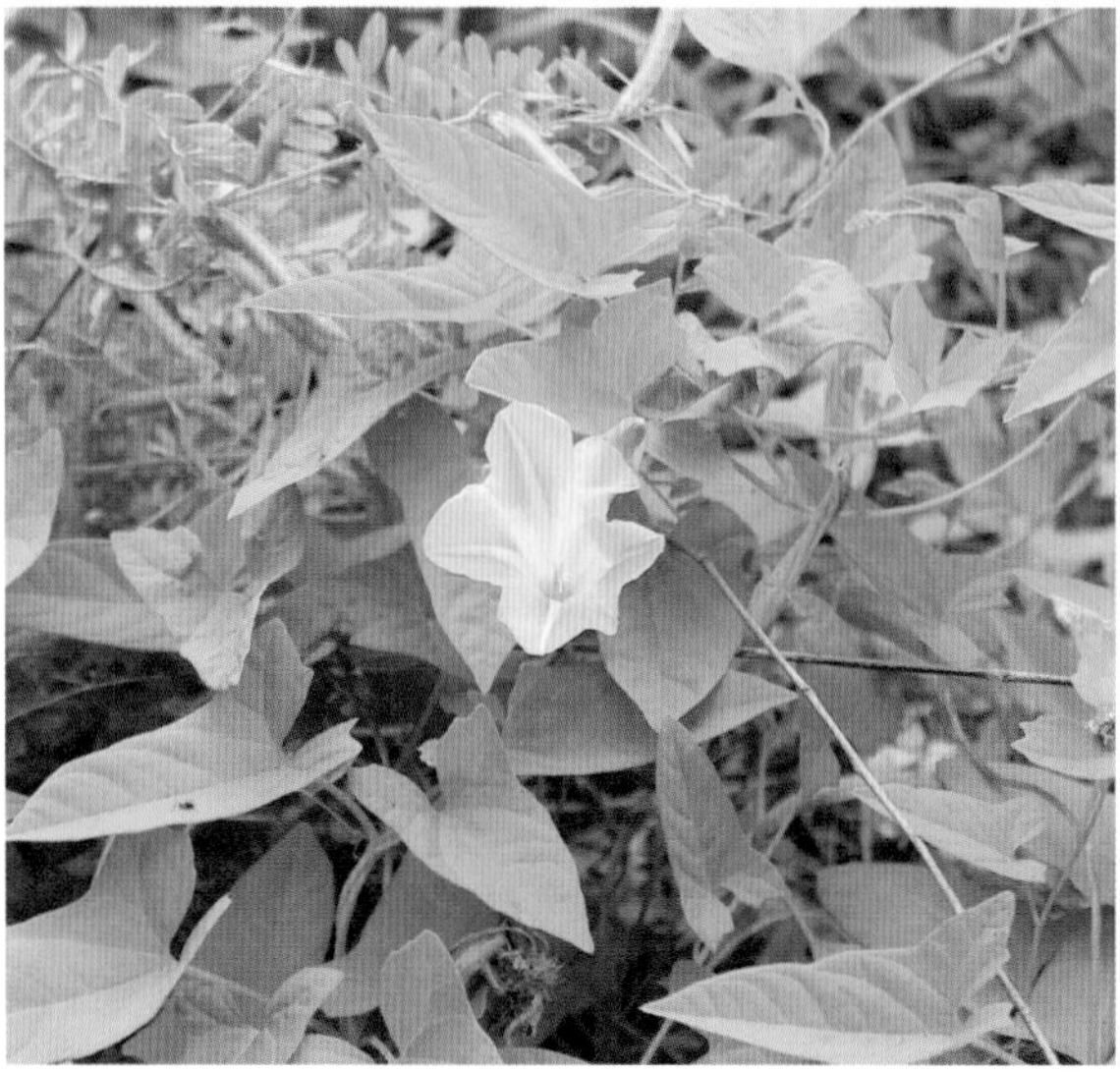

効能

降圧利尿、体のむくみ、疲労回復

基本情報

ヒルガオ科のつる性多年草で、日当たりのよい道端、土手、野原などに自生しています。つるを伸ばして他の草木に巻き付き、夏にはアサガオに似た5㎝ぐらいの淡紅色の花を咲かせます。

開花期に花と根茎ごと全草を採取し、天日乾燥させたものが生薬の「旋花《せんか》」で、むくみ解消、疲労回復、強壮強精によいとされています。春から夏の若葉や花は、サッと茹でて食用にもできます。

クスリになる活用法

煎じて飲む

天日干しした全草10gを600mLの水で半量になるまで煎じ、1日3回食間に服用します。

ビワ

効能

鎮咳、鼻炎

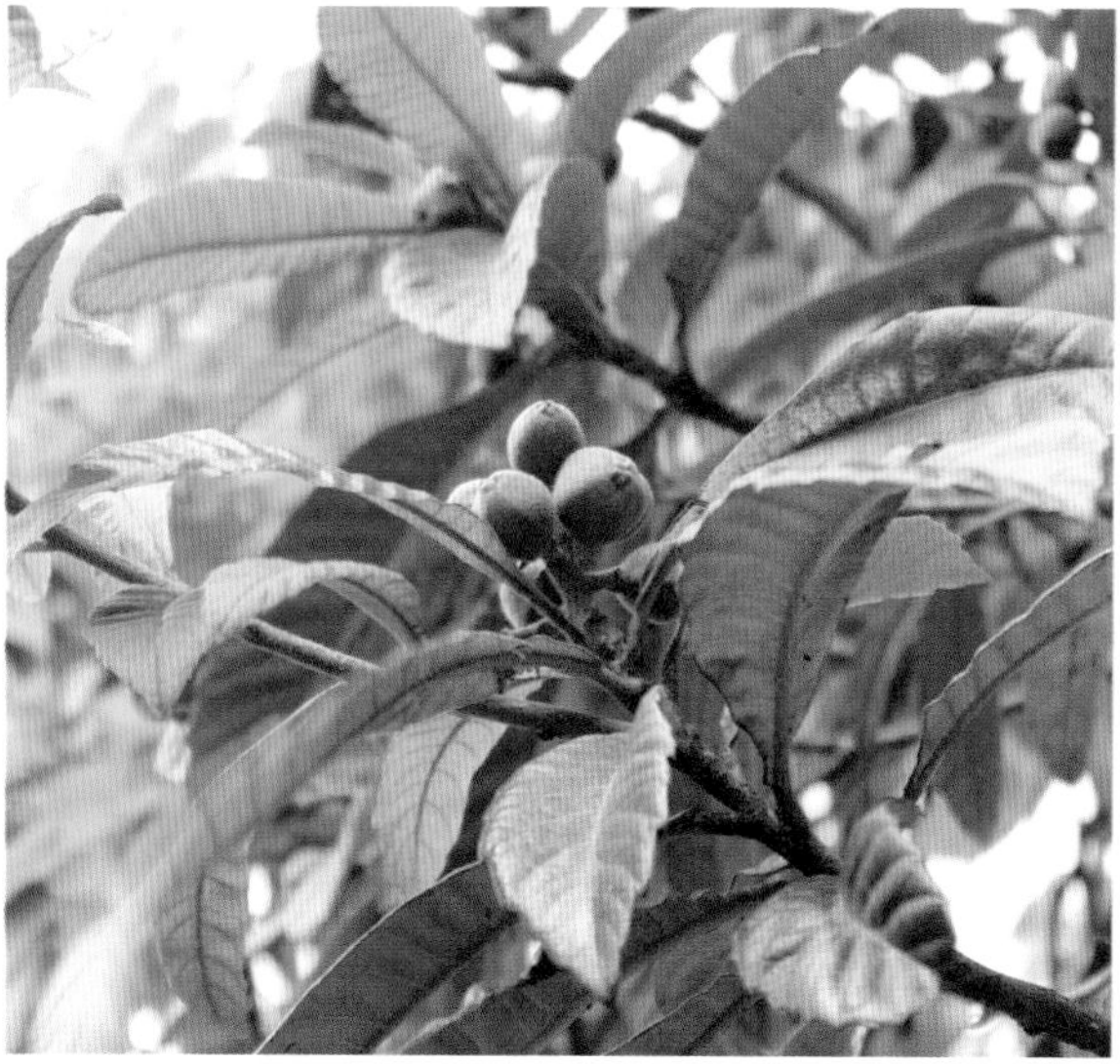

基本情報

バラ科の常緑高木で庭木としてよく植えられています。果実を収穫するため栽培もされています。ビワの実にはポリフェノールやβ-カロテンなどが多く含まれ、薬用酒にすると疲労回復や健康増進に効果的です。

薬効が高いのは葉です。天日干しした葉は生薬の「枇杷葉《びわよう》」で、咳止め、痰きり、利尿、健胃に効果的です。抗菌、抗炎症作用もあり、煎じて飲むほか、湿布（122ページ）や入浴剤（126ページ）で使います。

クスリになる活用法

薬用酒にして飲む

裏の細毛を除き乾燥させたビワの葉80gを1・8Lの焼酎に漬け、3カ月ほどのち、1日に盃1杯を飲みます。

フキ

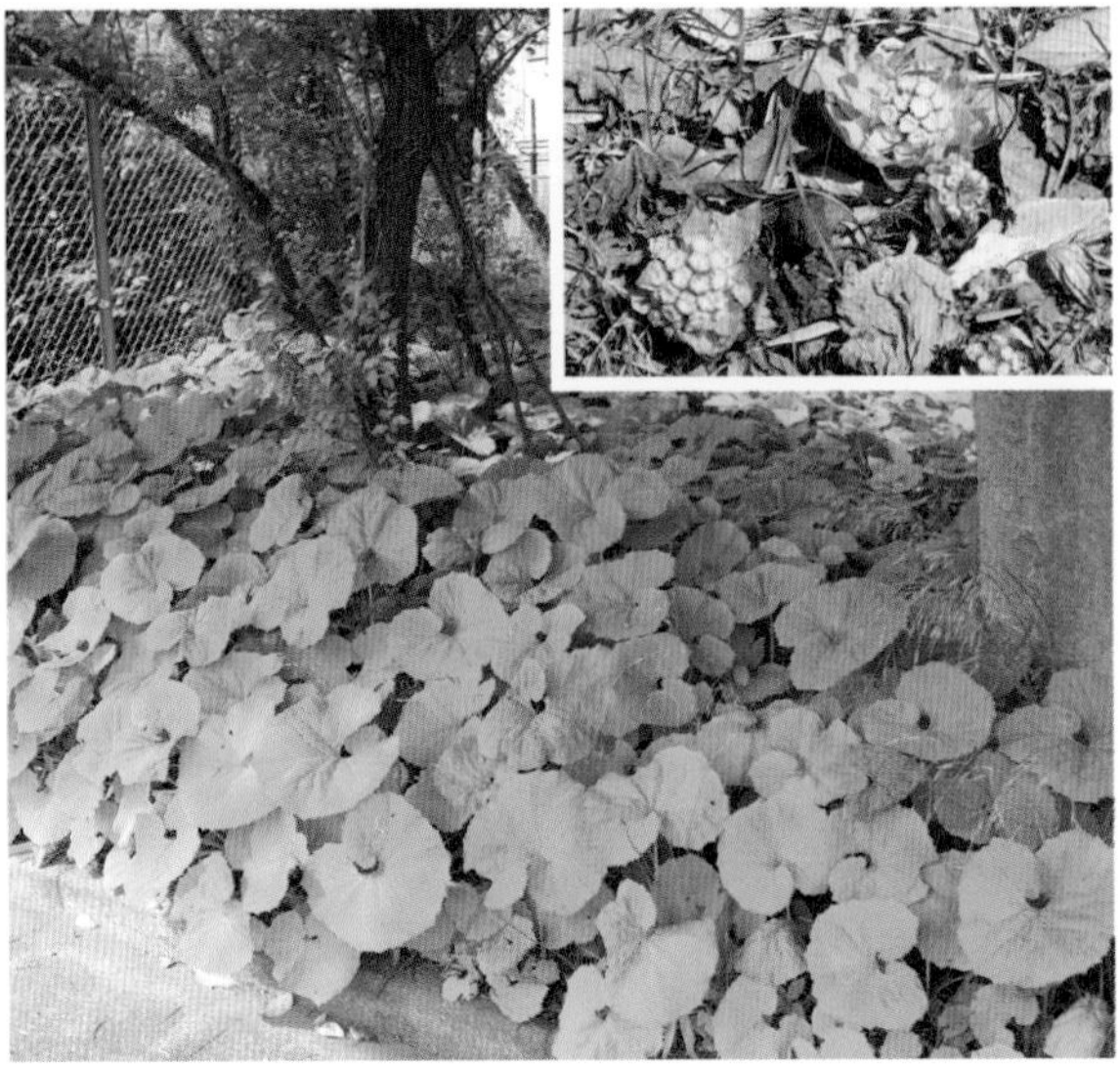

効能

咳止め、去痰、胃痛、解熱

基本情報

食材として知られているフキはキク科の多年草で、早春に顔を出すフキノトウは山菜として親しまれます。山地、平地、道端など至るところに自生しています。

苦味のあるフキノトウは、昔から苦味健胃薬としても用いられてきました。肝臓の働きを助けるほか、葉や花が開く前の蕾を採取して日干ししたものは、鎮咳《ちんがい》、去痰、胃痛、解熱などによいとされています。また生の茎葉の絞り汁を飲むと魚肉中毒に効くとされています。

クスリになる活用法

煎じて飲む

乾燥させた葉や蕾5～10gを600mLの水で半量になるまで煎じ、1日3回に分けて食前に服用します。

ヘチマ

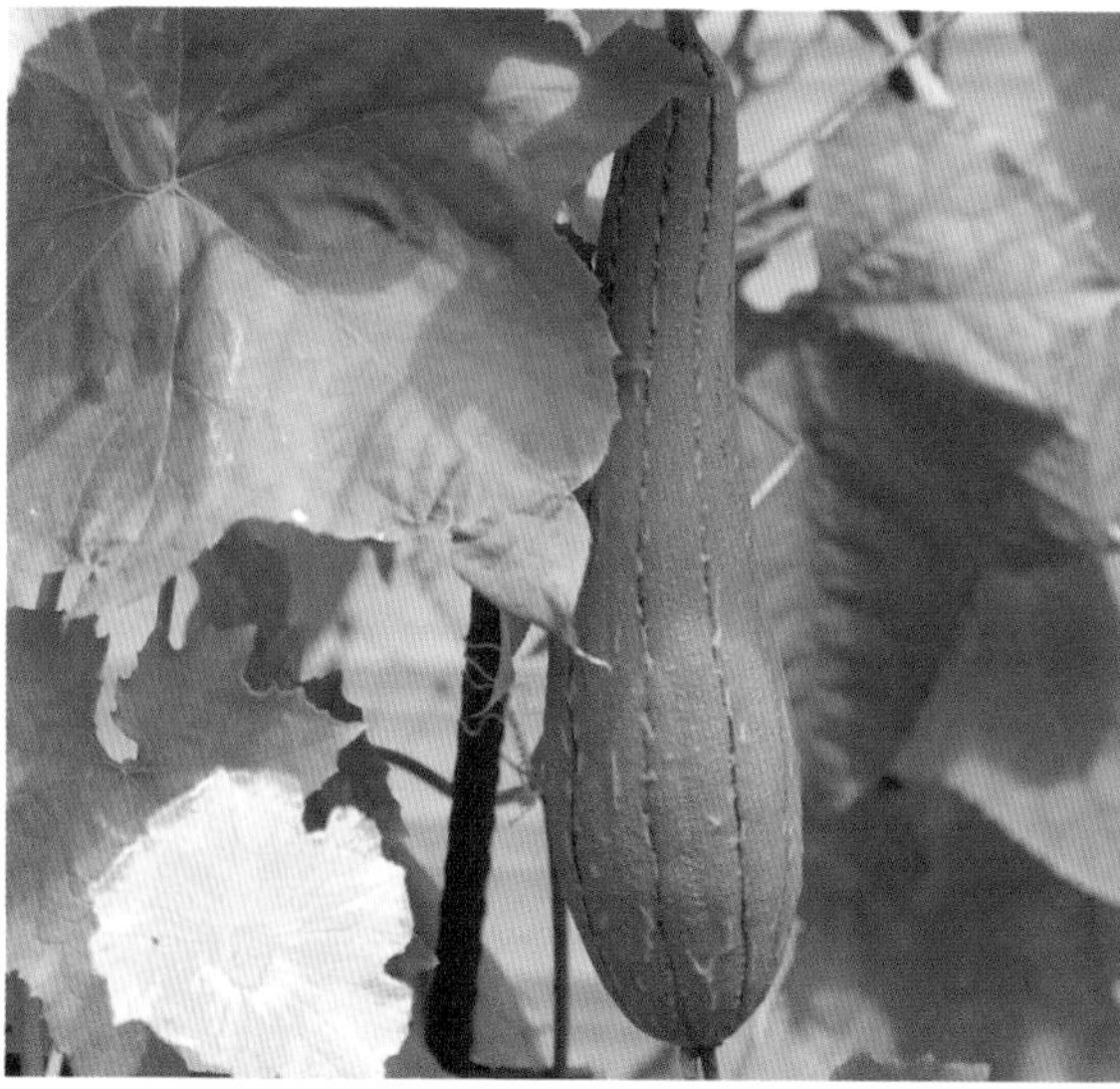

効能

利尿、咳止め、鎮痛

基本情報

ウリ科のつる性一年草で、日本全国で栽培されています。夏に黄色い花をつけ、花後は長くて大きな実がなります。蕾や若葉は天ぷら、若い実も皮をむいて輪切りにし、漬物や天ぷらで食べることができます。

秋に地上部から30㎝ほどの蔓を切り、切り口を瓶にさしておくとヘチマ水が採れます。ホウ砂を加えると化粧水にできるほか、一度沸騰させたものを服用すると利尿、咳止め、腹痛、頭痛などによいとされています。

クスリになる活用法

煮出して飲む

生の果実を輪切りにして煮出し、煮詰めて飲用。ただし、苦みがきつすぎる場合は飲用を控えましょう。

ベニバナ

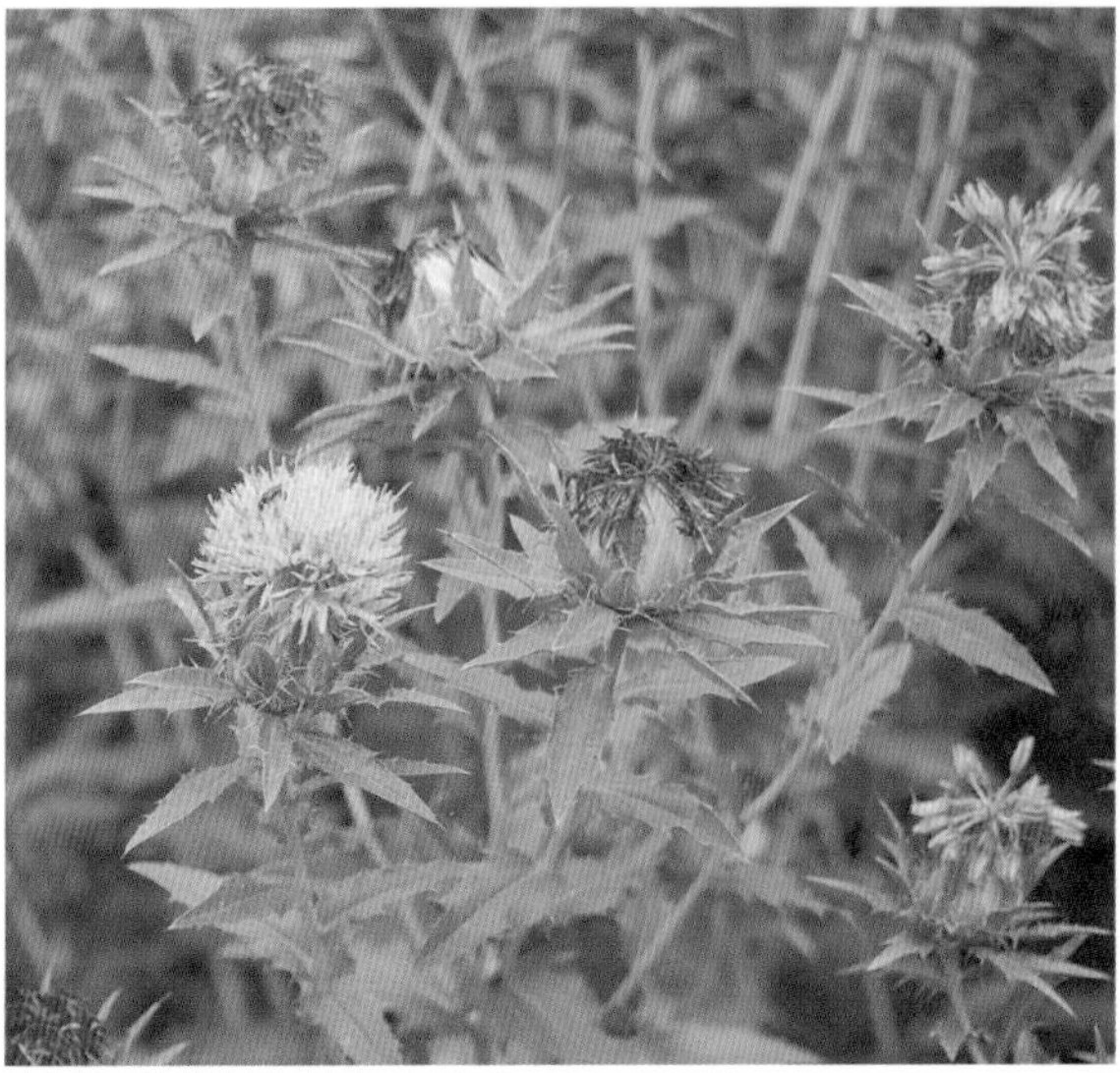

効能

月経困難、生理痛など

基本情報

キク科の越年草で、染料、切り花用、種子から採る油用に栽培されています。万葉のころから布の染料や口紅の材料として使われており、血を浄化する薬としても用いられてきました。6～7月ごろに花のみを採取し、風通しのよい場所で陰干ししたものは、生薬の「紅花《こうか》」として、月経困難、生理痛、冷え性、更年期障害など婦人科系の不調や病気に用いられます。ただし早期流産のおそれがあるため、妊婦には禁忌です。

クスリになる活用法

煎じて使う

乾燥させた花3～5gを1日量として煎じて服用します。煎じ液でうがいをすると口内炎にも効果的です。

マタタビ

効能

冷え性、リウマチ、神経痛

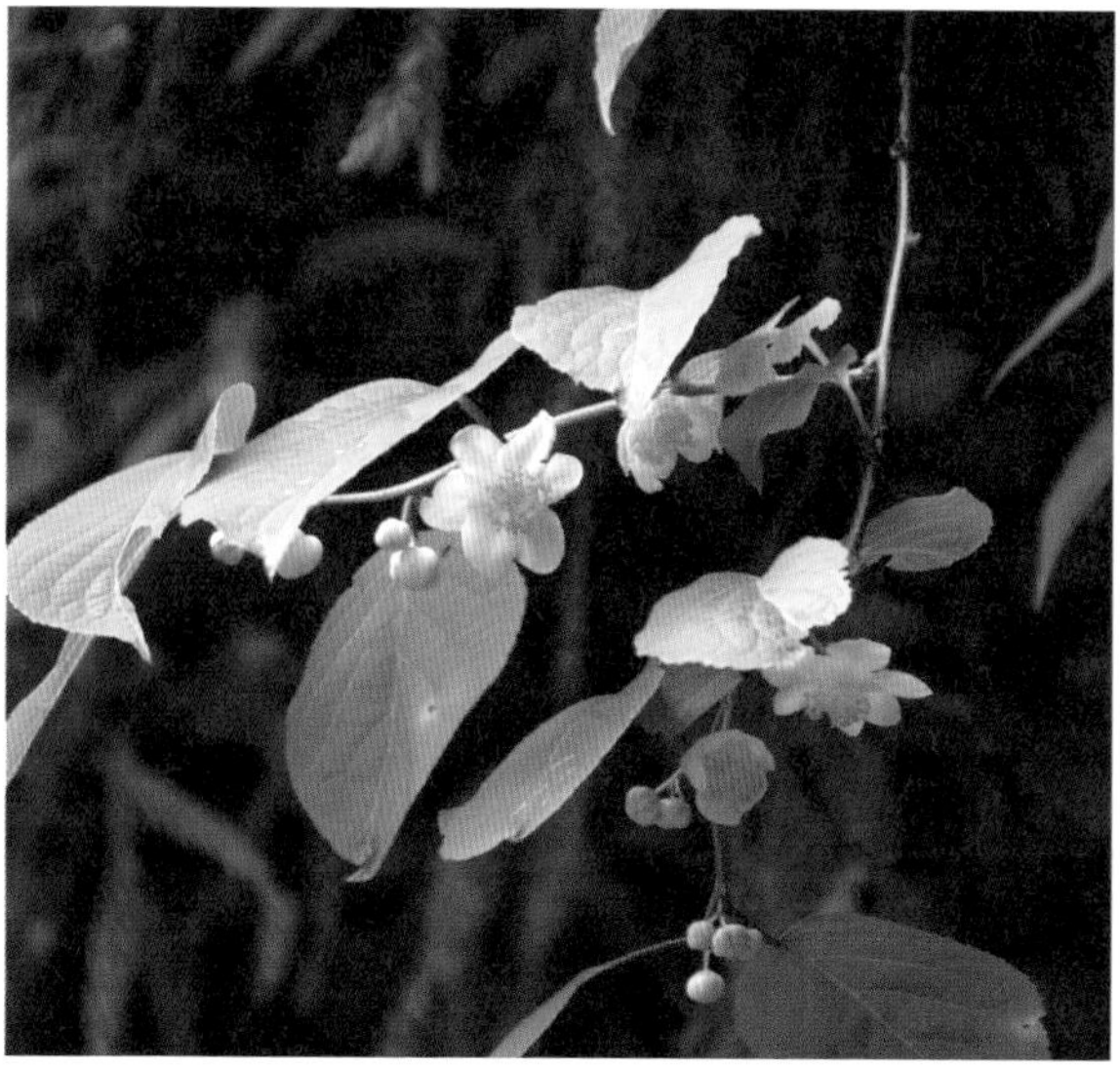

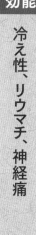

基本情報

マタタビ科のつる性落葉低木で、山地などに自生しています。マタタビの実は通常ドングリのような形をしていますが、マタタビアブラムシやマタタビミタマバエが寄生した実は虫こぶができ、ゴツゴツとした形になります。薬用には、この虫こぶの実を使います。

虫こぶの実を蒸してから薄くスライスし、天日乾燥させたものが生薬の「木天蓼《もくてんりょう》」で、冷え性、リウマチ、神経痛、腰痛などに効果的とされています。

クスリになる活用法

薬用酒にして飲む

木天蓼200gを1・8Lの焼酎に漬け、6カ月ほどおいて1日に盃1杯を飲みます。

ミツバ

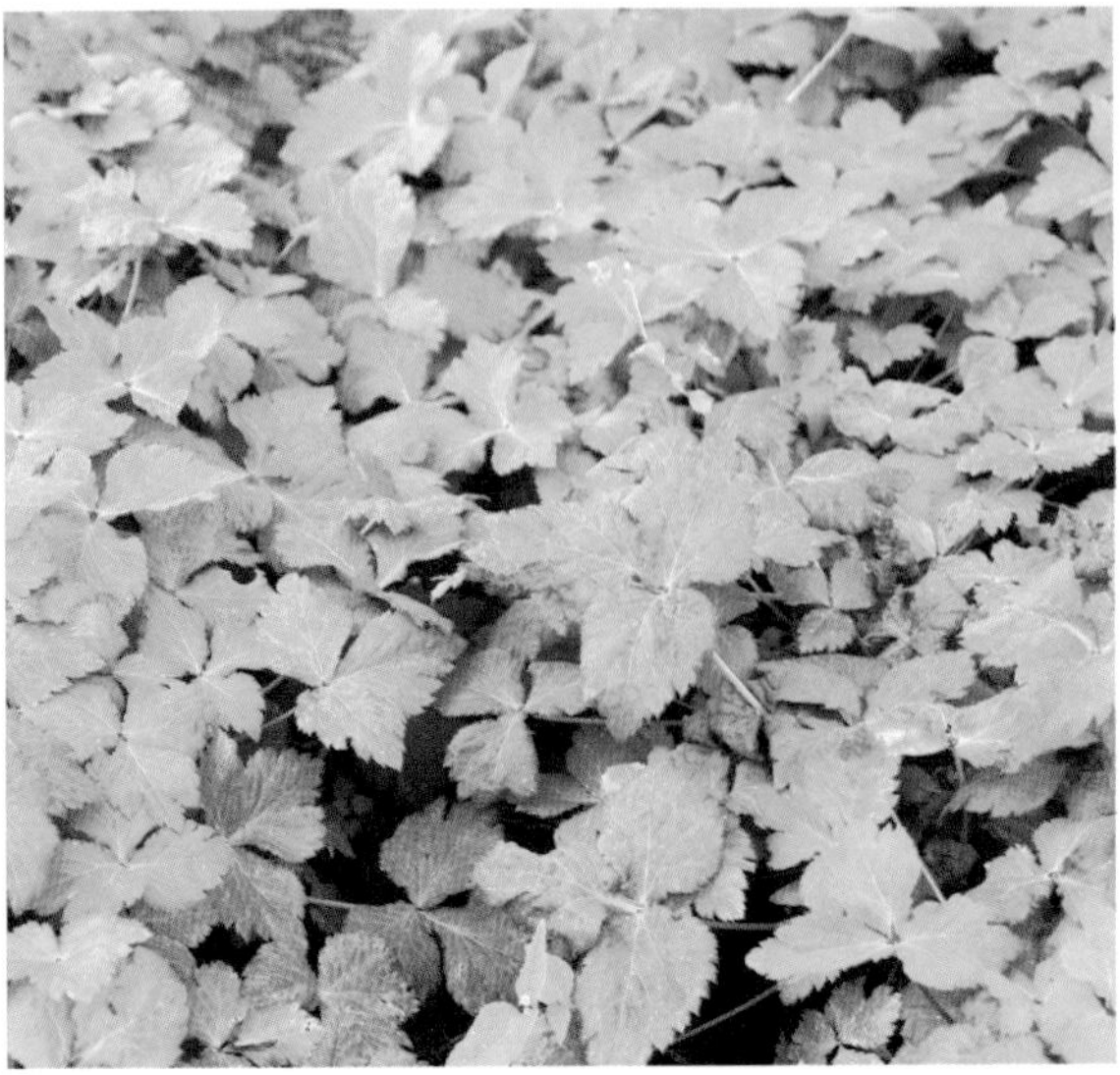

効能

風邪、食欲増進、抗炎症薬

基本情報

セリ科ミツバ属の多年草で、湿り気のある平地や山地に自生しています。自生しているものは、野菜として売られているものより香りが強く、鎮静や食欲増進、消炎、解毒に効果があるとされています。

若葉や蕾をミツバとして食用にするほか、生葉をすり潰して腫れものなどに塗ると炎症を抑えてくれます。9月ごろに果実をつけた全草を採取して陰干ししたものは、煎じて飲むと初期の風邪、血行促進に効果的です。

クスリになる活用法

煎じて飲む

乾燥させた全草15gを600mLの水で半量になるまで煎じ、濾してから就寝前に服用します。

モモ

効能

婦人科系の症状改善、湿疹、じんましん

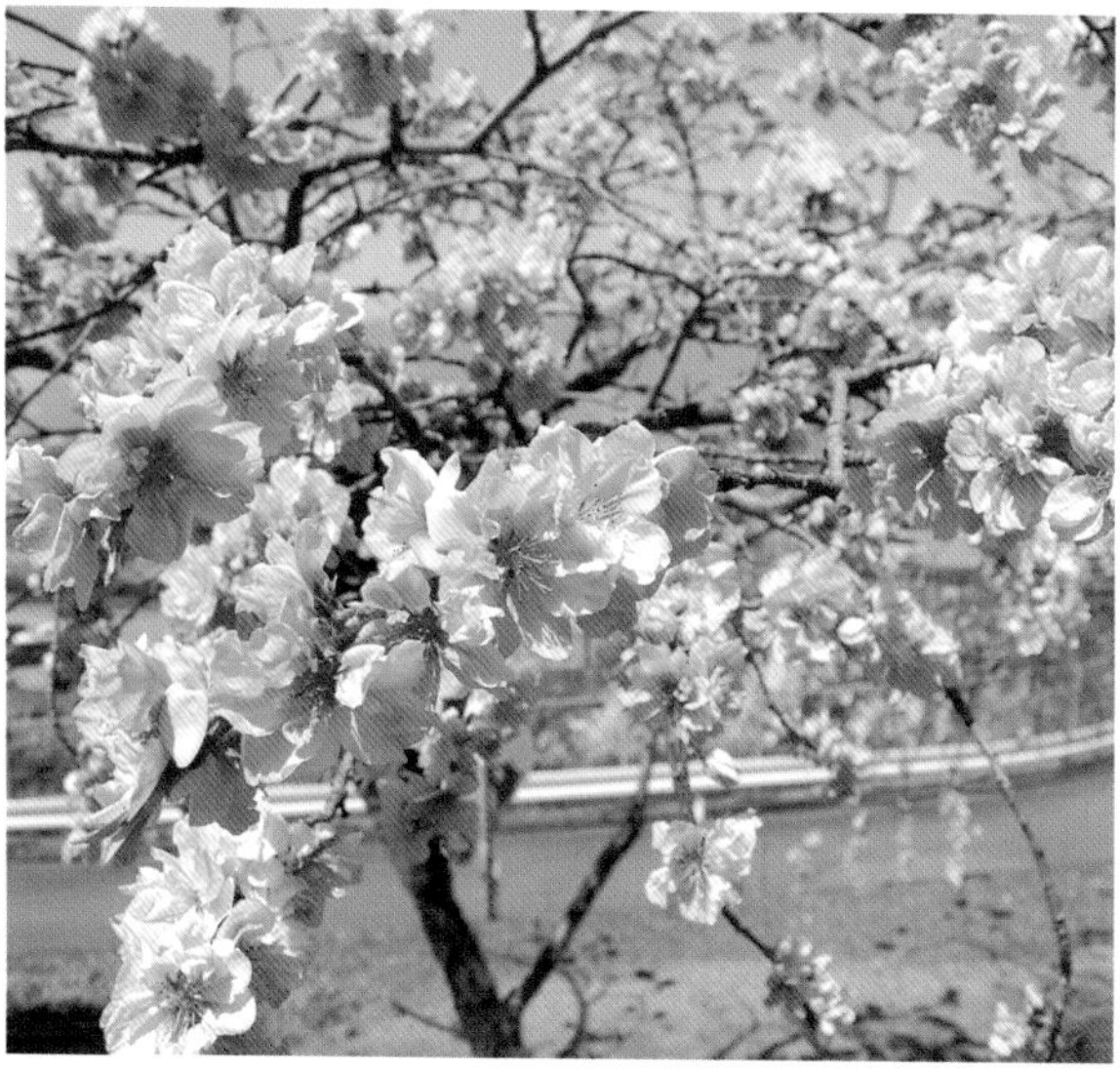

基本情報

バラ科サクラ属の落葉高木で果実は食用、種子や葉は薬用として用いられます。果実の中の硬い核を割り、種子を取り出して乾燥させたものは、生薬の「桃仁《とうにん》」で、婦人科系の症状改善などに用いられます。

また葉は湿疹、あせも、じんましんなどによく、煎じ液を患部に塗布したり、入浴剤として使ったりします。青酸化合物のアミグダリンが含まれているので、葉を使うときはしっかり乾燥させて使いましょう。

クスリになる活用法

煎じて使う

陰干しで乾燥させた葉を15分煮出してお茶に、さらに煮詰めて煎じ液にし、塗り薬や入浴剤で使います。

ヤナギ

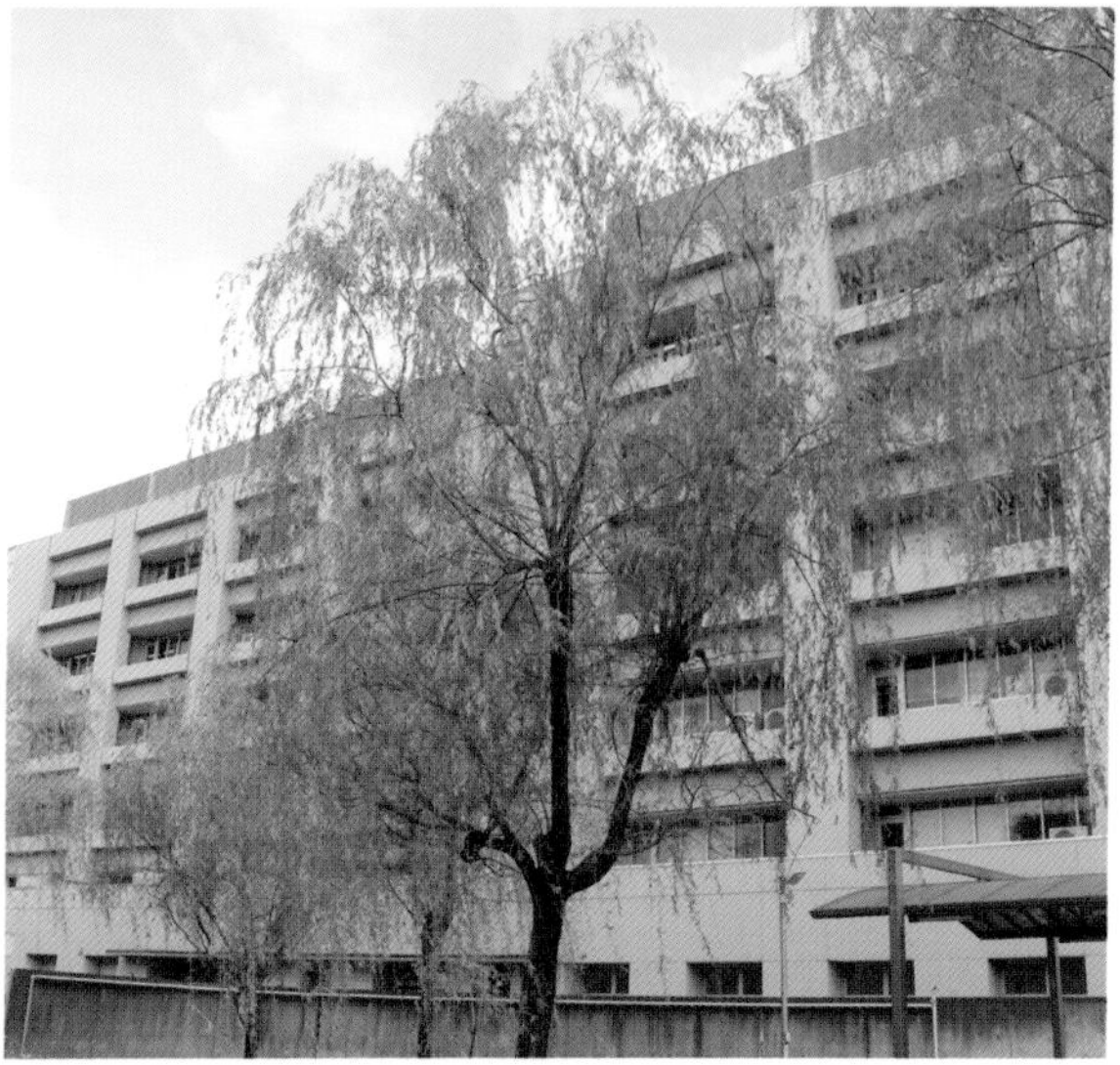

効能

鎮痛、解熱、打ち身、痛風

基本情報

街路樹や植栽としてよく見かけるヤナギは、ヒポクラテスの時代から樹皮が鎮痛薬として使われていました。代表的な鎮痛解熱薬アスピリンも元はヤナギです。

ヤナギの若葉や枝、樹皮を煎じたものは、薬草の世界で「骨になる」と言われ、打ち身や痛風、骨粗しょう症の予防などに効果的とされています。また血液の供給も上がり、風邪の予防、痰きり、胃腸を丈夫にするといった働きもあるとされています。

クスリになる活用法

お茶にして飲む

4～5月の若葉を摘んで乾燥させ、すり鉢などで細かくしたもの10～15gに熱湯を注いで飲みます。

ヤブカンゾウ

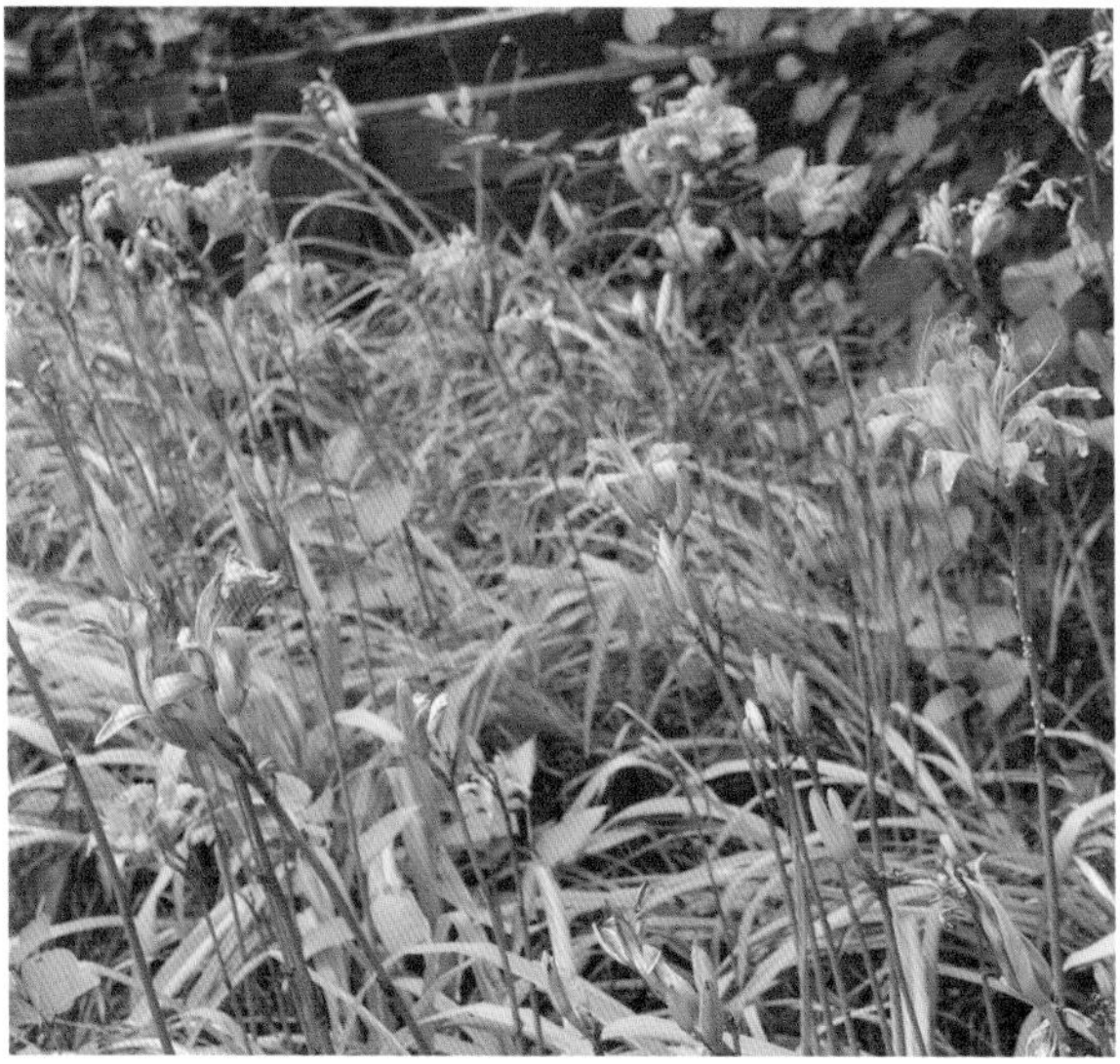

効能

熱冷まし、むくみ、不眠

基本情報

ユリ科の多年草で、道端や畦道、原野などのやや湿った場所に群生しています。花はオレンジ色をした八重咲で、3～5月の若芽、蕾、花は軽く茹でたり、天ぷらにしたりして食べることができます。

採取した蕾を蒸して天日干しにしたものは、生薬の「金針菜《きんしんさい》」で、煎じて飲むと熱冷ましになります。また葉と根は利尿作用があり、水洗いして天日干しにしたものは、むくみや不眠症によいとされています。

クスリになる活用法

煎じて飲む

乾燥させた葉20ｇ（根の場合は10ｇ）を600㎖の水で半量になるまで煎じ、1日3回食間に服用します。

ユキノシタ

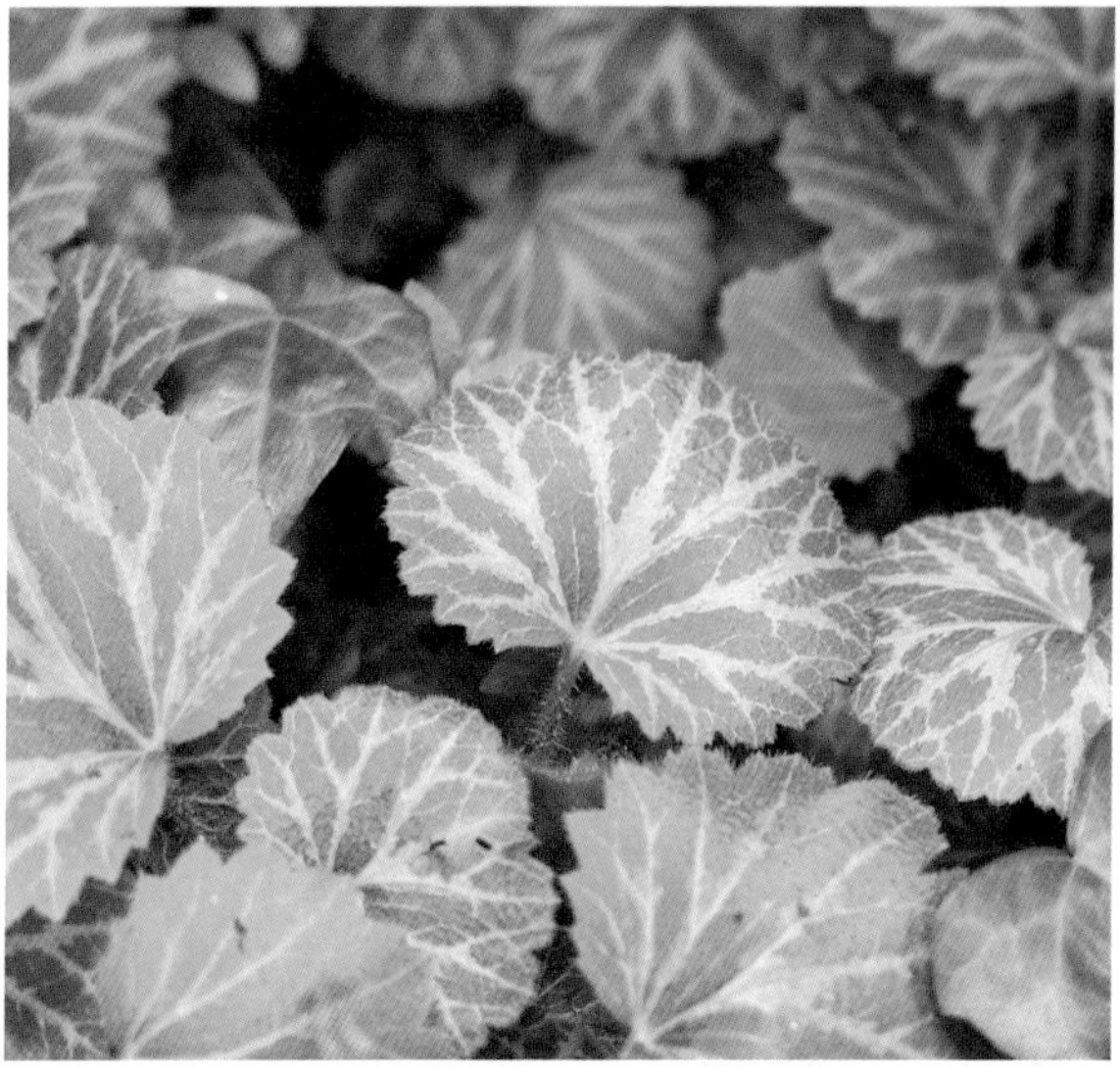

効能

やけど、中耳炎、むくみ

基本情報

ユキノシタ科の半常緑性多年草で、山地や平地の湿った場所に群生しています。繁殖力が旺盛で、食用にも薬用にも利用できます。葉の形が虎の耳に似ていることから「虎耳草《こじそう》」とも呼ばれ、葉を乾燥させたものは同名の生薬としても用いられています。

中耳炎には、生葉を火であぶって揉んだものを丸めて、耳の穴にさします。やけどに貼っても効果的。乾燥葉はむくみ取りにもなります。

クスリになる活用法

煎じて飲む

乾燥させた葉を1日量10ｇとして、600mLの水で半量になるまで煎じ、1日3回食間に服用します。

ユズ

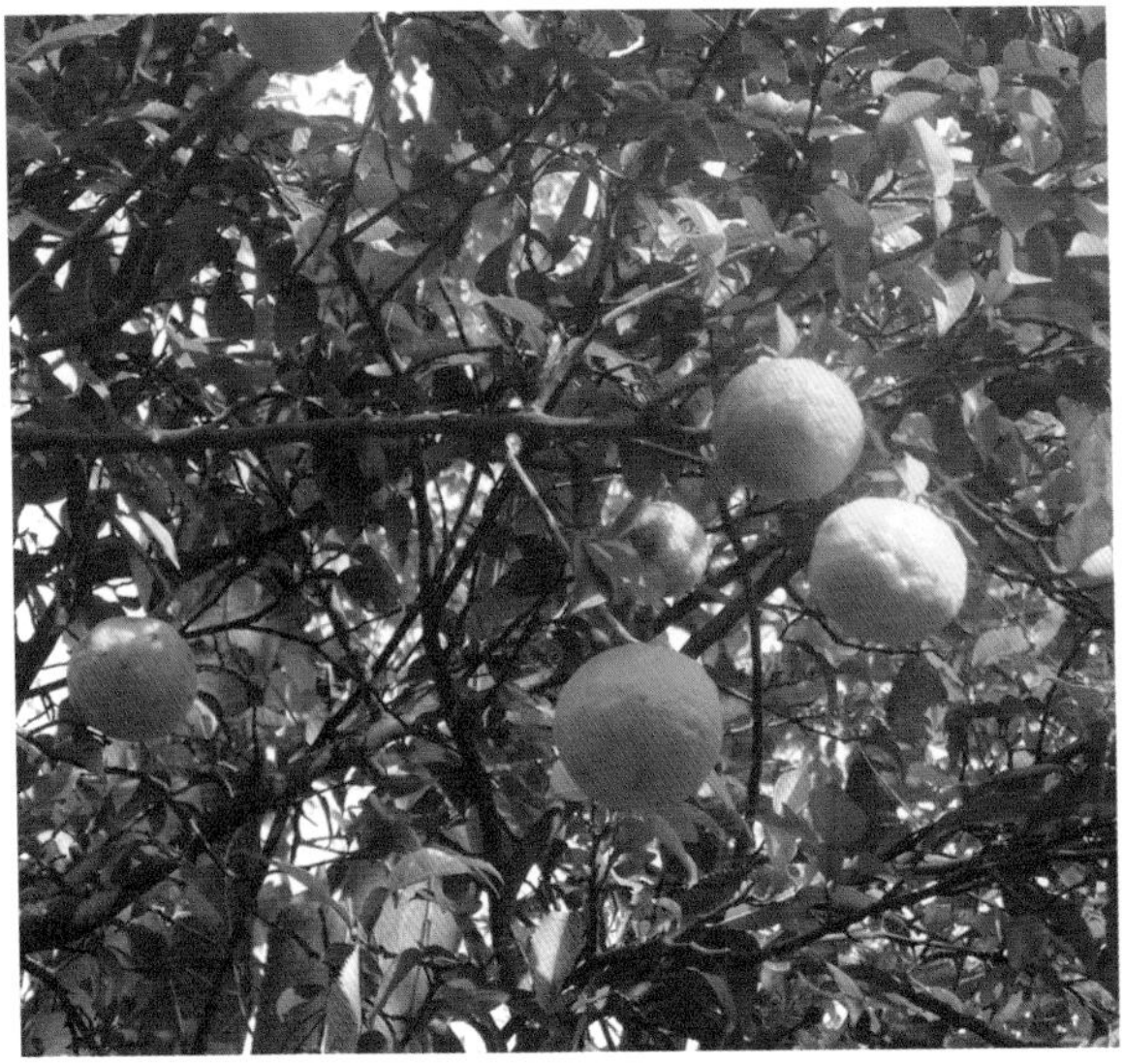

効能

風邪予防、胃腸病、リウマチ、神経痛、冷え性の改善

基本情報

ミカン科の常緑小高木で庭木に使われたり、栽培されたりしています。酸味の強い果実にはビタミンC・E、クエン酸、酒石酸、ペクチン、果皮にはピネン、シトラール、リモネンなどの精油成分が多く含まれており、血行促進、抗菌、消炎、健胃、発汗作用があります。

皮や絞り汁を料理に使ったり、湯船に入れたりすると風邪予防、疲労回復、食欲不振、リウマチ、神経痛、冷え性などに有効とされています。

クスリになる活用法

薬用酒にして使う

焼酎1・8Lに未熟果3～4個を横断して浸け、約3カ月置き、トロリとしてきたら飲みます。

ユリ（オニユリ・ヤマユリ）

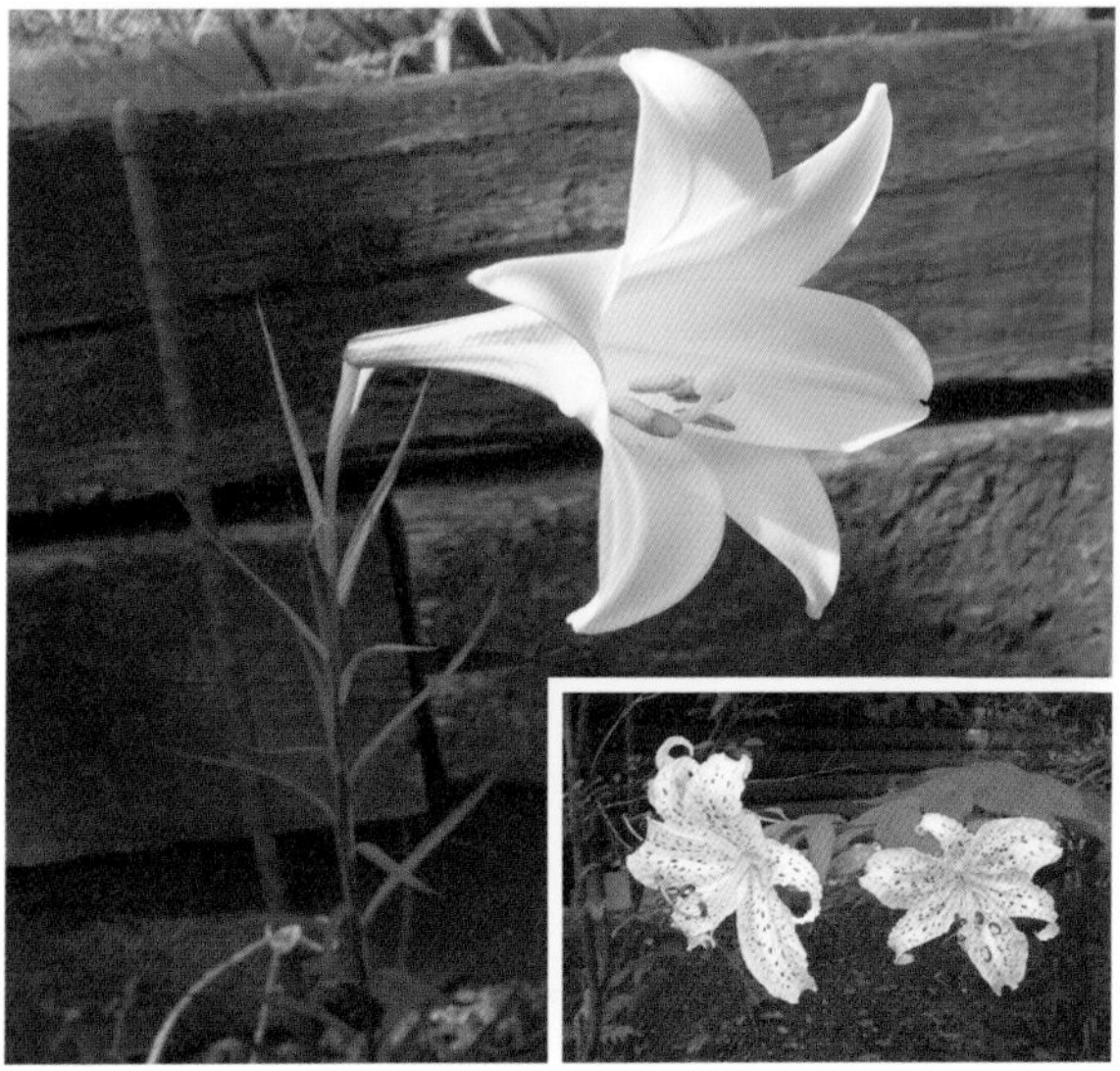

効能

滋養強壮、利尿、精神安定

基本情報

山野や平地に自生しているユリには数種類あります。そのうち、よく見かけるのがオニユリやヤマユリです。花が濃いオレンジ色をしているのがオニユリ、白い花に赤褐色の斑点と黄色い斑紋があるのがヤマユリです。どちらも鱗茎《りんけい》はユリ根として食用・薬用にできます。

鱗茎にはでんぷん、タンパク質、脂肪、アルカロイド、ステロイドサポニンが含まれ、滋養強壮、咳止め、痰きり、利尿などに効果があるとされています。

クスリになる活用法

調理して食べる

鱗片をはがして生のまま天ぷらに。茹でて水にさらして甘煮したらグラニュー糖を振ってデザートに。

リュウノウギク

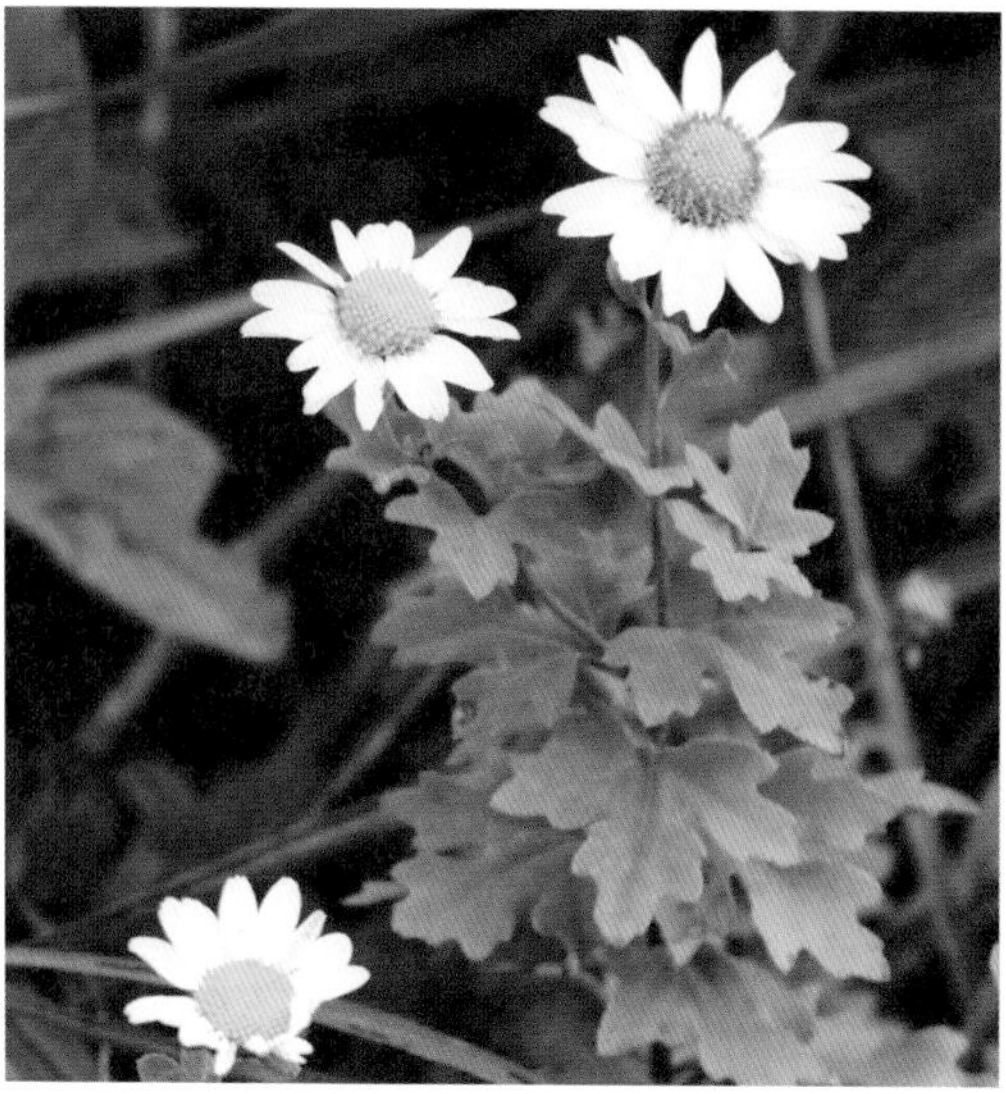

効能

切り傷、虫刺され、肩こり、腰痛、打ち身

基本情報

キク科の多年草で、日当たりのよい山野や丘陵地に自生している野菊のひとつです。精油成分を含んでいて、生葉を揉むとやわらかな樟脳の香りがあります。

生葉を揉みつぶして擦り傷や切り傷、虫刺されなどの箇所に塗り、外用薬として使うほか、開花期に地上部を採取して陰干しにしたものを入浴剤で利用します。肩こり、腰痛、打ち身、神経痛の緩和によいとされています。

クスリになる活用法

入浴剤で使う

乾燥させた地上部を三握りほど布製の袋に詰めて湯船に入れます。袋で肌をこすると血行が促進されます。

レンゲソウ

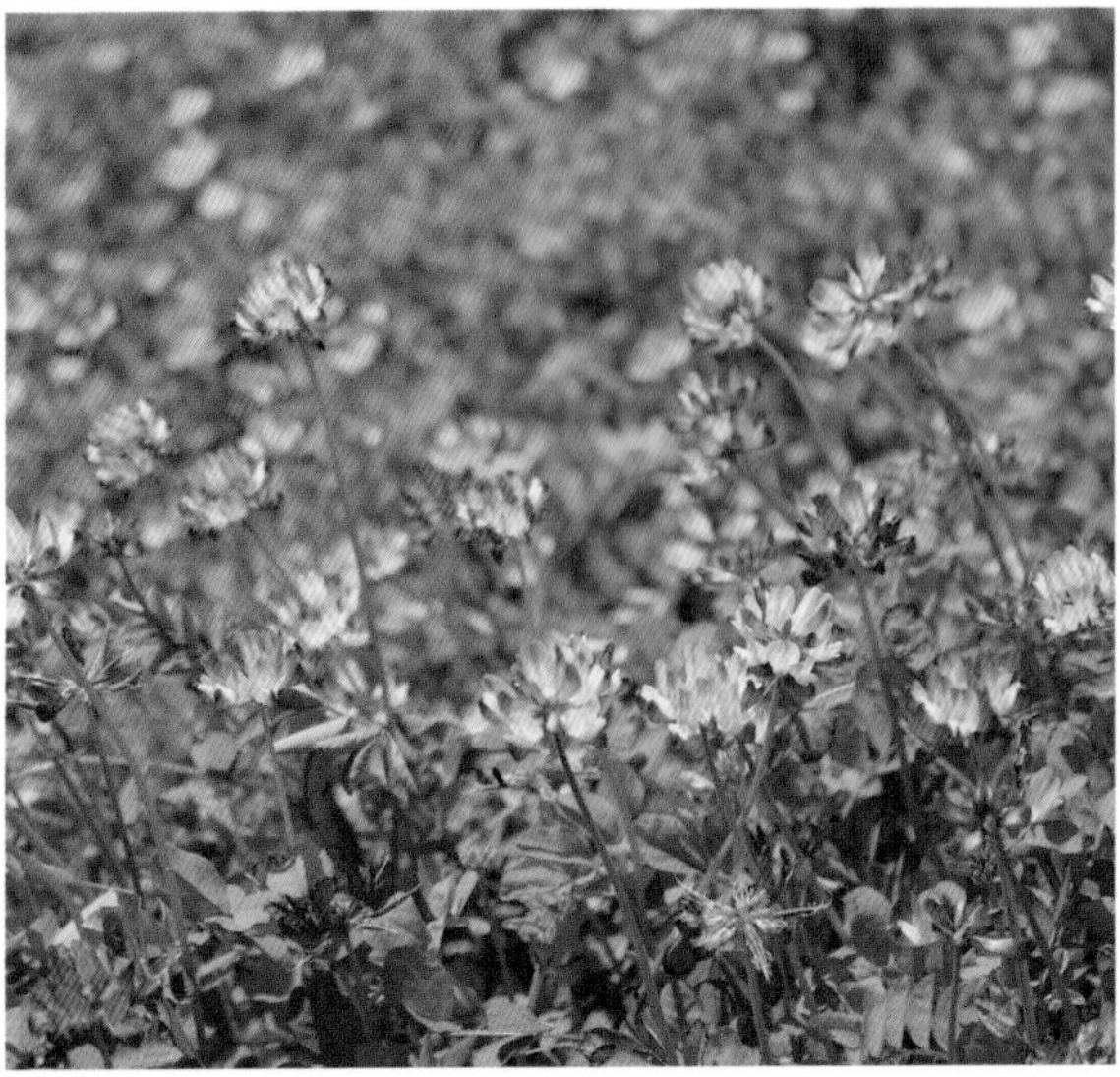

効能

解熱、利尿、喉の痛み、切り傷

基本情報

マメ科の越年草で道端、土手などに自生しています。水田の緑肥としても利用されています。4～5月ごろに紅紫色の花をつけ、花と若芽はサッと茹でて水にさらして、和え物や酢の物などで食べることができます。

生の葉をすって絞った絞り汁は、軽いやけどや切り傷に塗ると回復を早めます。また開花期に全草を採取して日干しにしたものは、煎じて飲むと解熱、利尿、喉の痛みなどに効くとされています。

クスリになる活用法

煎じて飲む

乾燥させた全草10gを500mLの水で半量になるまで煎じ、1日数回に分けて服用します。

ワサビ

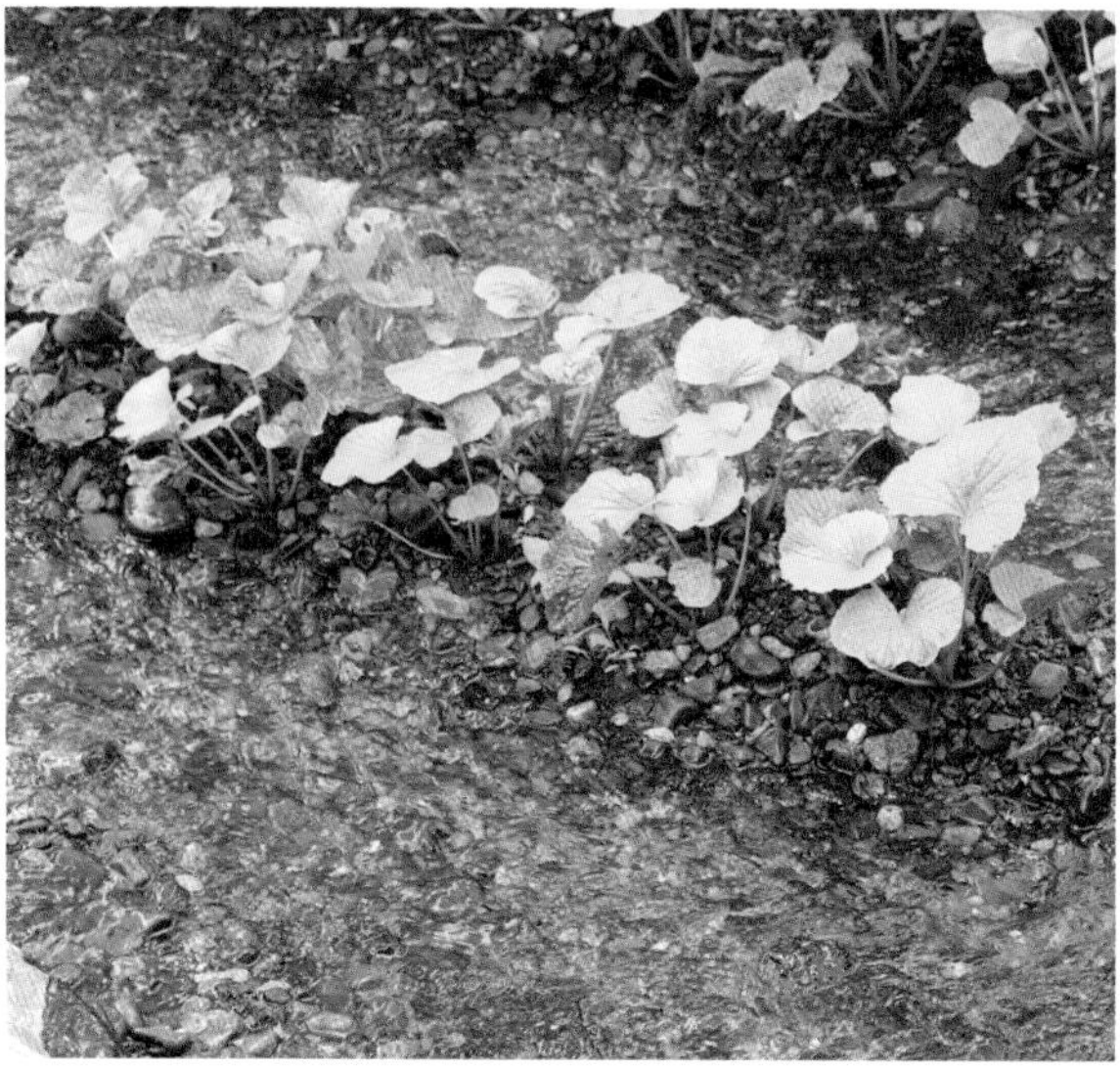

効能

食欲増進、健胃効果

基本情報

アブラナ科ワサビ属の多年草で、栽培のほか、山地の渓流の浅瀬や渓流沿いに自生もしています。やや湿った場所に生えるハタワサビも元は同じものです。

ワサビに含まれる精油成分、辛み成分には殺菌・防腐作用があります。また芳香性健胃作用、食欲増進効果もあります。よく用いられるのは根茎の部分ですが、ワサビは葉や茎も食用にでき、サッと湯通しして水にさらしたあと、おひたしや和え物、粕漬けなどにして食べます。

クスリになる活用法

湿布として使う

リウマチや神経痛の痛みの緩和には、根茎をすり下ろしてガーゼで包み、10～20分ほど患部にあてます。

ワレモコウ

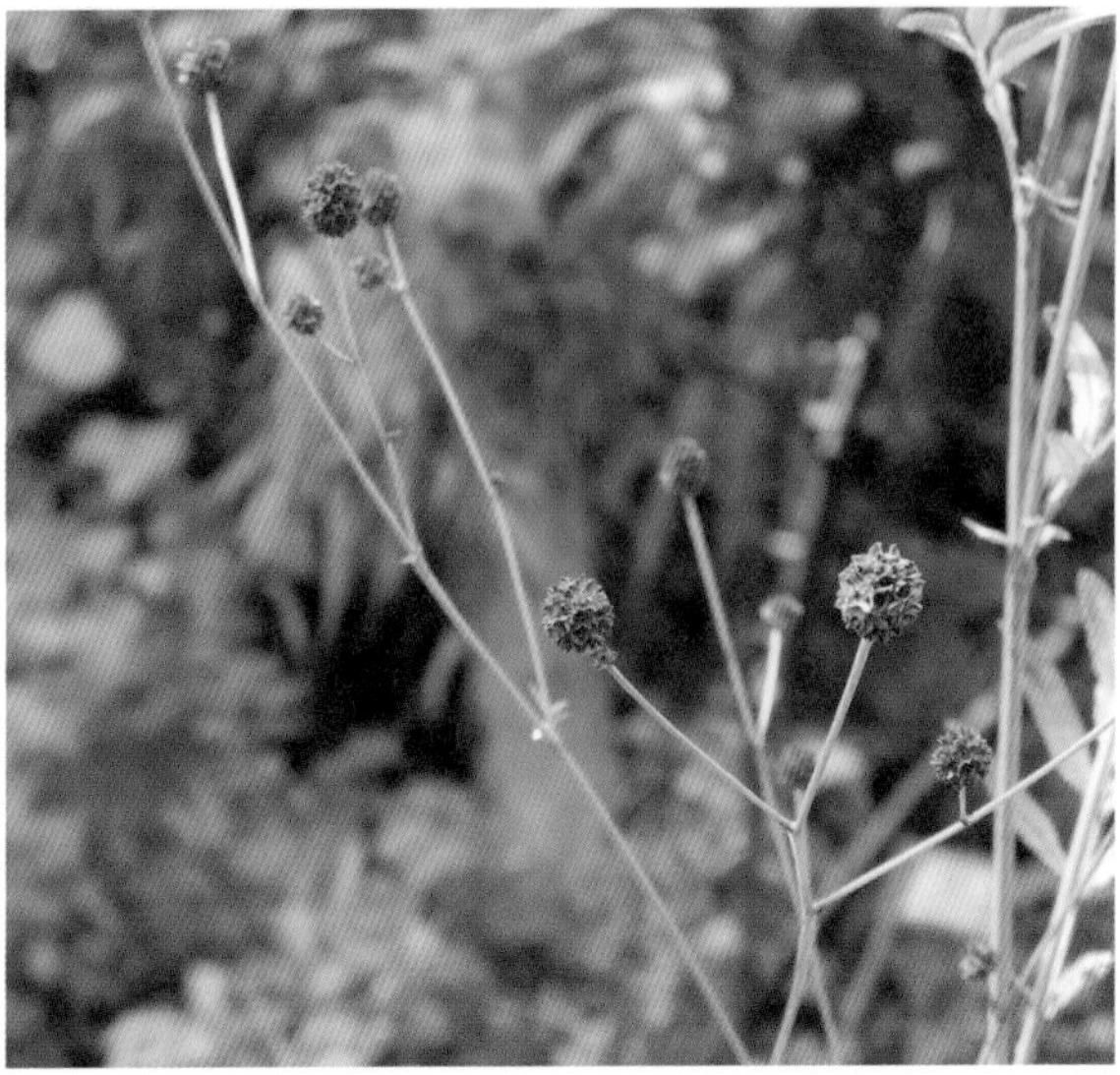

効能

止血、下痢止め、喉の痛み、皮膚炎

基本情報

バラ科の多年草で日当たりのよい山野に自生しています。夏から秋にかけて暗紅紫色の穂状の花をつけます。

茎葉が枯れる晩秋のころに根茎を掘り出して、水洗い後に天日乾燥させたものは、生薬の「地楡《ちゆ》」と呼ばれます。これを煎じた液は止血や下痢止めに用いられます。またやけどや湿疹、皮膚炎は煎じ液で患部を洗い、喉の痛みや口内炎には煎じ液でうがいします。生根をすり潰して塗ると、打撲やねんざによいとされています。

クスリになる活用法

煎じて使う

地楡1・5～3gを200mLの水で半量まで煎じます。食間の服用のほか、うがい薬・外用薬で使います。

PART

2

薬用植物を使った
自分でできる手当て

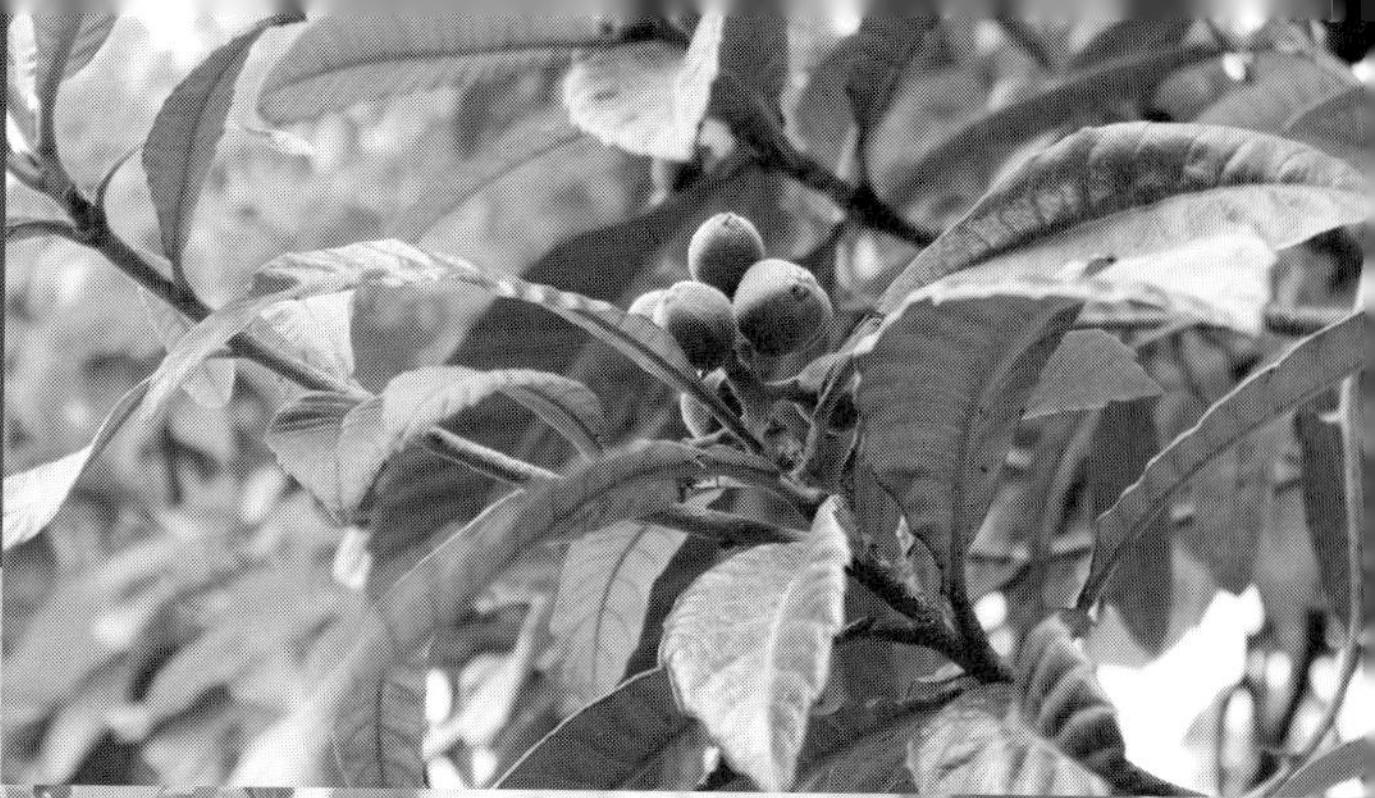

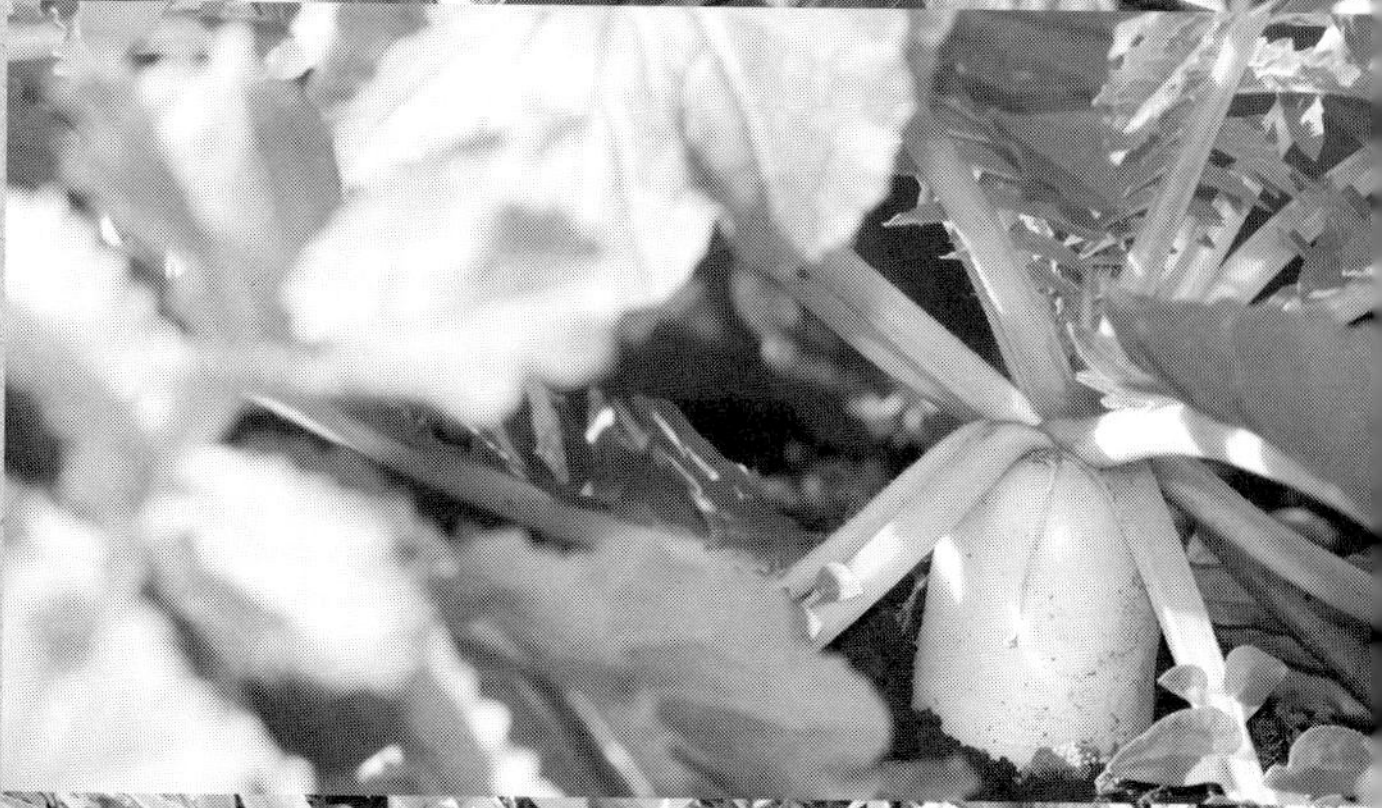

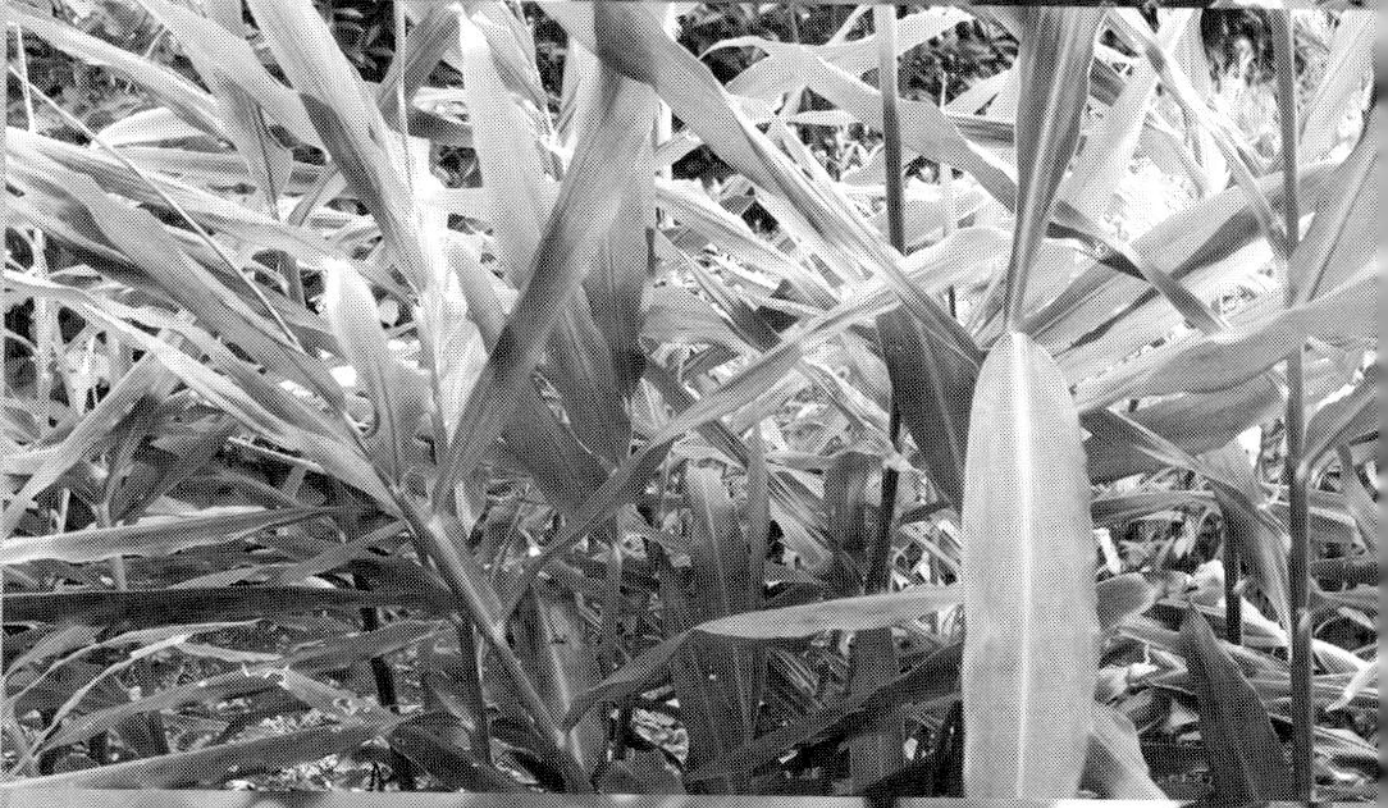

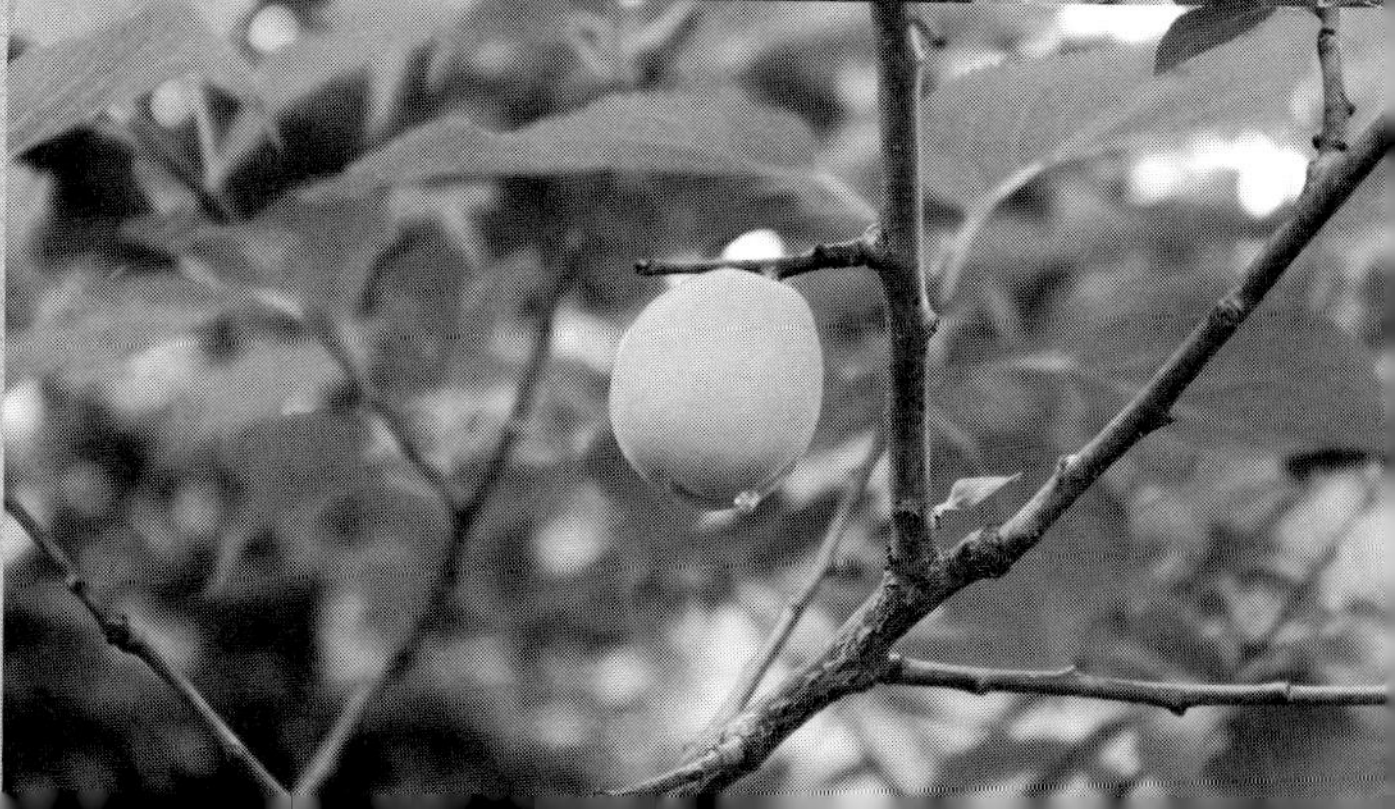

梅を使った
自分でできる手当て①

梅干し

効能　疲労回復・解毒・整腸作用

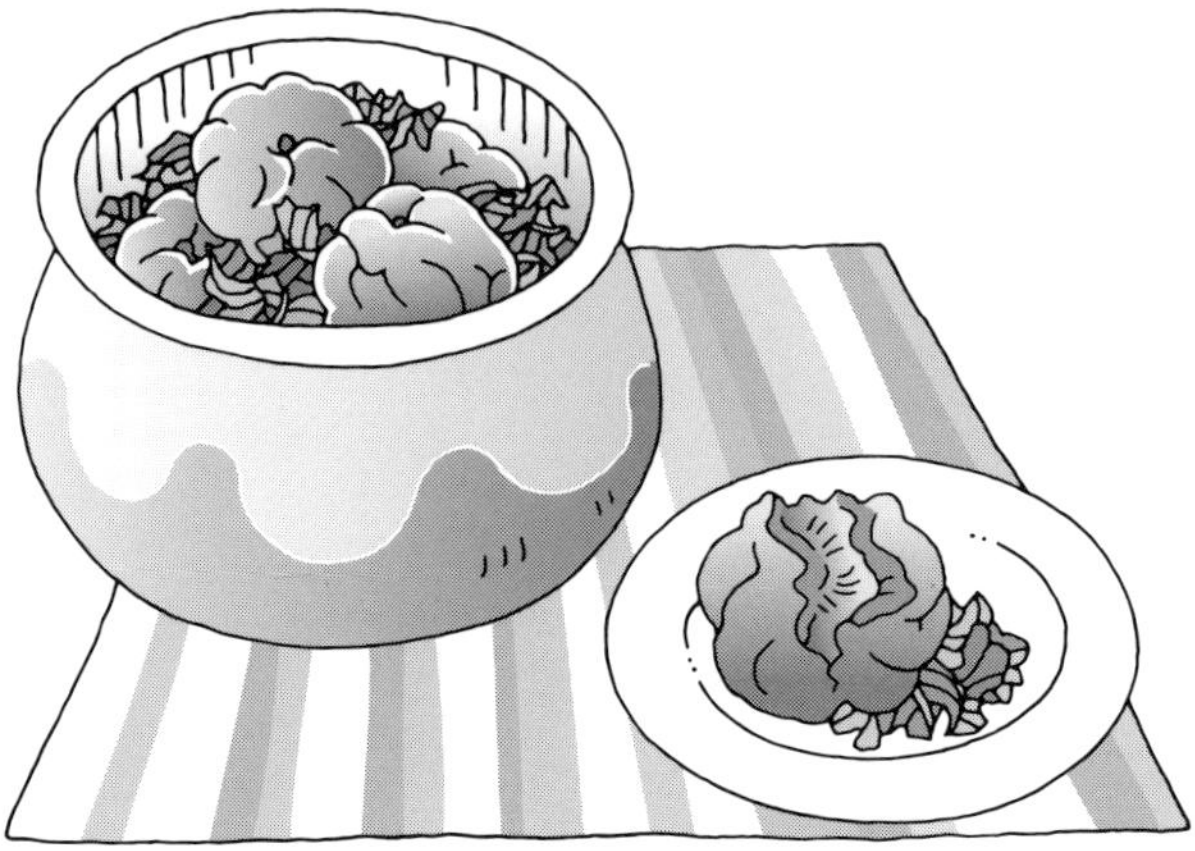

材料

完熟梅……1kg
粗塩……180g
焼酎（35度以上）……適量
重し……1kgと500gの2つ

作り方

1　6月ごろから手に入る完熟梅を水で洗い、水気をよく拭き取って、竹串か爪楊枝でヘタを取る。

2　焼酎をスプレーで梅に吹きかける（焼酎を染み込ませた布で1個ずつ拭いてもよい）。

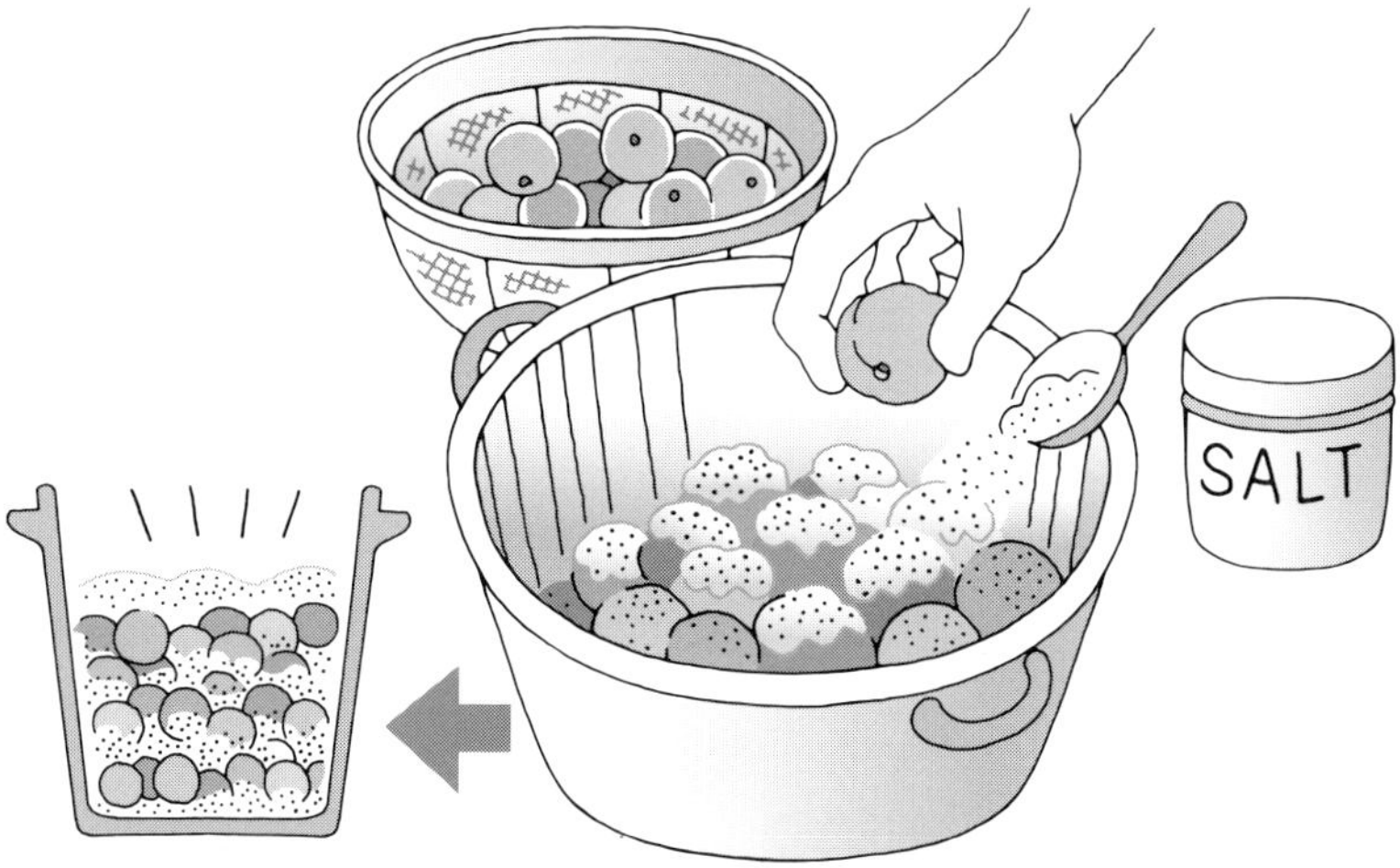

3 熱湯消毒しておいた容器の底に塩を薄く振りかけて、梅を平らに並べ、塩を振る。梅と塩を交互に重ねていき、一番上に厚めに塩を振る。

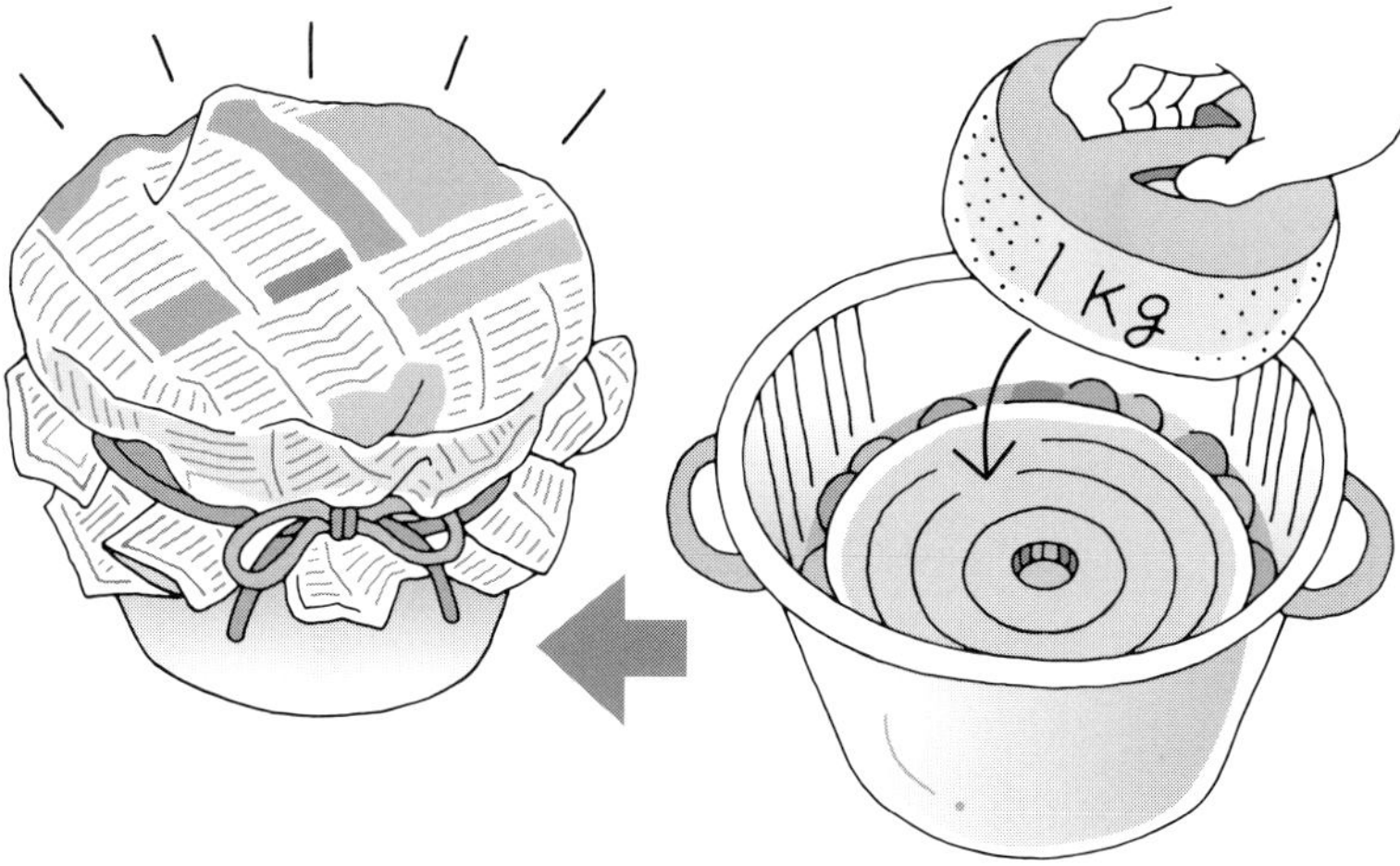

4 落とし蓋をして、1kgの重しを乗せたら、埃が入らないよう蓋もしくは新聞紙で容器の口を覆う。

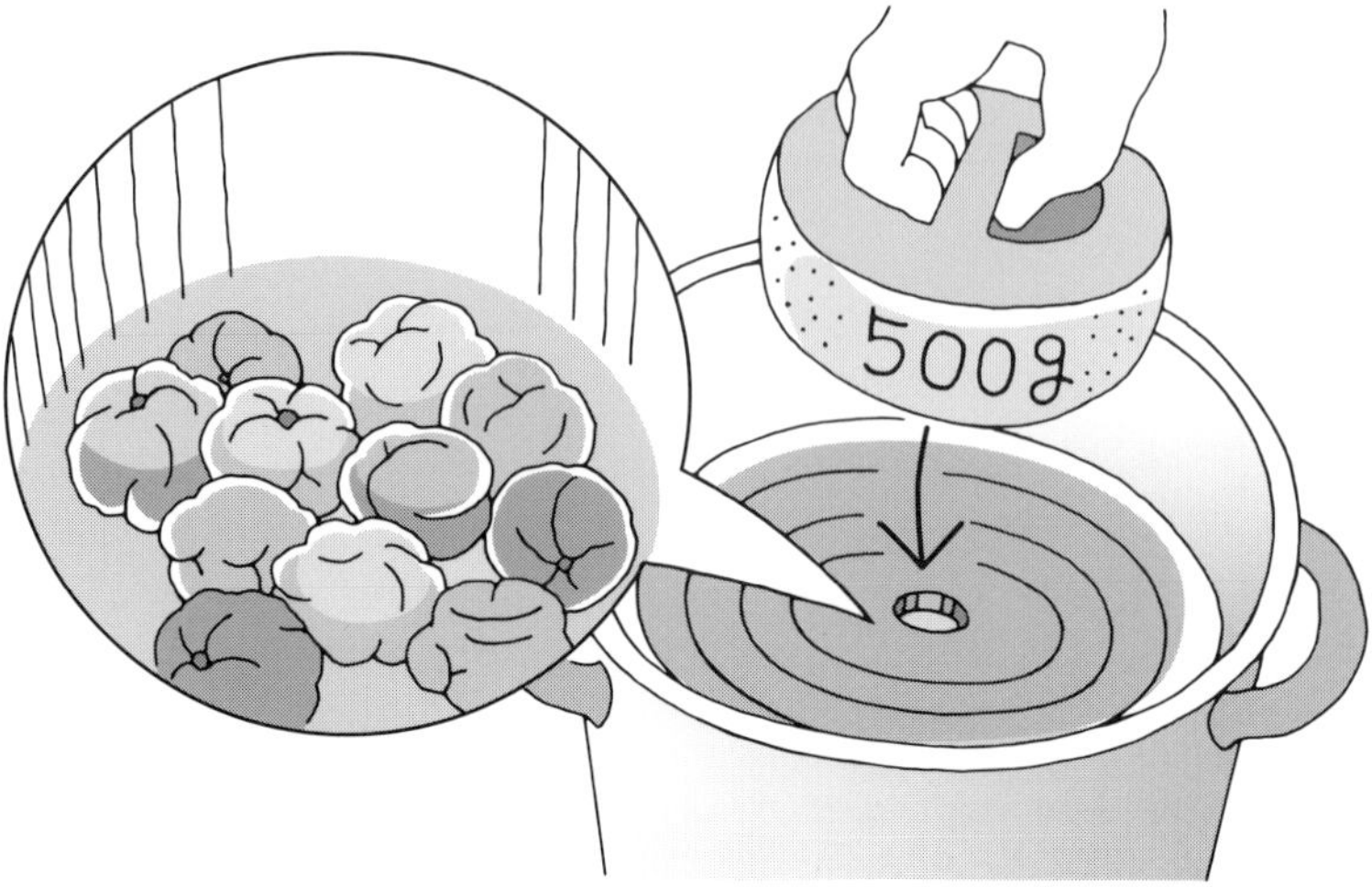

5

4～5日して、梅全体が浸かるぐらいまで梅酢が上がってきたら、重しを500gのものに代えて、梅雨が明けるまで漬けておく。

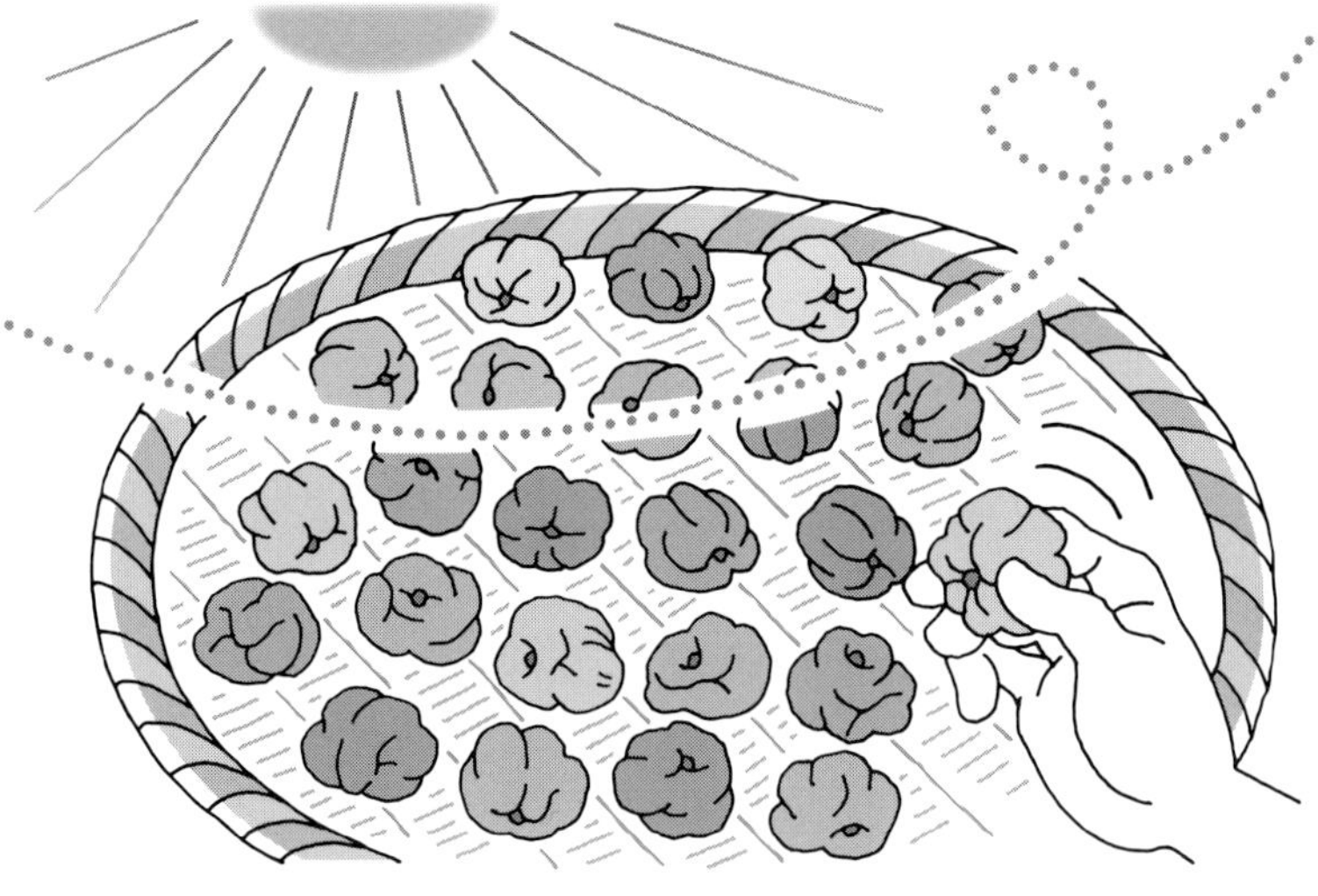

6

梅雨が明けたら梅を干す。大きめのざるに、くっつかないようにして梅を並べ、1日に1回ひっくり返しながら、3日3晩外干しする。

赤シソを入れる場合

赤シソ……………………………………………200g
粗塩………………………………………………40g
梅酢…………………………………………200mL

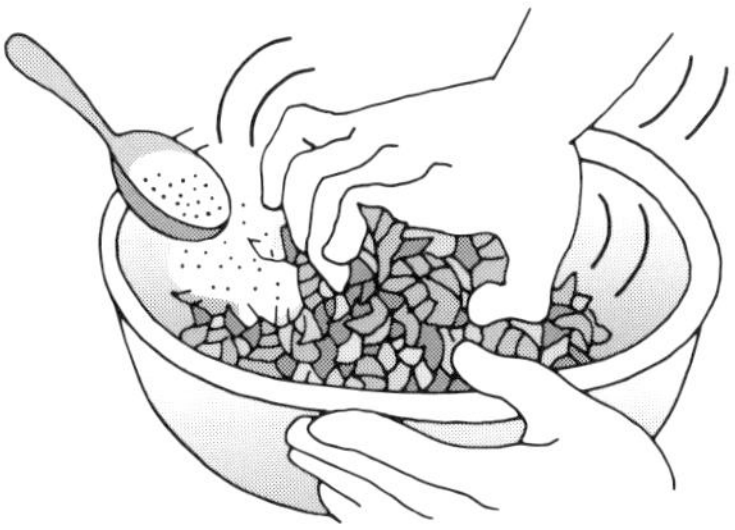

1

梅酢が上がってきたタイミング（116ページの5の段階）で、赤シソを用意する。葉を摘んで水洗いし、水気をよく拭き取ったら容器に入れ、塩20gを加えて手でよく揉む。

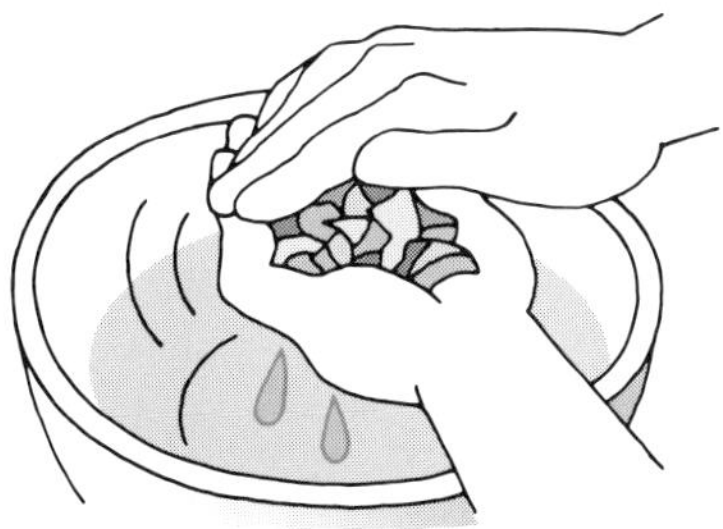

2

赤シソをギュッと絞り、容器の水分を捨てて、残りの塩20gを加えて再び揉み、またギュッと絞る。

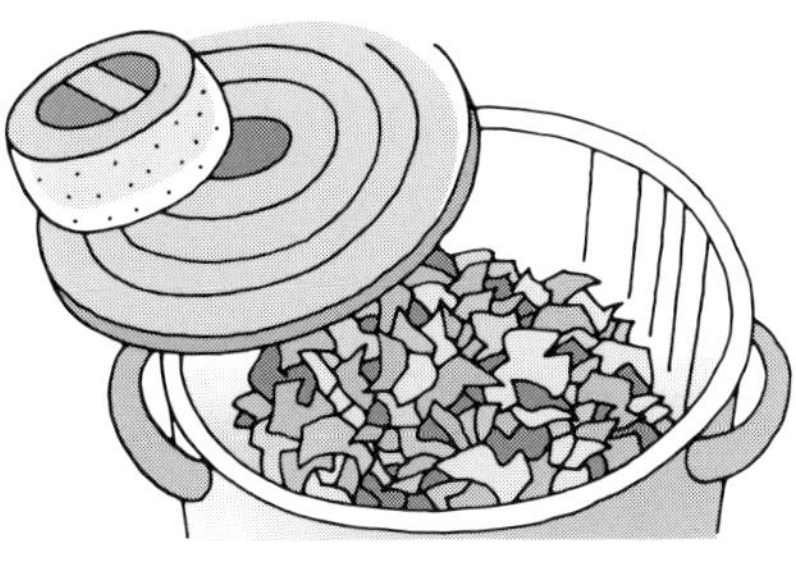

3

絞った赤シソに梅酢を加えて混ぜ、梅酢ごと容器の中の梅の上に広げ、500gの重しを載せて梅雨明けまで置いておく。

梅酒

効能　疲労回復・免疫力向上

材料

青梅 ……………………… 1kg
氷砂糖 …………………… 600g
（甘めが好みの人は1kg）
ホワイトリカー ……… 1.8L

作り方

1　青梅を水で洗い、傷や傷みのあるものを取り除く。

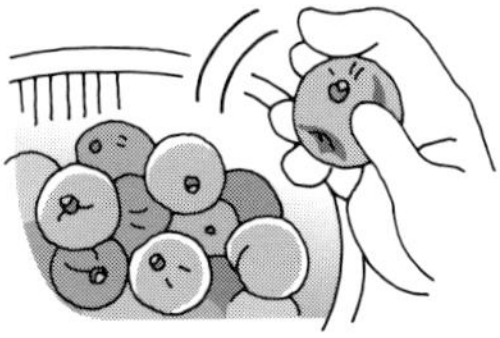

2　青くて硬い梅は水に3～4時間つけて灰汁抜きをする。

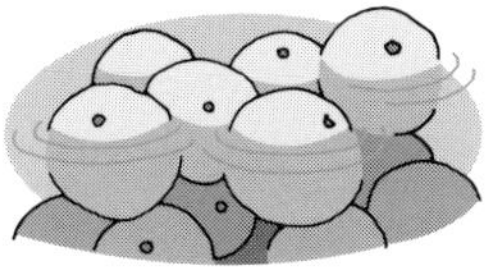

3　梅の水気を拭き取ったら、竹串か爪楊枝でヘタを取る。

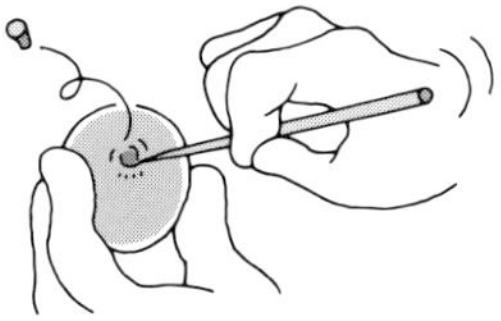

4　保存瓶に梅と氷砂糖を交互に入れ、ホワイトリカーを注ぐ。

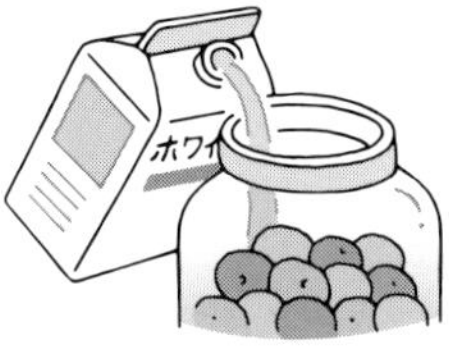

5　蓋をしっかり閉めたら冷暗所で保存。3カ月ぐらいから飲みごろになる。

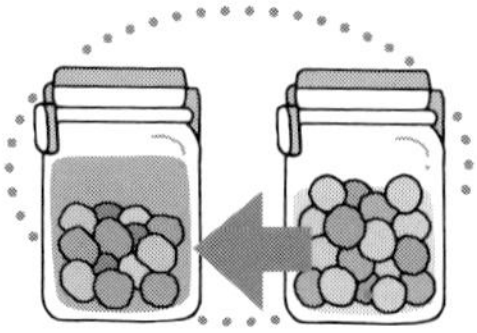

梅を使った自分でできる手当て③

梅黒焼き

効能 老化防止・疲労回復・冷え症改善

材料

梅干し…………15個程度から　　土鍋
小麦粉

作り方

1 土鍋の底に、隙間なく梅干しを並べる。

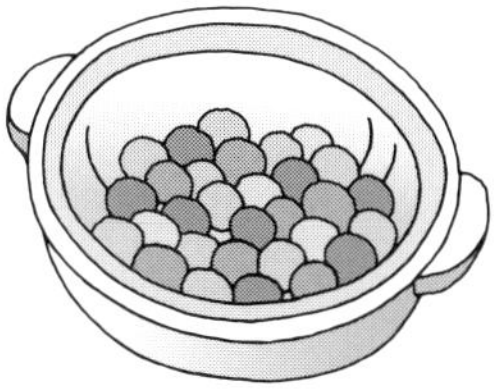

2 小麦粉を練って粘土状にし、蓋と鍋の境の部分、蓋の穴の部分に詰め、密閉状態にする。

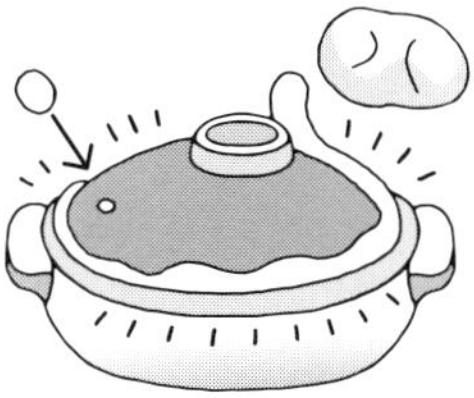

3 火をつけてトロ火で4～5時間火にかけ、火を止めて冷めるまでそのまま置く。

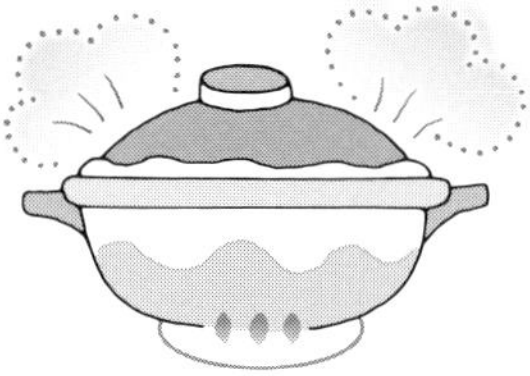

4 梅の種を取り、すり鉢で粉にして、保存容器に入れる。

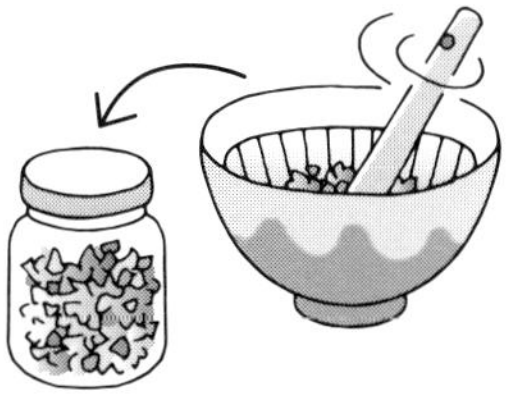

※梅は金属を嫌うため、陶器または金属部分のないガラス容器で保存を。

梅肉エキス

効能　熱中症予防・疲労回復・肥満防止

材料

青梅 ……………………… 2kg
土鍋またはホーロー鍋
布巾またはさらし

作り方

1　青梅をポリ袋に入れて、すりこぎなどで軽く叩き、四ツ割程度にする。

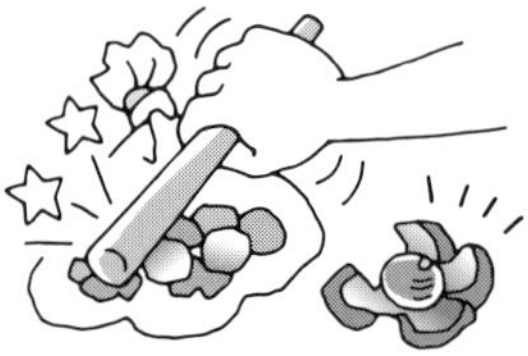

2　種を取り除いて、ミキサーかフードプロセッサーで細かくする（なければ陶器製のおろし器ですり下ろす）。

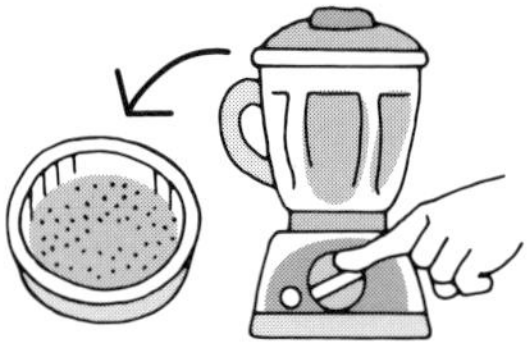

3　布巾に入れて絞り、果汁をとる。

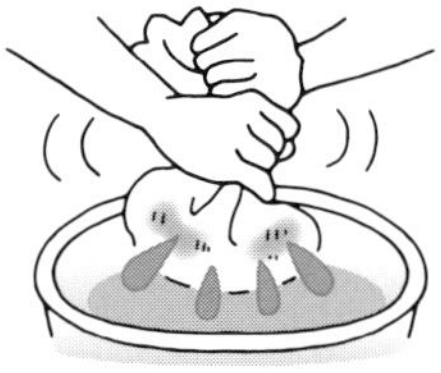

4　土鍋かホーロー鍋に入れ、途中で灰汁を取り除きながら、弱火にかけて煮詰める。

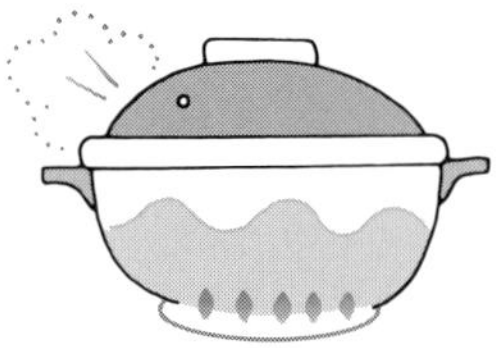

5　とろみが出てきたら木べらでかき混ぜつつ、黒く飴状になるまで煮詰め、蓋もガラス製の瓶に移して保存する。

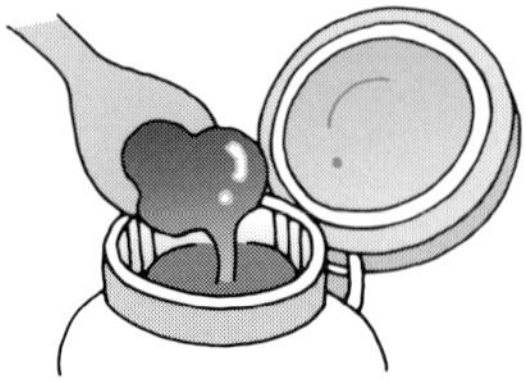

大根を使った
自分でできる手当

大根湯

効能 熱冷まし・疲労回復・風邪予防

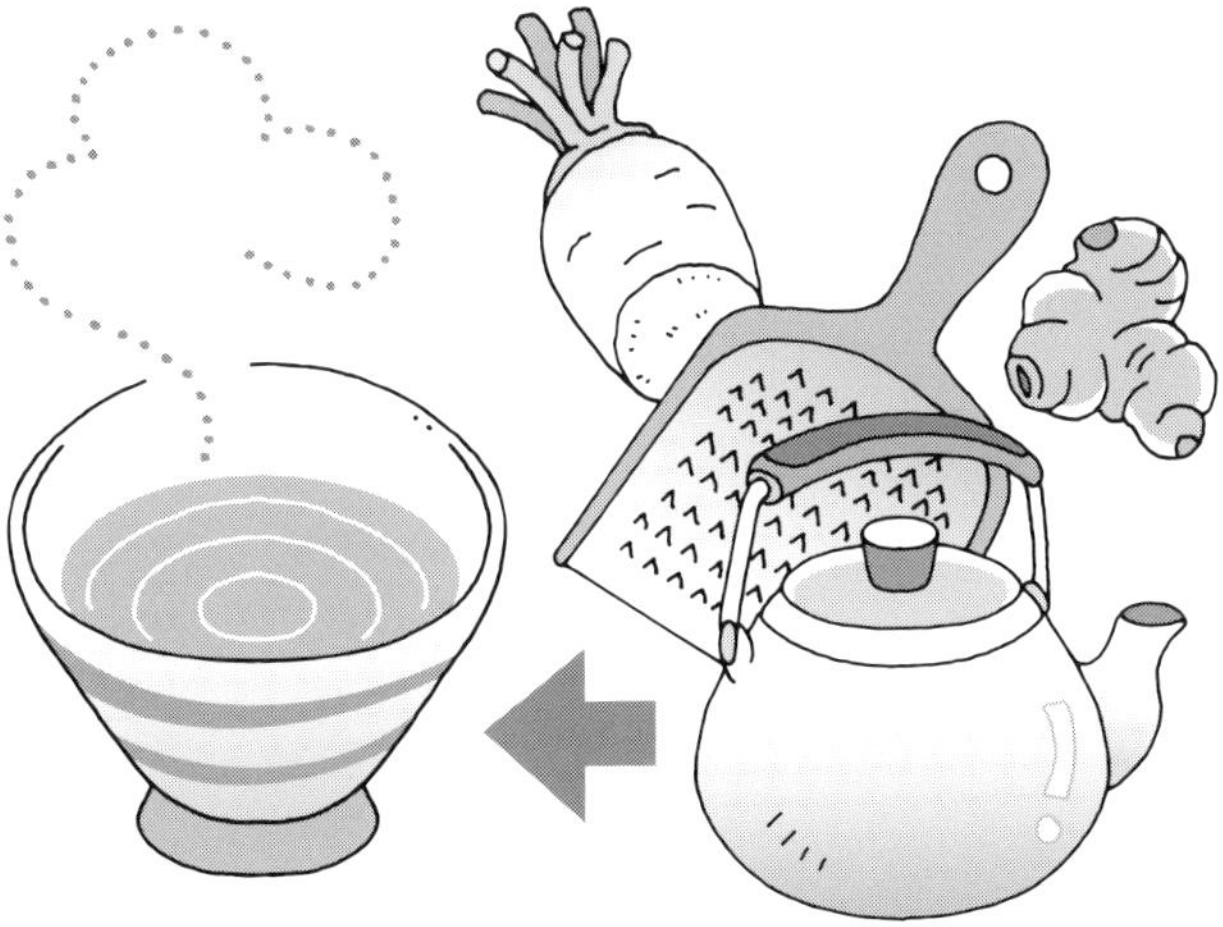

材料

大根おろし……………………………盃３杯分
おろし生姜……………………………盃１杯分
しょうゆまたは塩……………………少々
熱い番茶または熱湯………………360mL

作り方

1 大根おろし、おろし生姜、しょうゆ（塩）少々を器に入れる。

2 熱い番茶または熱湯を注いで混ぜ、一気に飲む。

ビワの葉湿布

効能　**打ち身・ねんざ**

材料

ビワの生葉（肉厚で古い葉）………… ３～４枚
おろし生姜… すり下ろしたビワ葉の１割程度
小麦粉 ……………………………………………… 少々

作り方

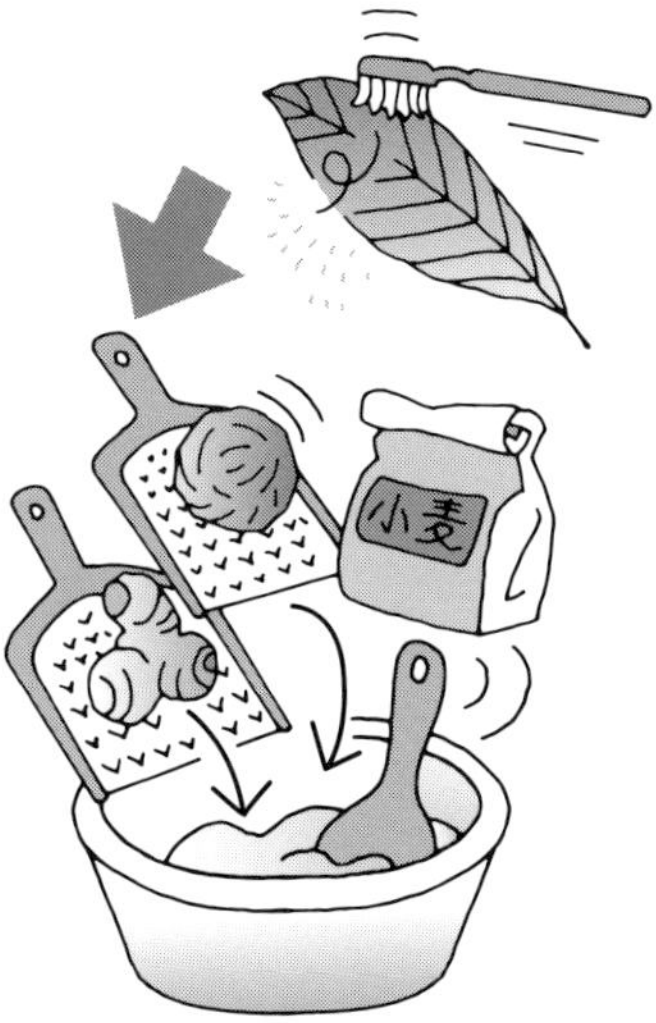

1

ビワの葉の細毛を歯ブラシなどで軽くこすって除き、葉を丸めて、おろし金でする（細かく刻んでもよい）。

2

すり下ろしたビワ葉に、その１割程度のおろし生姜を加え、つなぎに小麦粉を少し入れて練り（水分を少し足してもよい）、糊状にする。

◆使い方

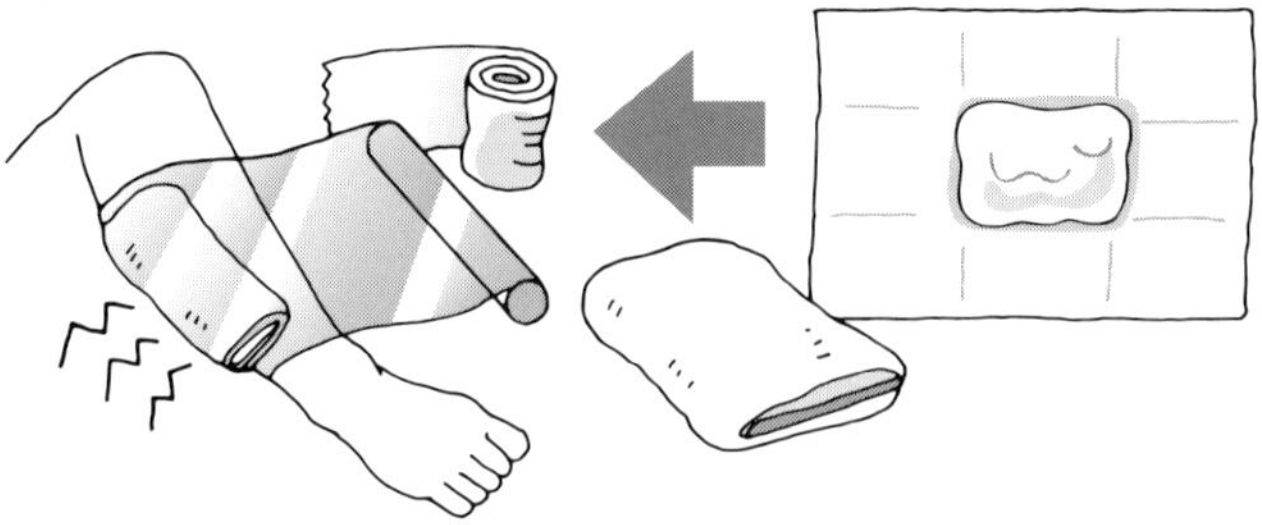

ガーゼなどに伸ばして包み、患部にあてて上からラップをかぶせ、包帯や布などでしばる。

生姜を使った
自分でできる手当

生姜の温湿布

効能　**疲労回復・痛みの緩和**

材料

生姜 ………………………… 150g
水 ……………………………… 3L
生姜を包む布または木綿袋

作り方

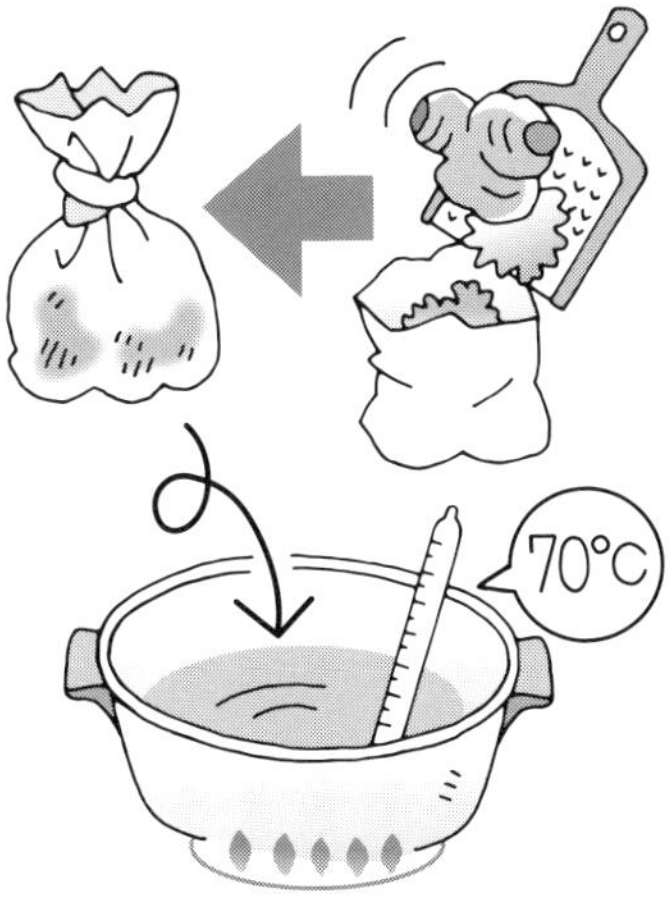

1
生姜を皮ごとすりおろし、木綿の布で包んで口を縛る。

2
お湯を沸かして、70℃になったら生姜を入れ、沸騰させないように気をつけて70℃を保つ。

◆使い方

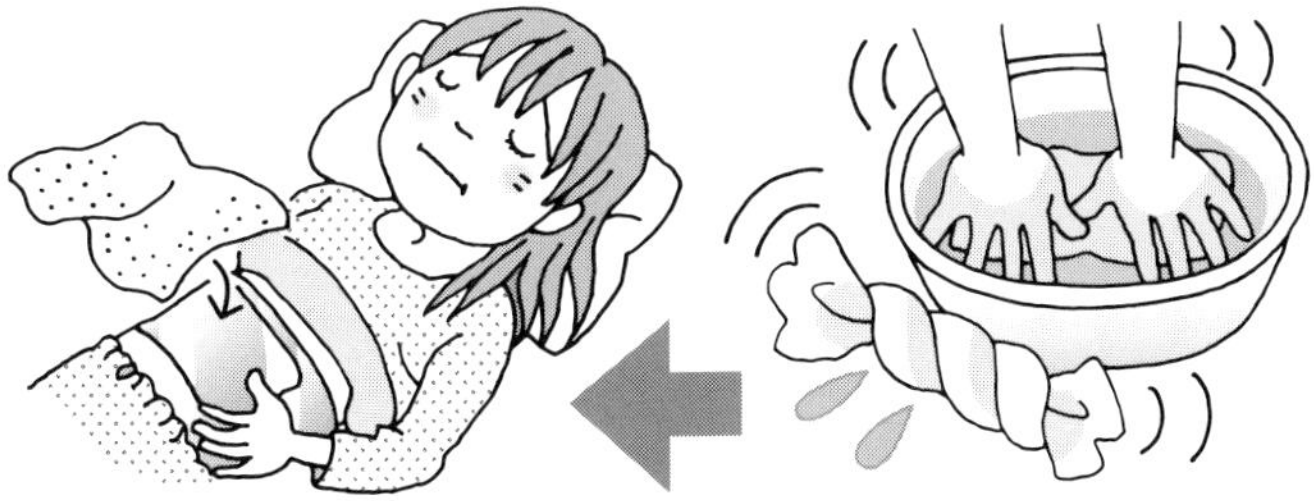

生姜湯にタオルをひたし、軽く絞って患部にあて、上にビニールを置いてバスタオルで覆う。

※生姜湿布の前後はお風呂に入らないようにしてください。

ヨモギオイル

効能　虫刺され・湿疹・肌や髪の保湿

材料

ヨモギの生葉 ……………………… 300 ～ 400g
白ごま油 ……………………………… 500mL

作り方

1 ヨモギをきれいに洗って、少し太陽に当てて水分を減らす。

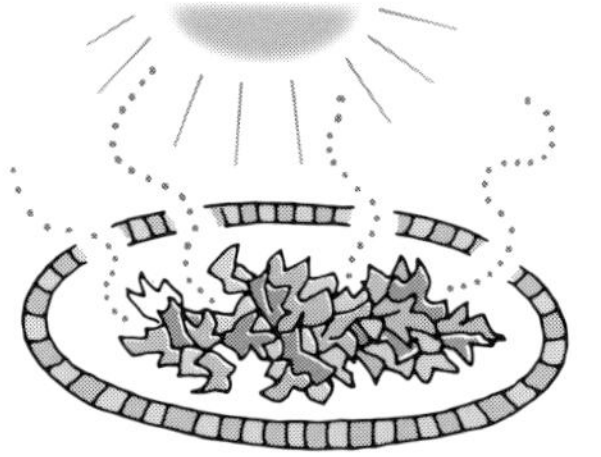

2 細かく切って土鍋に入れ、ごま油を注いで、ごく弱火で30分ほど煮出す。

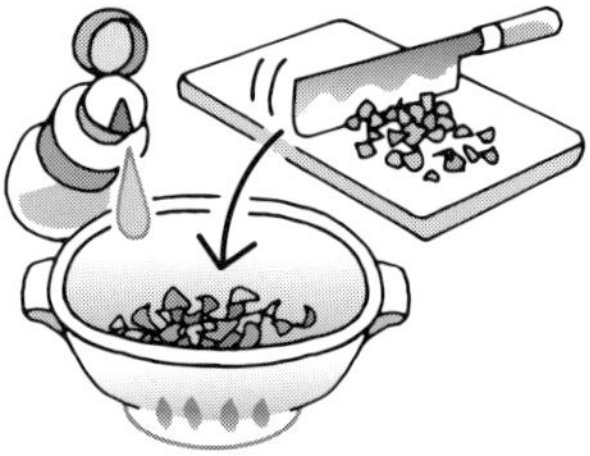

3 熱いうちに布またはガーゼで濾して、オイルを絞り出す。

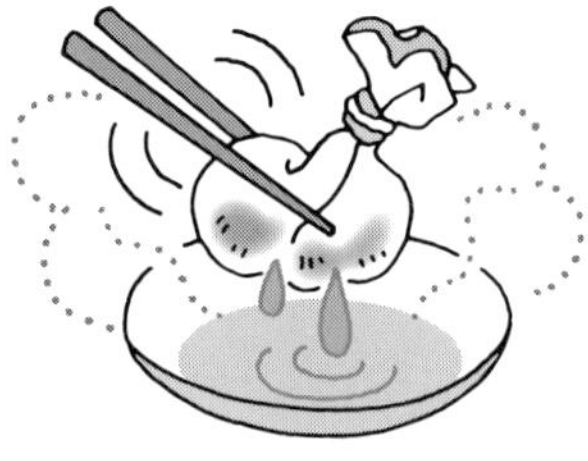

4 オイルだけを清潔な瓶に移して保存し、小分けにして使う。

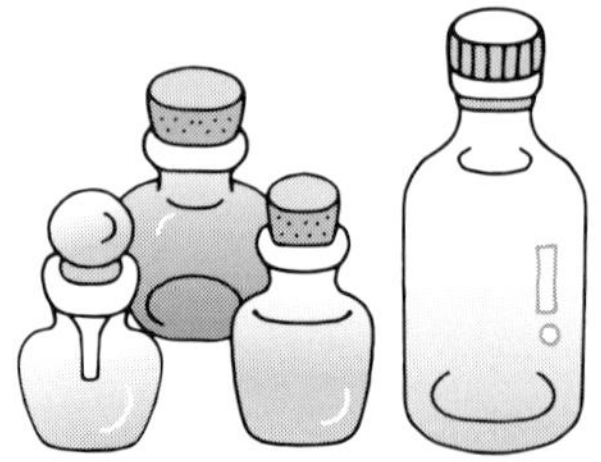

◆使い方

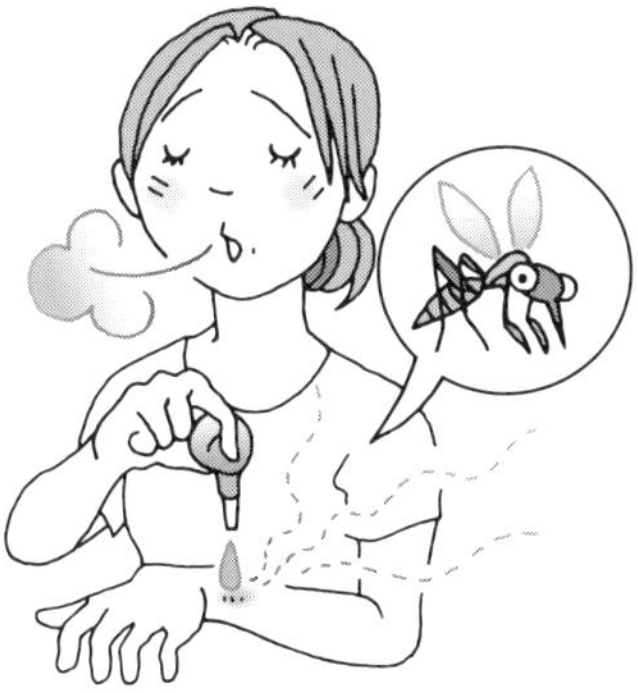

虫刺されや湿疹に

患部に少量を塗ります。かゆみが抑えられます。

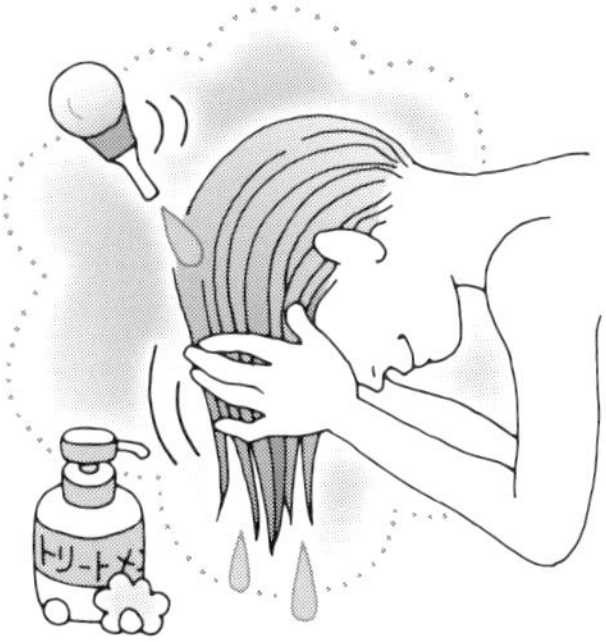

髪のトリートメントに

使っているトリートメント剤に一滴混ぜ、髪に塗布して３分放置し、洗い流します。

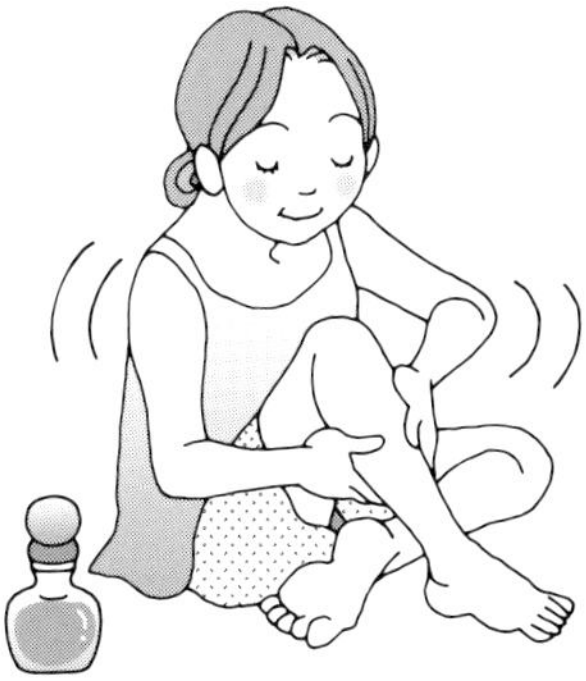

全身の保湿に

入浴後に全身に薄く伸ばして使います。肌の艶がよみがえります。

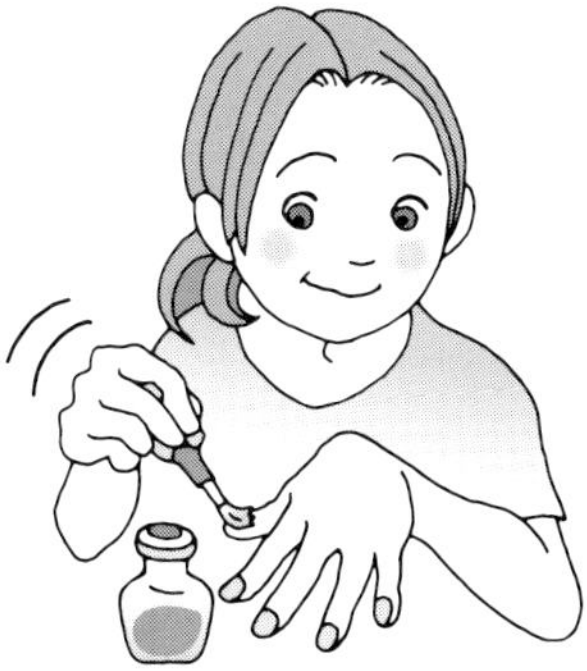

ネイルケアに

爪全体に薄く伸ばして使います。マニキュアなどの持ちがよくなります。

※初めて使うときはパッチテストを行いましょう。少量を塗り、しばらく時間を置いて、赤みやかゆみなどが現れたら使用をやめてください。

大根干し葉の入浴剤

効能　婦人科系の病気・冷え性・血行促進

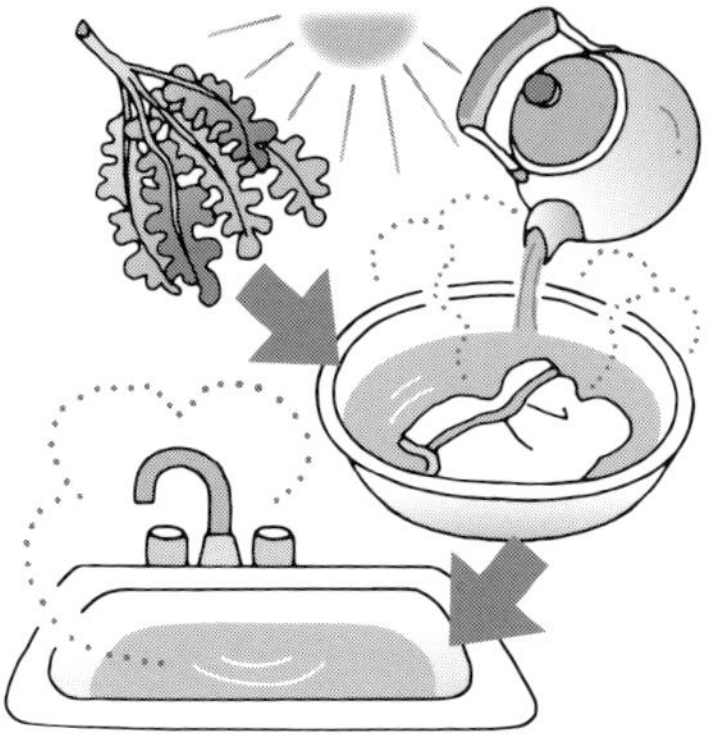

作り方

大根の葉を茶色く、カラカラになるまで天日干しする。洗濯ネットなどに入れて洗面器に置き、熱湯をかける。エキスが出て茶色くなったら、洗面器の水分ごと湯船に入れる。

ビワの葉の入浴剤

効能　こり・痛み・水虫・冷え性

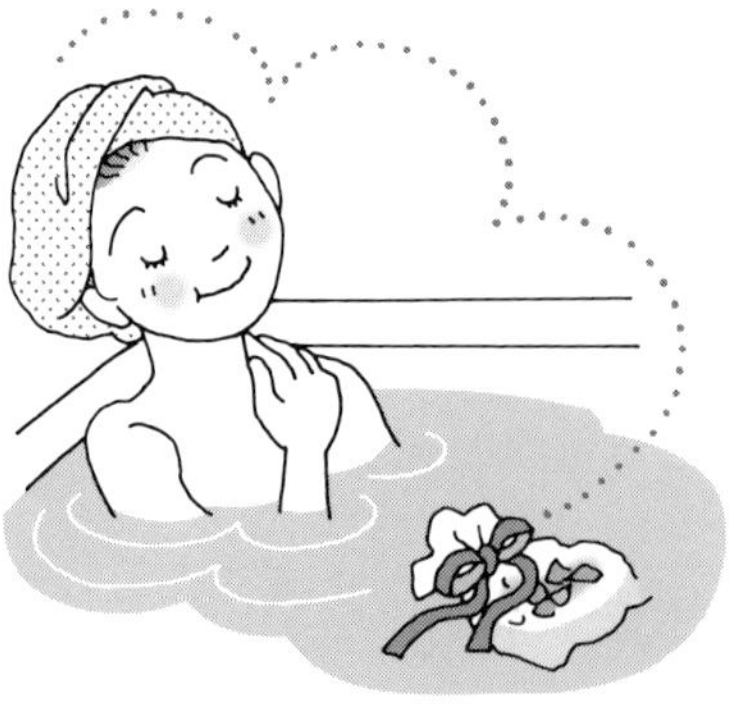

作り方

ビワの葉を幅２～３㎝に刻み、木綿の袋に入れて湯船に入れる。

スギナの入浴剤

効能　皮膚のかゆみ・湿疹・アトピー

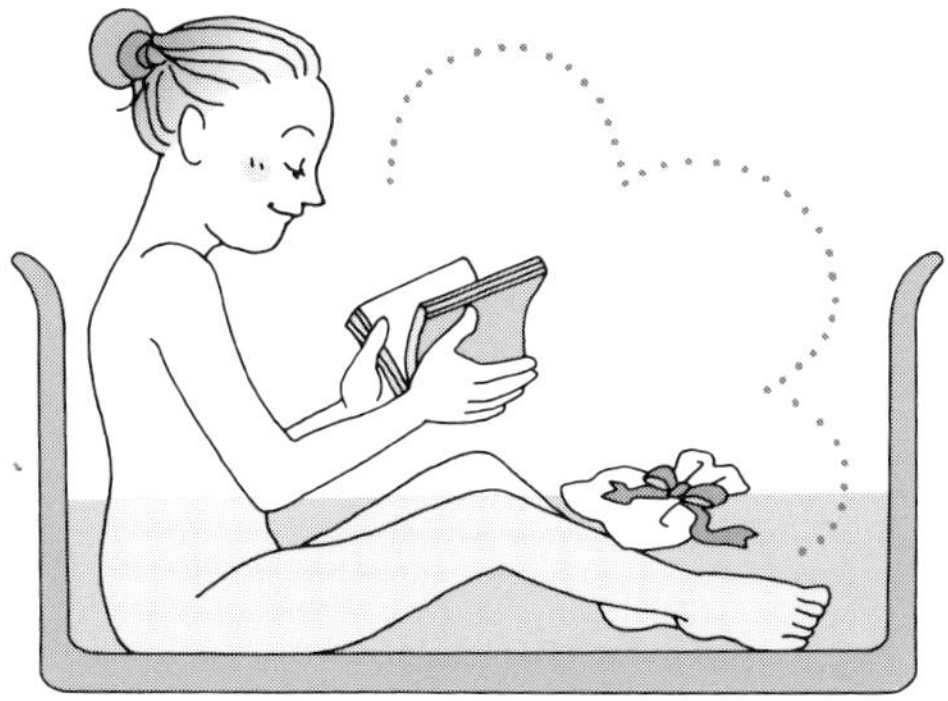

作り方

乾燥させたスギナをひとつかみ木綿袋に入れ、湯船に入れる。湯温を熱めにして、腰から下を温める腰湯をすると効果的。

ヨモギの入浴剤

効能　血行促進・美肌・むくみ

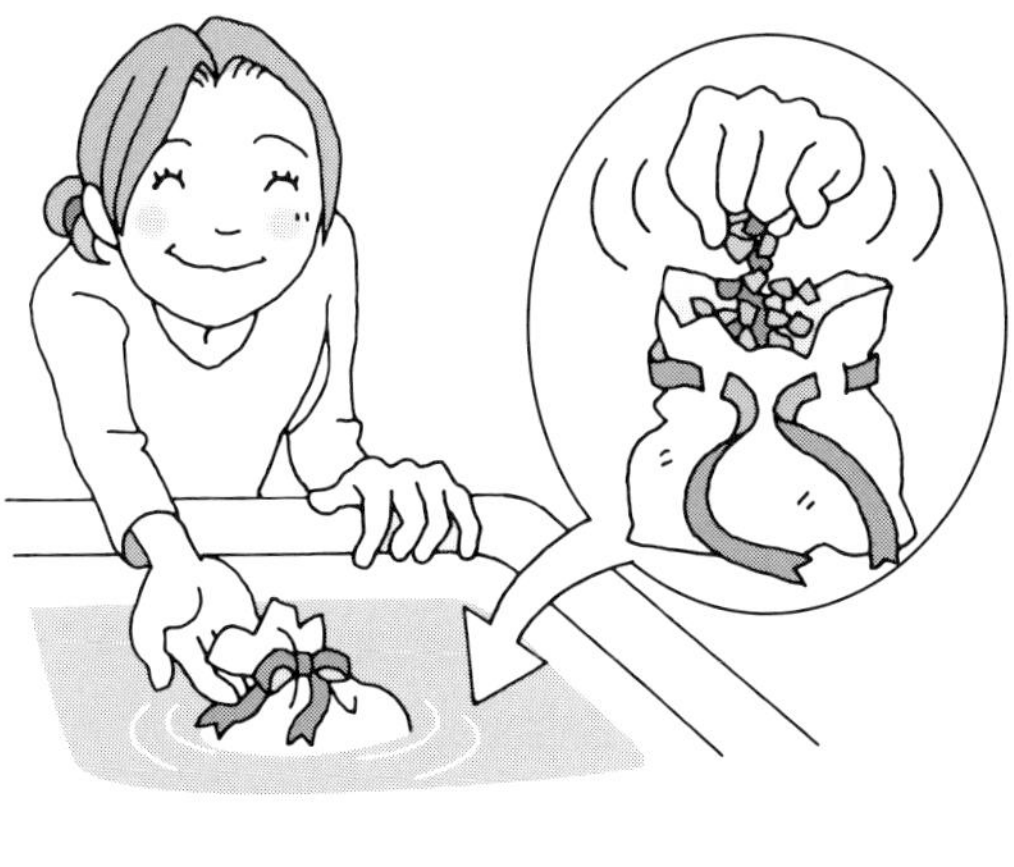

作り方

ヨモギを乾燥させ、木綿袋に入れて湯船に入れる。

〈著者紹介〉

馬場正樹（ばば・まさき）

1968年、東京都板橋区出身。明治薬科大学衛生薬学科卒業、薬剤師。製薬会社勤務を経て、母校の大学院に戻り生薬・天然物化学を学ぶ。1999年、明治薬科大学大学院博士課程修了、博士（薬学）。明治薬科大学生薬学教室助手、天然薬物学研究室助教・専任講師を経て、現在、明治薬科大学臨床漢方研究室准教授。2017年より薬用植物園園長を兼務。そのほか、漢方薬・生薬認定薬剤師薬草園実習講師、メディカルハーブ協会薬草園研修講師など。また、漢方や生薬の知識を活かし明薬資料館の運営にも携わる。休日は愛犬とともに植物園・神社仏閣巡り、史跡探訪、山歩き兼薬草採集に勤しむ。

自然治癒力を高める
家庭でできる 身近な「薬用植物」養生

2023年10月12日　第1版第1刷発行
2024年7月16日　第1版第2刷発行

著　者　馬場正樹
発行者　村上雅基
発行所　株式会社PHP研究所
京都本部　〒601-8411　京都市南区西九条北ノ内町11
〔内容のお問い合わせは〕暮らしデザイン出版部 ☎075-681-8732
〔購入のお問い合わせは〕普　及　グ　ル　ー　プ ☎075-681-8818
印刷所　株式会社光邦
製本所　東京美術紙工協業組合

ISBN978-4-569-85601-8